看图刮痧

主 编

史传道 边敏佳

副主编

胡亚莉 赵 娴

编 委

李 鹏 张自勇 孙连学

于 曦 杨艳辉 史激壮

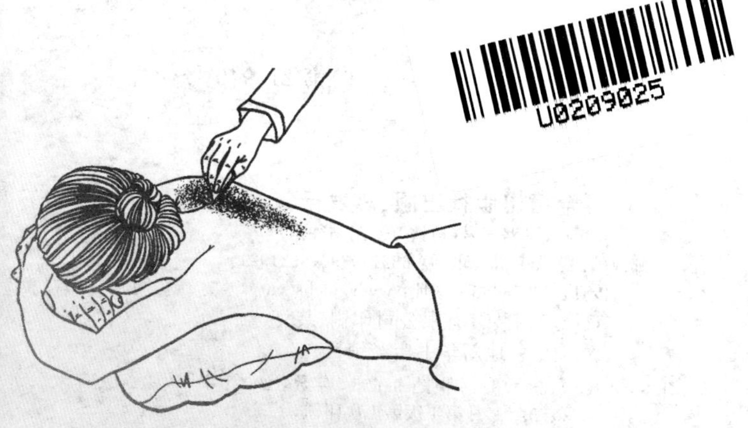

金盾出版社

内容提要

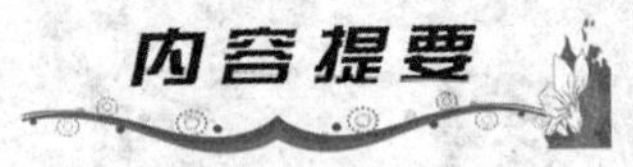

本书简要介绍了刮痧疗法的概念、主治病症、治疗疾病的理论依据等基础知识，详细介绍了刮痧治疗内科、外科、消化科、小儿科、神经骨伤科，以及保健和美容美体的方法。为方便读者的操作，书中还配有200余幅操作插图。其内容科学实用，图文并茂，深入浅出，集知识性、趣味性为一体，适合全科医师及家庭刮痧防治疾病。

图书在版编目(CIP)数据

看图刮痧/史传道，边敏佳主编.—北京：金盾出版社，2017.9
ISBN 978-7-5186-1008-2

Ⅰ.①看… Ⅱ.①史… Ⅲ.①刮搓疗法—图解 Ⅳ.①R244.4-64

中国版本图书馆CIP数据核字(2016)第216940号

金盾出版社出版、总发行
北京太平路5号(地铁万寿路站往南)
邮政编码：100036 电话：68214039 83219215
传真：68276683 网址：www.jdcbs.cn
双峰印刷装订有限公司印刷、装订
各地新华书店经销
开本：850×1168 1/32 印张：9.625 字数：200千字
2017年9月第1版第1次印刷
印数：1~5000册 定价：36.00元

前　　言

刮痧疗法历史悠久，它是中医学中的优秀成果。刮痧作为一种简便易行、疗效确切的治疗方法，远在唐朝就被应用于治疗常见病、多发病。在科学技术飞速发展的今天，虽然新的治疗方法层出不穷，但是从维护人的自然生态、无不良反应方面考虑，刮痧仍易于被人们所接受。所以，近几年来刮痧疗法受到人们的青睐，成为一种开展自我保健、家庭医疗的济世良法，并且逐步发展成为一门独特的临床保健治疗学科。

刮痧疗法通过对经穴的刮拭，可以活血通络，祛瘀生新，增强机体免疫功能，从而消除病痛，达到康复和延年益寿的目的。它的优势主要在于不用服药，不需打针，不动手术，却能治疗多种病证。为了进一步挖掘和普及这种方法，我们总结了多年来开展刮痧疗法的临床实践经验，结合中医学理论，参考有关资料，编写了《看图刮痧》一书。手册中阐述了经络和气血理论的基本概念，介绍了近百种病证的刮痧治疗方法，以及取穴规律、刮拭方法和注意事项等。本书可供家庭保健学习使用，也可作为从事推拿、按摩、刮痧的专业技术人员阅读参考。

鉴于我们水平有限，缺点之处在所难免，衷心希望广大读者批评指正。

作　者

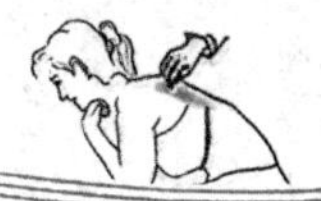

目　录

第一章　刮痧概况

第二章　刮痧治病的作用机制

第三章 刮痧常用工具

第四章 刮痧疗法的取穴原则

第五章 刮痧操作方法

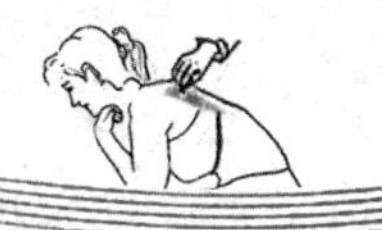

第六章 内科疾病

第七章　外科疾病

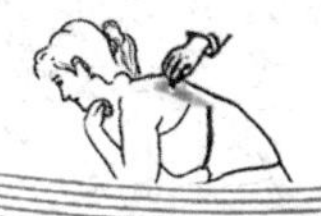

第八章　妇科疾病

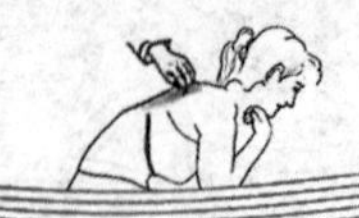

第九章　五官科疾病

第十章　急　症

第十一章　其　他

第一章 刮痧概况

一、刮痧历史渊源

刮痧疗法是盛行于我国民间治疗痧证的一种疗法，是中华民族医药的优秀成果之一，至今仍广泛用于各科疾病的防治治疗。具体地说，刮痧疗法是以中医经络腧穴理论为指导，通过特制的刮痧器具和相应的手法，蘸取一定的介质，在体表进行反复刮动、摩擦，使皮肤局部出现红色粟粒状或暗红色出血点等“出痧”变化，从而达到活血透痧的作用。由于该疗法简便易行，见效又快，价格低廉，临床应用广泛，适合医疗及家庭保健，还可配合针灸、拔罐、刺络放血等疗法使用，加强活血化瘀、祛邪排毒的效果，因此深受人民群众的欢迎，尤其适宜在基层单位和家庭、边远地区甚至缺医少药的山区普及推广。

二、痧和痧证区别

痧证，是中医书上常见的病名，西医书上没有这个病名。所谓痧，古人是指实施刮痧疗法后，患者皮肤上出现紫红色、类似细沙粒的出血点。据此，人们就将经过刮拭皮肤会出现“痧”的疾病，统称为痧证。可见，痧证并非从病因、病理来规范的一个概念，而是涵盖某一类病症的概念。换句话说，它指的是多种疾病的症候群，是以病症定名的。在临床上，痧证涉及内、外、妇、儿、五官等各科的疾病。

我国医籍中出现痧证这个名词，始于明末清初。后世学者认为痧证几近古人之说“霍乱”，或者谓之痧证即霍乱之俗称。在郭右陶《痧胀玉衡》记载“痧证多胀”，故痧证也称痧胀，这里的“胀”是因为痧证多有头昏脑胀、胸部闷胀、腹部胀痛、全身酸胀等症状。但是，对于“痧证多胀”的特点，针对不同的疾病，表现是不一样的。比如，由中暑引起的痧证，则头晕心悸，恶心呕吐，转筋抽搐，也叫“暑痧”“转筋痧”；由急性肠炎引起的痧证，则呕吐频繁，腹痛腹泻，甚至失水而引起小腿痉挛，也叫“吊脚痧”；由妇女闭经引起的痧证，则头痛腹胀，吐血鼻衄，烦躁失眠，也叫“倒经痧”；由小儿寄生虫引起的痧证，腹部剧痛，头汗如雨，呼喊翻滚，也叫“蛔结痧”；由坐骨神经痛引起的痧证，腰酸背痛，肌肉僵直，小腿松软无力，坐卧不安，也叫“腰痛痧”，诸如此类的症状和病名多和现代中暑、急性胃肠炎、食物中毒、小儿惊风等疾病症状相似。

引起痧的疾病虽然很多，但究其根本原因，不外乎疫疠之气而发病。它发病很急，传遍迅速，但始终是从外受邪发展成内伤脏器、病情由浅逐渐变重的过程。因此，我们可以定义痧证是由痧毒疫疠、温热寒凉时毒，暑热寒湿瘀阻和重感秽浊之邪气，侵犯营卫，侵袭脏腑而引起的一组急重症状。其特征，一是痧点出于肌肤；二是胀闷苦楚，甚则昏厥。

(一)痧证的主要特征

欲吐不得吐,欲利不得利,炫目冒欲绝,腹中绞痛,甚则转筋,四肢欲厥,为常见痧证的主要症状。

(二)痧证的发病特点

痧病的季节特点为一年四季均可发病,但每个季节都有其发病较高的痧证。如冬春季多见风痧、瘟痧,夏秋季多见暑痧、绞肠痧。痧证的年龄特点为儿童多见丹痧;中青年多见胃痛痧;老年人多见痧毒入脏腑而致的痧病,头昏脑胀和湿证的寒热痧。痧证的病情特点为起病急,症状重,具有一定的传染性。

(三)常见痧证

清代《七十二种痧证救治法》就是有关痧病的专著,现将主要痧证列举如下:

1. 丹痧 痧毒疫疠之邪气引起的急性传染病,类似现代疾病猩红热。临床表现为发热,咽喉肿痛或伴有腐烂,全身布有弥漫性猩红色皮疹。

2. 发痧 是在高温环境下的一种急性病症,相当于中暑。临床表现多为头晕头痛,恶心呕吐,胸闷心悸,大汗口渴,重则高热不退,昏迷晕厥,肌肉痉挛。

3. 暑痧 是感受暑湿秽浊及疫力之气,损伤脾胃的一种急性病症。相当于现代医学的急性胃肠炎、食物中毒、霍乱等。临床表现多为发病顷刻之间,上吐下泻,腹痛或不痛,夏秋季发病率高。

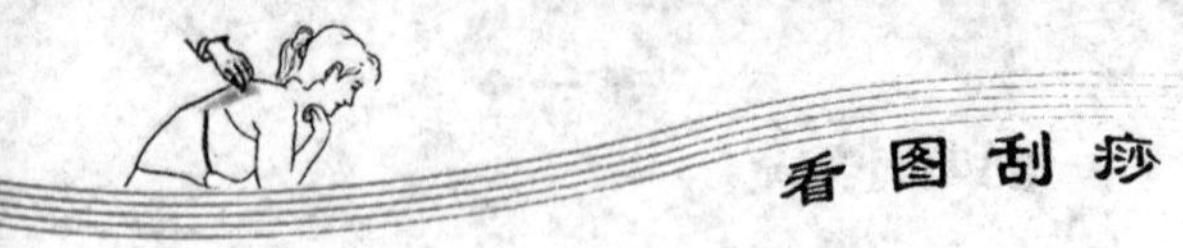

4. 绞肠痧　是冷搏于胃肠，壅阻中焦的一种危重症。相当于现代医学的胃肠痉挛、胆绞痛。临床表现多为腹痛烦乱，绞痛气短，猝然发作，手足逆冷，甚者汗流浃背。

三、刮痧防治疾病的特点

在中华民族的历史上，传统刮痧在民间早已得到广泛应用和流传；现在开展的刮痧疗法，无论在国内，还是在国际上，都已成为深受人们欢迎的一种将预防保健、治疗康复融为一体的好方法。不仅如此，经过发掘研究，提高创新的循经走穴刮痧疗法，已先后多次参加国际传统医药学术大会，通过咨询，学术报告和现场演示，受到了国内外专家、学者的肯定和好评。根据临床应用，普及推广和学术交流，我们认为，循经走穴刮痧具有下列特点。

(一)疗效显著，速被患者感知

医者使用刮痧器械，通过实施各种刮痧手法，达到经通络疏，防止疾病的目的。临床应用于内、儿、妇、外等各科的常见病，急重病和某些疑、难、怪等杂病，疗效显著，能迅速被患者感知，如高热、心绞痛、胃痉挛、高血压、肩周炎、颈椎病、腰椎骨质增生、椎间盘脱出和坐骨神经痛等症，通过实施 20 分钟左右的循经走穴刮痧术，患者的多年痛苦即可解除，患者的剧痛症状可立即缓解，疾病造成的运动障碍可尽快改善。对某些疾病，尚可免除手术治疗的痛苦和致残的不幸。尤其是在颈肩腰腿疼痛的治疗方面，循经走穴刮痧治疗效果，已经超过了目前医治该病的其他疗法。

(二)防治结合,功能双重

循经走穴刮痧术,有病能治病,以防变防迁;无病能防病,以强身健体。对患者来说,通过循经走穴刮痧,被刮拭的经络和腧穴的微循环得以改善,达到舒经通络,活血祛瘀,调血行气,使阻经治络的病理现象得以改善和纠正,畅通了经穴的循经感传,以及与相关脏腑的康复联系效应,使病变器官、细胞得以康复而愈病。

对体弱易疾或无病而保持寿康的人来说,通过循经走穴刮痧术实施,可使气血流畅,旺盛新陈代谢,逐邪外出,除烦安神,运脾和胃,开窍醒脑,增强抗病能力,达到福体长安的目的。

(三)施治安全,无不良反应

循经走穴刮痧术,从历史到现代,都被证实是一种安全、易行的高效疗法。只要认准病症,掌握施术要领和注意事项,辨证刮拭效佳的经络和穴位,对身体不会发生任何不良反应,也不会出现医疗事故。近六年多来,我们开发、推广和应用的循经走穴刮痧疗法,受益者达数十万人,未发现一例有不良反应,亦未发现一例对刮痧活血剂有过敏反应的病例。

(四)容易掌握,济世良法

刮痧疗法之所以能从古至今,在我国人民大众中广泛流传,且深受欢迎,其重要的一点是它具有容易学会,便于掌握的特点。医务人员只需通过两三天培训,一般群众和

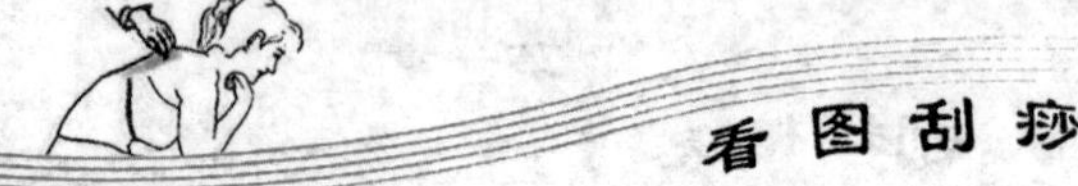

患者学习1周，即可掌握要领，以后可边学习边提高。

（五）经济简便，医疗保健及时

循经走穴刮痧术，是利用刮痧活血剂和天然刮痧器械，按照保健治疗需求，刮拭人体特定经络和穴位，而达到防治疾病，健康长寿目的的。包括常见病，多发病，某些急重病和疑难病，不打针，不开刀，不受医疗设备和特殊设施限制，在家中、庭院、旅途中都可实施，做到未病防患，有病得到及时治疗，以防加重；疾病初愈，进行康复措施，以防初愈之病再发。实施循经走穴刮痧疗法的人们可获益如此之多，是它受到国内外人民欢迎和信赖的根本原因所在。

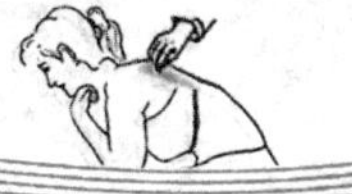

第二章　刮痧治病的作用机制

集预防保健、治疗康复于一体的循经走穴刮痧法，通过多年的临床实践和国际间传统医药学术大会交流，越来越受到传统医药界的关注和重视。其见效快，疗效确切，深受患者欢迎。现代科学证明，刮痧可以扩张毛细血管，增加汗腺分泌，促进血液循环，对于高血压、中暑、肌肉酸痛等所致的风寒痹证都有立竿见影之效。经常刮痧，可起到调整经气、解除疲劳、增加免疫功能的作用。刮痧施术于皮部对机体的作用大致可分为两大类：一是预防保健作用；二是治疗作用。

一、预防保健

众多寻求刮痧疗法的患者是为了维护健康。不同年龄的人，运用循经走穴刮痧疗法都可以进行预防保健，增强体质。例如，改善失眠，促进其正常发育；都可以青少年健康聪明，智力发达，记忆力增强；中老年人精力旺盛，安度晚年。这些都是根据患者的病变和体质，通过辨证循经走穴，实施不同手法，使被刮拭过的经络和腧穴的微循环得以改善，起到调和气血，舒经通络，活血化瘀，营养组织细胞的作用。同时也从根本上防止了组织经络的病理现象的发生，保证了经穴的循经感传及与相关脏腑、器官的联系畅通。脏腑器官和组织细胞的营养得以增强；人与自然界适应能力达到平衡，进而达到预防疾病，保健身体的目的。

刮痧疗法的预防保健作用又包括健康保健预防与疾病防变两类。刮痧疗法作用部位是体表皮肤，皮肤是机体暴露于外的最表浅部分，直接接触外界，且对外界气候等变化起适应与防卫作用。健康人常做刮痧（如取背俞穴、足三里穴等）可增强卫气，卫气强则护表能力强，外邪不易侵表，机体自可安康。若外邪侵表，出现恶寒、发热、鼻塞、流涕等表证，及时刮痧（如取肺俞、中府等）可将表邪及时祛除，以免表邪不祛，蔓延进入五脏六腑而生大病。

二、治疗作用

刮痧与针灸都是根据经络与脏腑在生理上相互影响的机制，在人体特定部位实施治疗的方法。刮痧疗法同样具有活血化瘀、调整阴阳、舒筋活络、排除毒素等治疗作用。

（一）活血化瘀

循经走穴刮痧疗法不仅能清除衰亡的上皮细胞，改善皮肤呼吸，有利于汗腺、皮脂腺的分泌，而且对人体各系统器官的生理变化和病理改变有着直接效应。循经走穴刮拭之后，被刮拭的经穴皮部，首先出现毛孔扩张，皮肤通透性增强，促进了具有舒经活络、活血化瘀作用的刮痧活血剂的

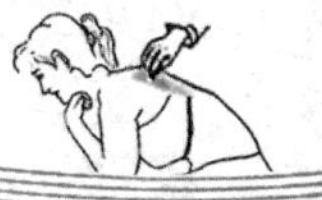

吸收。其次是毛细血管和小动脉扩张，血管壁的通透性增强，被刮拭的经络和腧穴的微循环得到改善，增加了经穴部位的营养，提高了器官的感传功能，加强了经穴与相应脏腑、器官的康复效应。再次，循经走穴刮痧实施之后的机械刺激、药物和温热效应等作用，也可使充血、扩张的毛细血管破裂，红细胞破裂并外溢，皮肤出现红色、紫红色痧点、痧瘢和青紫色痧包。刮痧还可调节肌肉的收缩和舒张，使组织间压力得到调节，以促进刮拭组织周围的血液循环，从而起到“活血化瘀”“祛瘀生新”的作用。

（二）调整阴阳

正常情况下，人体保持着阴阳相对平衡的状态，当七情六欲及跌仆损伤等致病因素使阴阳的平衡遭到破坏，就会导致“阴盛则阳病，阳胜则阴病”等病理变化，从而产生“阳盛则热，阴盛则寒”等临床症候。采用刮痧疗法可以调节阴阳的偏盛偏衰，使机体重新恢复“阴平阳秘，精神乃治”的状态，达到治病的目的。并且刮痧对内脏功能有明显的调整阴阳平衡的作用，如肠蠕动亢进者，在腹部和背部等处使用刮痧手法可使亢进者受到抑制而恢复正常。反之，肠蠕动功能减退者，则可促进其蠕动恢复正常。这说明刮痧可以改善和调整脏腑功能，使脏腑阴阳得到平衡。

（三）舒筋活络

经络是气血运行的通道，内溉脏腑，外濡腠理，以维持人体的正常生理功能。《灵枢·经脉》中记载“经脉者，所以决生死，处百病，调虚实，不可不通”。如若经脉不通，则气

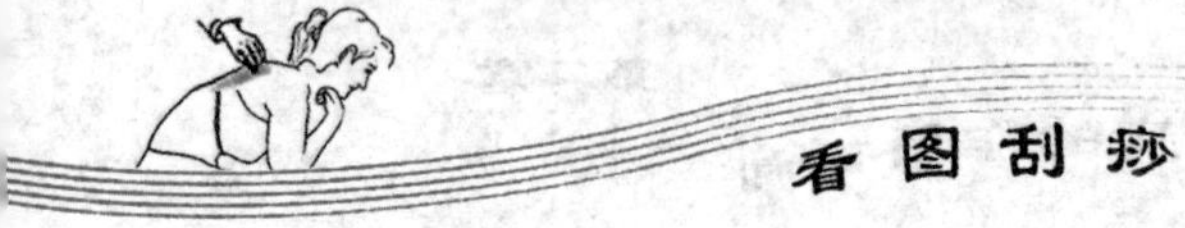

血不和，就会导致疾病发生，故中医学认为“不通则痛，不痛则通”的说法。刮痧疗法通过反复刮拭病变部位，达到“通其经脉，调其气血”的目的。肌肉附着点和筋膜、韧带、关节囊等受损伤的软组织，可发出疼痛信号，通过神经的反射作用，使有关组织处于警觉状态，肌肉的收缩、紧张直到痉挛便是这一警觉状态的反应，其目的是为了减少肢体活动，从而减轻疼痛，这是人体自然的保护反应。此时，若不及时治疗，或是治疗不彻底，损伤组织可形成不同程度的粘连、纤维化或瘢痕化，以致不断地发出有害的冲击，加重疼痛、压痛和肌肉收缩紧张，继而又可在周围组织引起继发性疼痛病灶，导致新陈代谢障碍，进一步加重“不通则痛”的病理变化。

（四）排除毒素（扶正祛邪）

扶正就是扶助抗病能力，祛邪就是祛除致病因素。疾病的发生、发展及其好转的过程，也就是正气与邪气相互斗争的过程。若正能胜邪，则邪退正复，疾病向愈，若正不敌邪，则邪进正虚，疾病恶化。刮痧治病时根据正邪盛衰的情况，采用不同的补泻手法，发挥扶持正气、祛除病邪的作用。刮痧过程（用刮法使皮肤出痧）可使局部组织形成高度充血，血管神经受到刺激，使血管扩张，血流增快，吞噬作用及搬运力量加强，使体内废物、毒素加速排出，组织细胞得到营养，从而使血液得到净化，增加了全身抵抗力，可以减轻病情，促进康复。

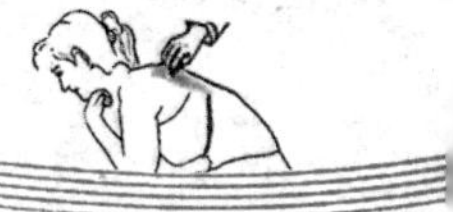

三、临床观察

临床实践观察到，循经走穴刮痧术，对人体多系统的病症改善迅速而明显。如对头部、督脉和四神聪、风池进行刮拭和点揉治疗后，患者即感到头痛顿消，头脑清爽，耳聪目明的效应；对心经、心包经和至阳穴进行刮拭和点揉治疗后，可使正在发作的心绞痛即可缓解。这些临床效应，肯定是循经走穴刮痧，提高了心脑血管功能，增加了心、脑血流量、改善了心肌、脑组织缺血、瘀血状态而带来的必然效果。对肺经、膀胱经和身柱、定喘穴进行刮拭和点揉治疗后，可使正在发作的哮喘明显减轻，甚至喘鸣音消失；对胃经和足三里穴进行刮拭和点揉，可使胃肠痉挛的剧烈疼痛，随着得气效应顷刻消退，其得效已经明显快于注射阿托品、山莨菪碱所产生的效果。这些临床效应，肯定是循经走穴刮痧术缓解了支气管痉挛和胃肠痉挛，才获得的急救疗效。循经走穴刮痧术，还可以迅速减少癫痫频发和减轻发作程度；也可很快纠正脑血管痉挛、脑血栓形成的症候。这些临床效应，无疑是循经走穴刮痧，改善了脑细胞周围的微循环，使大脑皮质的电活动趋向同步所致。循经走穴刮痧术，最能迅速改变颈椎病、腰椎骨质增生、椎间盘突出和肩关节周围炎的运动功能障碍。这已明显高于此类患者对其他疗法的临床效应，说明循经走穴刮痧术，具有改善肌肉、神经营养代谢，缓解肌肉痉挛，松解组织粘连，纠正某些组织异位，促进炎症介质分解，减轻炎症刺激等功能。

另外，循经走穴刮痧术还可以迅速清退高热，降低高血

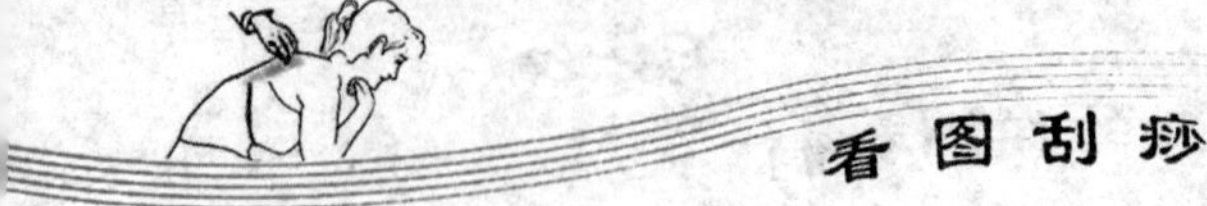

压；治疗贫血，月经不调；纠正易患感冒、扁桃体炎、支气管炎等疾病的虚弱体质。由此可见，循经走穴刮痧术，对神经系统、血液系统、消化系统、内分泌系统和免疫系统等，均有调治功能。

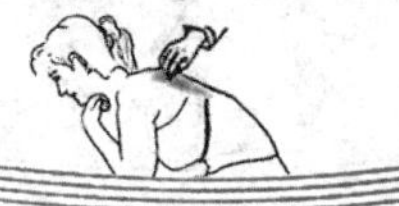

第三章　刮痧常用工具

在民间，尤其是乡镇和偏远山区的人们，广为流传的是传统的刮痧疗法。传统的刮痧疗法主要适应证为痧证，所用工具有瓷器类（碗盘勺杯之边缘），金属类（铜银铝币及金属板），生物类（麻毛棉线团、蚌壳）等，刮痧部位为脊背、颈部、胸腹、肘窝、腘窝等。

如同刮痧法一样，刮痧的用具也十分简单、方便，只要是边缘比较圆滑的东西，如梳子、搪瓷杯盖子等，都可以用来刮痧。当然，如果长期使用或作为治疗，还是用正规一些的刮痧板比较好。现将常用的刮痧工具介绍如下。

一、刮痧板

历代传统的刮痧工具多就地取材。根据刮痧板的材质不同，分为不同类别的刮痧板，根据我国传统医学的研究，砭石最好，纯牛角、玉、石次之，瓷片亦好，塑料不宜（图 3-1）。

1. 石器　选用表面光滑的石块或者将石块打磨成板状物做成刮痧板进行刮痧。有使用玉石或者寿山石等制作的

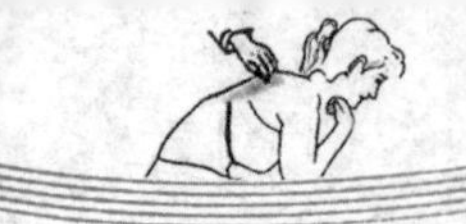

刮痧板。石器在春秋战国时期已广泛使用，远古时代的砭石是现代针具的雏形，也后续发展了石器刮痧板（图 3-2）。

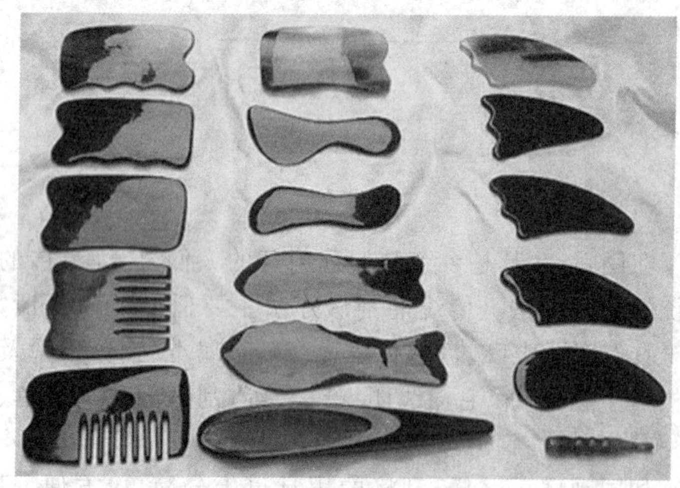

图 3-1　刮痧板

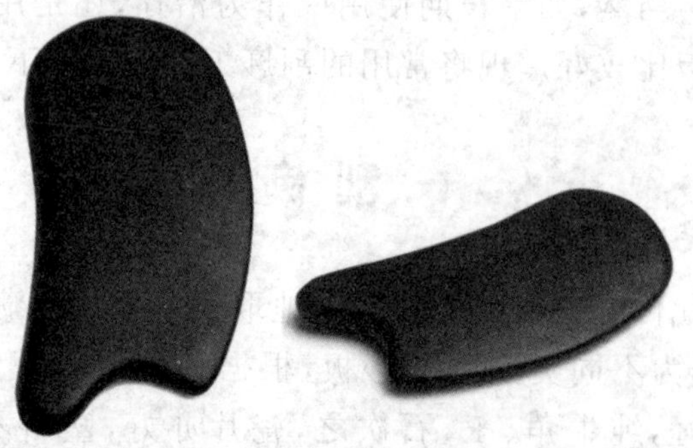

图 3-2　石器刮痧板

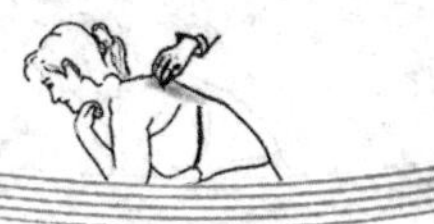

2. 牛角 牛角刮痧板是民间传统最好的刮痧工具，所用的材质有水牛角、黄牛角、牦牛角、绵羊角等，各具作用特点。其中以水牛角刮痧板使用最为广泛(图 3-3)。

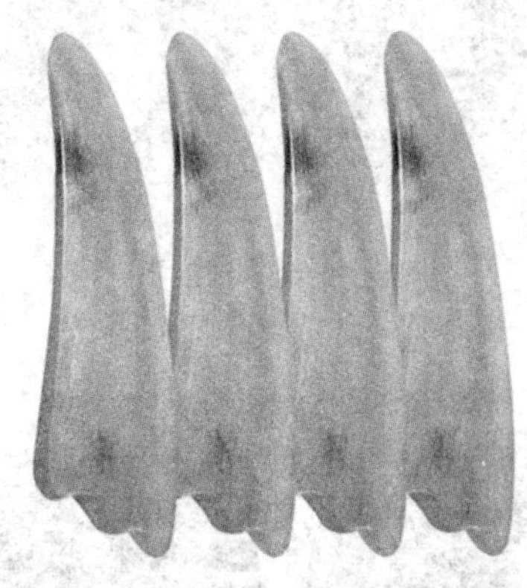

图 3-3 牛角刮痧板

3. 陶器 选用特制的陶器或瓷器、瓷杯等光滑边缘作为刮痧器具，也有用瓷罐或者有机玻璃真空罐，进行吸附，平面用力拉动而刮痧。

4. 苎麻 将苎麻粗纤维团或者棉线团，外边用布包起来，在水中浸湿进行刮痧。

5. 钱币 选用边缘较厚，无残缺的古铜钱、银圆、铜板等作为刮痧用具。

6. 金属或汤匙 选取金属、牛角药匙、铜匙柄、木匙等用其光滑无损的边缘作为刮痧工具(图 3-4)。

7. 梳子 选取牛角梳、细密的木质梳作为刮痧工具(图 3-5)。

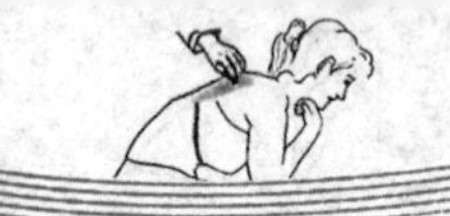

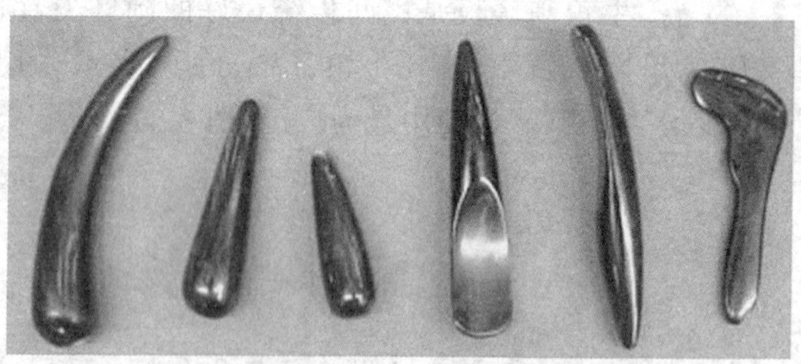

图 3-4　金属刮痧板

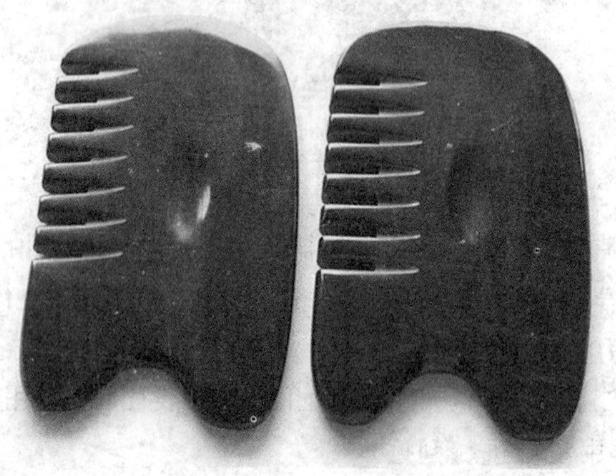

图 3-5　梳子刮痧板

8. 木器　选取沉香木、檀香木等加工的边缘光滑无棱角的背部钝滑缘的木块(图 3-6)。

其他的还有头发、棉纱、菜蔬类等,都可作为刮痧工具。

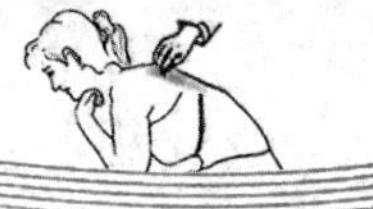

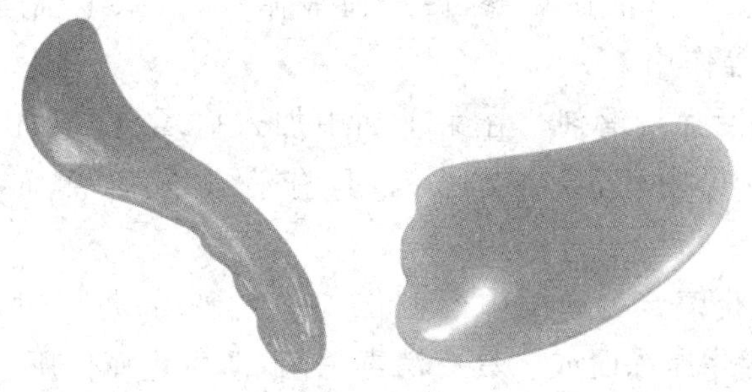

图 3-6　木质刮痧板

二、刮痧液体

传统作刮痧术所用的刮痧液体大多都是清水、白酒、菜子油、芝麻油、冬青膏、鸡蛋清、白酒滑石粉、薄荷水等。这些刮痧液体也叫刮痧介质，在施术时涂抹主要是起到润滑作用，减少刮痧阻力，避免皮肤损伤，增强刮痧疗效。常见的刮痧介质主要有：

1. 植物油　采用菜子油、芝麻油、橄榄油、花生油等植物油作为刮痧介质，起到润滑和保护皮肤作用。适用于久病体虚或者年老体弱、婴幼儿等。

2. 刮痧油　由芳香药物的挥发油与植物油提炼、浓缩制成，具有祛风除湿，行气开窍止痛的作用。

3. 水　用温开水或者凉开水作为刮痧介质。治疗热证时选用凉开水，治疗寒证时选用温开水。

4. 刮痧活血剂　选用天然植物为原料，经提取浓缩调

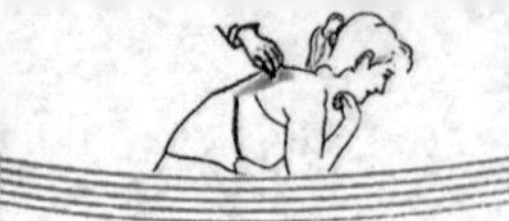

制而成。具有活血化瘀，促进血液循环，扩张毛细血管，促使出痧等作用。

5. 活血润滑剂 在菜子油中加入血竭、白芷、山甲、红花、麝香等中药，经提炼浓缩，具有消毒杀菌、活血止痛等作用。

6. 止痛灵 选用中药桃仁、三七、血竭、丹参、麝香、蜈蚣、酒精等提炼而成。具有消毒杀菌，活血止痛作用。

7. 冬青膏 选用冬绿油即水杨酸甲酯与凡士林按照1∶5混合调制均匀。适用于一切跌打损伤的肿胀、疼痛，以及陈旧性损伤和寒性痛症等。

8. 鸡蛋清 选用鸡蛋后，将一端磕掉一小孔后，悬置于容器上，取出蛋清用。适用于热病、久病后期、手足心热、烦躁失眠、嗳气吐酸等病症。

9. 白酒 选用浓度较高的粮食白酒或者药酒。适用于损伤疼痛日久或者麻木不仁、手足拘挛、腰膝酸软无力及瘀肿等病症。

10. 滑石粉 医用滑石粉或者爽身粉等均可选用。适用于婴幼儿及皮肤娇嫩者，以及在炎热夏季的手法操作时使用。

11. 薄荷水 选取新鲜薄荷叶，浸泡在适量的水中，容器加盖停放1天时间，去渣取汁使用。可应用于一切热病，如发热或者局部红肿热痛等，还可用于夏日刮痧时使用。

12. 其他 还可以选用液状石蜡等作为刮痧介质，主要是起到润滑作用。

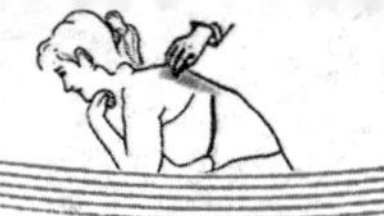

第四章　刮痧疗法的取穴原则

一、循经刮拭

（一）十四经整体论述

1. 经络系统　循经刮痧疗法历史悠久，是中医学宝库中的优秀遗产。学习刮痧疗法，首先要了解刮痧治疗疾病的原理。刮痧疗法是通过对经穴的刮拭来活血通络、祛瘀生新、增强机体免疫功能，以消除病痛，达到康复和延年益寿目的的。经络是人体内运行气血、联络脏腑、沟通内外、贯穿上下的通路。经络系统将人体的组织器官、四肢百骸联络成一个有机的整体，并通过经气的活动，调节全身各部的功能，运行气血、协调阴阳，从而使整个机体保持协调和相对平衡。所以，刮痧的理论基础是中医经络学说，主要是十四经脉理论。

经络是经脉和络脉的总称。经脉是直行的主干，络脉是侧行的分支。经络系统由经脉和络脉组成，其中经脉包括十二经脉、奇经八脉，以及附属于十二经脉的十二经别、十二经筋、十二皮部。十二经脉是与人体五脏（肝、心、脾、肺、肾）六腑（胆、小肠、胃、大肠、膀胱、三焦）相络属，外与人体四肢、皮毛肌肤、五官九窍相联系的十二条主要经脉。

络脉包括十五络脉和难以计数的浮络、孙络等。它们分布于经络邻近的组织和皮肤，在皮肤上形成十四经皮部，布满全身，每一条脉络在皮肤上分布的中心点，即是一个穴位，365 络组成 365 个穴位。

十二经脉加任脉、督脉，共称十四经脉，在皮肤上有各自的浮络分布区，总称十四皮部。

奇经八脉是：督脉、任脉、冲脉、带脉、阴维脉、阳维脉、阴跷脉、阳跷脉。这八条经脉不直接与脏腑联系，且无表里关系，所以叫奇经八脉。任督二脉直行于人体的前后正中线上，有本经的腧穴分布，其他六条脉中的阴脉在腹内与任脉络合，阳脉在后头部与督脉络合，均连属于任督二脉，并贯穿于十二经脉之间，组成了以任、督二脉为主的阴阳调节联络体系（图 4-1）。

2. 经脉的循行走向规律

（1）十二经脉循行走向总的规律是：手三阴经从胸走手；手三阳经从手走头；足三阳经从头走足；足三阴经从足走腹胸。

（2）十二经脉的循行交接规律是：①相表里的阴经与阳经在手足末端交接。②同名的阳经与阳经在头面部交接。③相互衔接的阴经与阴经在胸部交接。

十二经脉左右对称地分布于头面、躯干和四肢，纵贯全身。

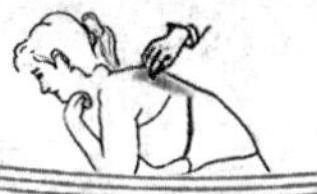

- 经络系统组成
  - 经脉
    - 十二经脉
      - 手三阴经
        - 手太阴肺经…………列缺
        - 手厥阴心包经………内关
        - 手少阴心经…………通里
      - 手三阳经
        - 手阳明大肠经………偏历
        - 手少阳三焦经………外关
        - 手太阳小肠经………支正
      - 足三阳经
        - 足阳明胃经…………丰隆
        - 足少阳胆经…………光明
        - 足太阳膀胱经………飞扬
      - 足三阴经
        - 足太阴脾经………公孙
        - 足厥阴肝经…………蠡沟
        - 足少阴肾经…………大钟
    - 奇经八脉（穿插于十二经脉之间，协调沟通诸经脉的作用）
      - 督脉……………长强
      - 任脉……………鸠尾
      - 冲脉
      - 带脉
      - 阳维脉
      - 阳跷脉
      - 阴维脉
      - 阴跷脉
    - 十二经脉的附属部分
      - 十二经别
      - 十二经筋
      - 十二皮部
  - 络脉
    - 十五络——从经脉分出的横向分支
    - 孙络——自络脉分支而出，数以万计，遍布全身
    - 浮络——分布于体表的络脉

图 4-1 经络系统组成

(1)表里前后规律：按立正姿势，两臂自然下垂、拇指向前的体位，将上下肢的内外侧分别分成前、中、后三条线。手足阳经为阳明在前、少阳在中、太阳在后；手足阴经为太阴在前、厥阴在中、少阴在后。其中足三阴经在足内踝8寸以下为厥阴在前、太阴在中、少阴在后，至内踝上8寸以上，太阴交出于厥阴之前(图4-2)。

阴经	内侧 属里	太阴	前	阳明	外侧 属表	阳经
		厥阴	中	少阳		
		少阴	后	太阳		

图 4-2　经脉表里前后规律

(2)十二经脉起止走向：与六脏相配属的六条阴经(六阴经)，分布于四肢内侧和胸腹，上肢内侧为手三阴经，下肢内侧为足三阴经；与六腑相配属的六条阳经(六阳经)，分布于四肢外侧和头面、躯干，上肢外侧为手三阳经，下肢外侧为足三阳经(图4-3)。

十二经脉	手三阴经	手太阴经	肺　经	从胸走手
		手厥阴经	心包经	
		手少阴经	心　经	
	手三阳经	手阳明经	大肠经	从手走头
		手少阳经	三焦经	
		手太阳经	小肠经	
	足三阳经	足阳明经	胃　经	从头走足
		足少阳经	胆　经	
		足太阳经	膀胱经	
	足三阴经	足太阴经	脾　经	从足走胸
		足厥阴经	肝　经	
		足少阴经	肾　经	

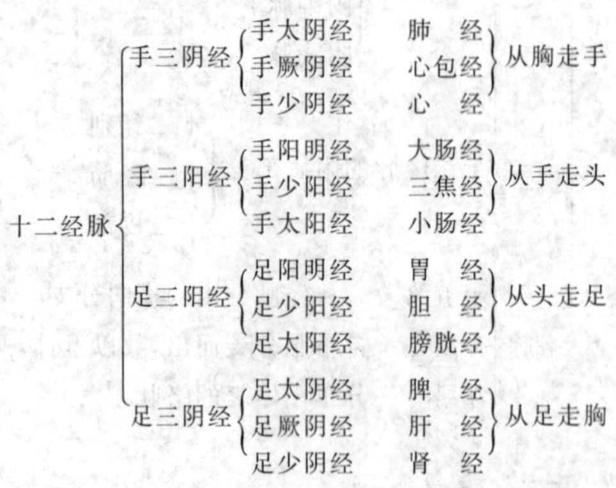

图 4-3　十二经脉起止走向

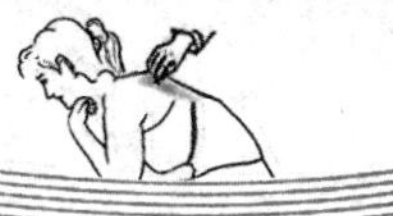

(3)经脉联络脏腑表里循行

肺经—大肠经—胃经—脾经—心经—小肠经—膀胱经—肾经—心包经—三焦经—胆经—肝经。

阴阳相贯,如环无端,循行不息。同名经与同名经相接。

脏腑表里关系是:肺—大肠—心包—三焦—心—小肠—肝—胆—脾—胃—肾—膀胱—肺合大肠胃连脾,心和小肠膀胱及,肾经走向心包络,三焦肝胆循不已。

3. 刮痧取穴的原则

(1)局部取穴:所有腧穴都具有局部的治疗功能,如耳部穴可以治疗耳朵疾病,眼部的腧穴可以治疗眼睛的疾病。每一脏器在体表的腧穴都可治疗该脏腑的疾病,如中脘可治疗胃疾等。

(2)邻近取穴:某些穴位可以兼治附近组织器官的疾病。如膻中可治疗乳汁不通;外关可治疗腕指关节疾病;印堂治鼻病;天枢治疗腹泻、月经病等。

(3)远端取穴:某些腧穴具有治疗远隔部位病痛的功能。如头项寻列缺;面口病取合谷;脱肛取百会;腰背痛取委中等。

(4)取交会穴:会穴多指两条或者两条以上经脉相会交汇的部位。交会穴有调节全身功能的整体治疗作用。如大椎有全身退热作用;足三里有补虚强身作用;水沟有醒脑开窍、昏迷救急的作用。

在刮痧取穴时要灵活采用循经取穴、远近取穴,精当搭配,辨证施治,手法灵活,方能取得神效。

4. 刮痧取穴的规律 刮痧取穴是根据患者的体质、病情,通过辨证论治,确定疾病的性质,选择腧穴,进行刮拭,以求康复。

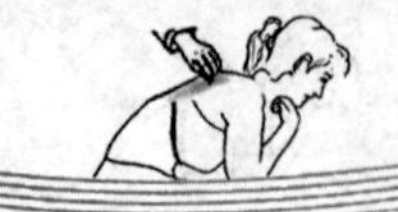

经络的主治规律。经络腧穴的主治规律具有一定的共性。如手足三阳经主治热性病及头面疾病；手三阴主治胸部疾病；足三阴主治泌尿生殖系统疾病；足三阴、手三阴可治神志障碍方面的疾病。经穴主病功能的特殊性，如手阳明大肠经，足阳明胃经都可治疗口齿病；手少阳三焦经，足少阳胆经可治疗胁肋病；足厥阴肝经可治疗前阴及妇科病；手太阳小肠经治疗肩胛痛；足太阳膀胱经可治疗腰背部疾病；任脉有回阳固脱救逆的作用；督脉有醒脑开窍救急的作用。

十四经分部主治病症表（表4-1，表4-2）。

表4-1　十二经分经主治病症表

<table>
<tr><th colspan="2">经　名</th><th>本经主治</th><th>二经相同主治</th><th>三经相同主治</th></tr>
<tr><td rowspan="3">手三阴经</td><td>手太阴经</td><td>肺、喉咙</td><td></td><td rowspan="3">胸部病</td></tr>
<tr><td>手厥阴经</td><td>心、胃病</td><td rowspan="2">心病</td></tr>
<tr><td>手少阴经</td><td>心病</td></tr>
<tr><td rowspan="3">手三阳经</td><td>手阳明经</td><td>前头、鼻、口齿病</td><td></td><td rowspan="3">咽喉病热病</td></tr>
<tr><td>手少阳经</td><td>侧头、胁肋病</td><td rowspan="2">眼病、耳病</td></tr>
<tr><td>手太阳经</td><td>后头、肩胛、神志病</td></tr>
<tr><td rowspan="3">足三阳经</td><td>足阳明经</td><td>前头、口齿、咽喉、胃肠病</td><td></td><td rowspan="3">神志病热病</td></tr>
<tr><td>足少阳经</td><td>侧头、耳项、胁肋、胆病</td><td rowspan="2">眼病</td></tr>
<tr><td>足太阳经</td><td>后头、项、背腰、肛肠病</td></tr>
<tr><td rowspan="3">足三阴经</td><td>足太阴经</td><td>脾胃病</td><td></td><td rowspan="3">腹部病妇科病</td></tr>
<tr><td>足厥阴经</td><td>肝病</td><td rowspan="2">前阴病</td></tr>
<tr><td>足少阴经</td><td>肾、肺、咽喉病</td></tr>
</table>

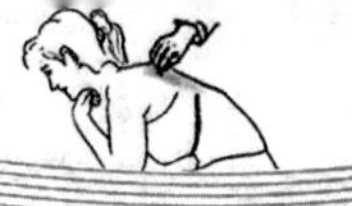

表 4-2　任督二脉腧穴主治

经　名	本经主治	二经相同主治
任脉	回阳、固脱，有强壮作用	神志病、脏腑病、妇科病
督脉	中风、昏迷、热病、头面病	

十四经分部主治病症表（表 4-3、表 4-4）

表 4-3　头面颈项部经穴主治

分　部	主　治
前头、侧头区	局部病，眼、鼻病
后头区	神志病、头部病
项区	神志病，咽喉、眼、头项病
眼区	眼病
鼻区	鼻病
颈区	舌、咽喉、食管、颈部病、喑哑、哮喘

表 4-4　胸腹背腰部经穴主治

前	后	主　治
胸膺部	上背部	肺、心（上焦）病
胁腹部	下背部	肝、胆、脾、胃（中焦）病
少腹部	腰尻部	前后阴、肾、肠、膀胱（下焦）病

5. 十二经脉的循行路线

(1)手太阴肺经

1)经脉循行：手太阴肺经，起于中焦，向下联络大肠，再返回沿胃上口，穿过横膈，入属于肺。从肺系（气管和喉咙）

向外横行至腋窝下,沿上臂内侧下行,循行于手少阴和手厥阴之前,下至肘中,沿着前臂内侧桡骨尺侧下行,经寸口动脉搏动处,行至大鱼际,再沿大鱼际桡侧缘循行直达拇指末端。其支脉,从手腕后分出,沿着食指桡侧直达食指末端(图 4-4)。

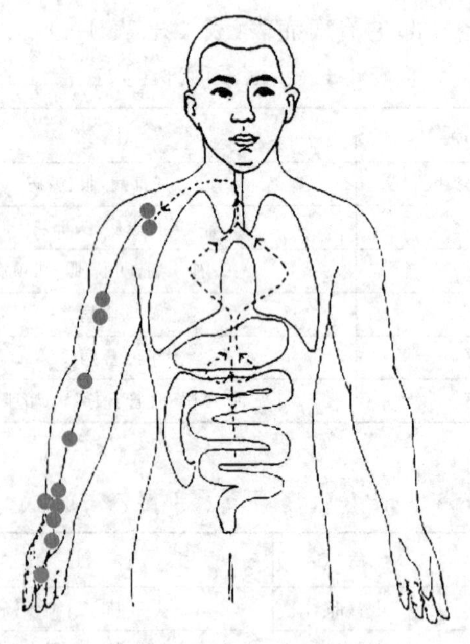

图 4-4　肺经循行线路

2)主治概要:主治肺、胸、喉咙病,如咳嗽,感冒,气喘,气急,胸部胀满,心烦,咯血,咽喉肿痛,肩背部冷痛、酸痛,上肢内侧前缘麻木疼痛,掌心热。

(2)手阳明大肠经

1)经脉循行:手阳明大肠经,起于食指尖端,沿食指绕

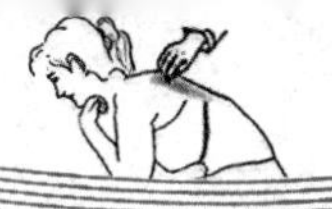

侧，经过第一、二掌骨之间，上行至腕后两筋之间，沿前臂外侧前缘，至肘部外侧，再沿上臂外侧前缘上行至肩部，经肩峰前，向上循行之背部，与诸阳经交会于大椎穴，再向前行进入缺盆，络于肺，下行穿过横膈，属于大肠。其支脉，从缺盆部上行至颈部，经面颊进入下齿之中，又返回经口角到上口唇，交会于人中，左脉右行，右脉左行，至于对侧鼻孔旁（图 4-5）。

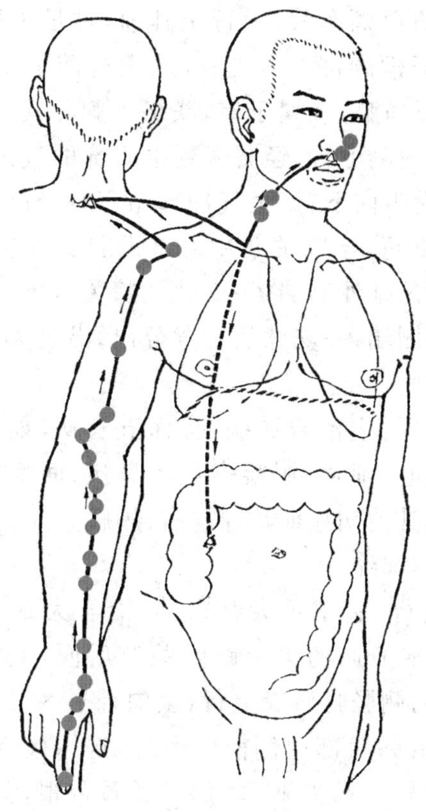

图 4-5　大肠经循行线路

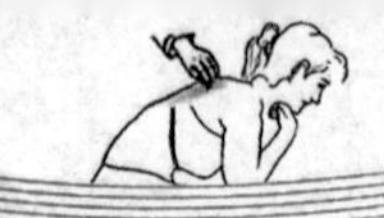

2)主治概要:主治头面五官疾病、咽喉病、肠胃等病,如腹痛、肠鸣泄泻、便秘、痢疾、咽喉肿痛、齿痛、鼻塞及经脉循行部位的疼痛。

(3)足阳明胃经

1)经脉循行:足阳明胃经,起于鼻旁,上行鼻根,与足太阳经脉相汇合,再沿鼻的外侧下行,入上齿龈中,返回环绕口唇,入下唇交会于承浆穴,再向后沿下颌下缘,至大迎穴处,再沿下颌角至颊车穴,上行至耳前,过足少阳经的上关穴处,沿发际至额颅部。其支脉,从大迎前下走人迎穴,沿喉咙入缺盆,下横膈,入属于胃,联络于脾。其直行的经脉,从缺盆沿乳房内侧下行,经脐旁到下腹部的气冲部;一支脉从胃口分出,沿腹内下行,至气冲部与直行经脉汇合。由此经髀关、伏兔下行,至膝关节中。再沿胫骨外侧前缘下行,经足背到第二足趾外侧端;一支脉从膝关节下 3 寸处分出,下行至中趾外侧端;一支脉从足背分出,沿足大趾内侧直行到末端(图 4-6)。

2)主治概要:主治胃肠病、头面五官病,如胃痛、腹痛、肠鸣、腹胀、呕吐、泄泻、眼疾、咽痛、鼻疾、面瘫等及本经经脉循行部位的其他病症证及神志病、热病。

(4)足太阴脾经

1)经脉循行:起于足大趾末端,沿着大趾内侧赤白肉际,经过大趾本节后的第一跖趾关节后面,上行至内踝前面,再沿小腿内侧胫骨后缘上行,至内踝上 8 寸处交于足厥阴经之前,再沿膝股部内侧前缘上行,进入腹部,属脾联络胃;再经过横膈上行,夹咽部两旁,联系舌根,分散于舌下。其支脉,从胃上膈注心中(图 4-7)。

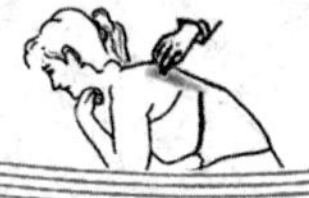

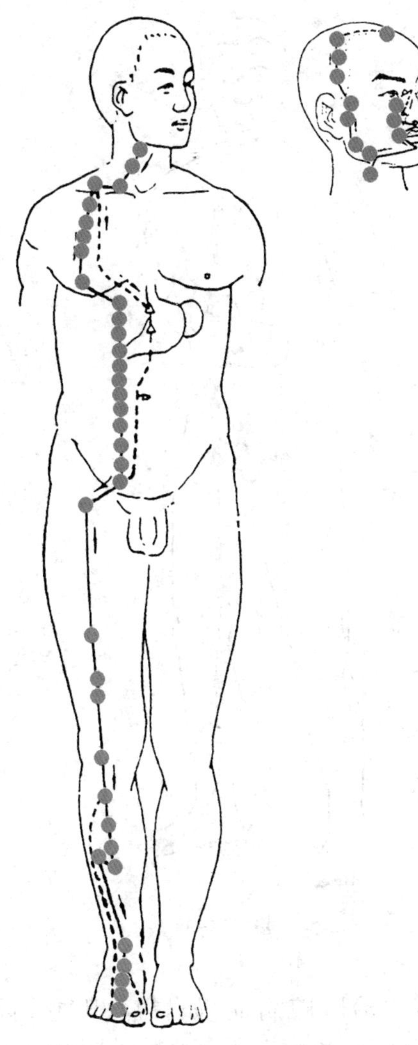

图 4-6　胃经循行线路

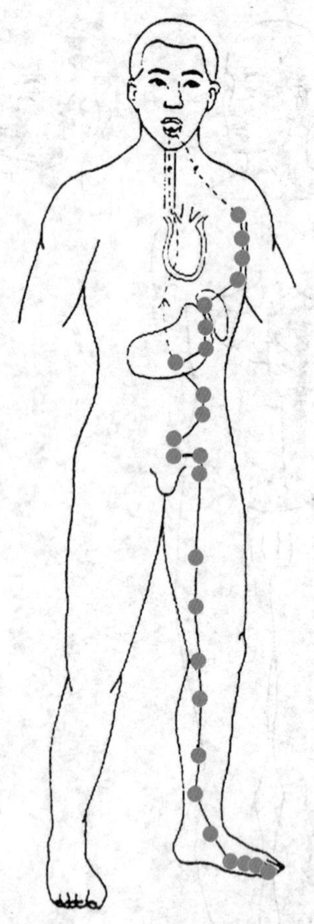
图 4-7　脾经循行线路

2)主治概要:主治脏腑病症,如胃痛、呕吐、嗳气、腹胀等脾胃病;兼治妇科病、前阴病或经脉循行部位的其他病症。

(5)手少阴心经

1)经脉循行:起于心中,向下穿过横膈,向下联络小肠。

有支脉从心中分出，向上沿着食管两旁，上夹咽部，至球后。有直行的脉从心中出，上行于肺，再向下横出腋下的极泉穴，沿上肢内侧后缘，行于手太阴手厥阴之后，经过肘的内后方，过豌豆骨突起处至掌，沿四、五掌骨间，沿小指桡侧端少冲穴与手太阳小肠经相交(图 4-8)。

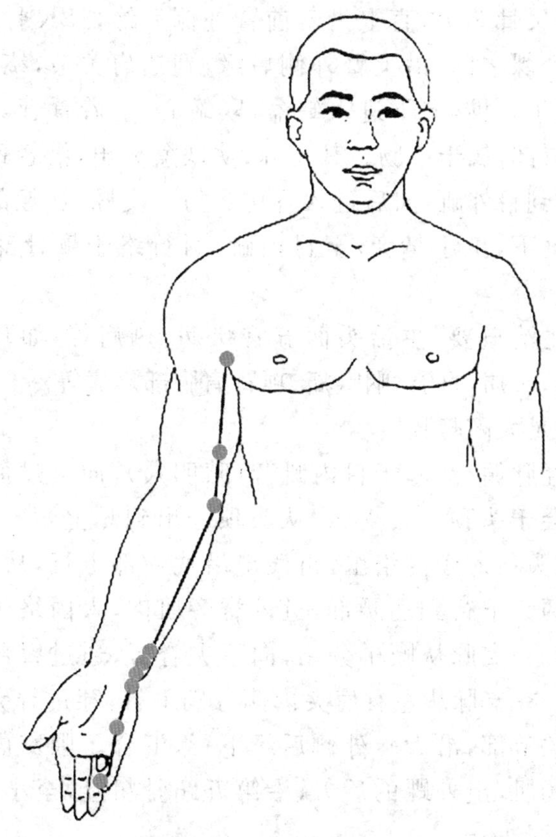

图 4-8　心经循行线路

2)主治概要:主治心、胸病症,如心痛等;神志病证,如心动过速或者过缓、心律失常、心绞痛、失眠、癫痫及昏迷;经脉循行所过部位病变。

(6)手太阳小肠经

1)经脉循行:起于手小指尺侧端,沿着手背外侧至腕部,出于尺骨茎突,直上沿着前臂外侧后缘,经尺骨鹰嘴与肱骨内上髁之间,沿上臂外侧后缘,到达肩关节,绕行肩胛部,交会于大椎,向下进入缺盆,联络心,沿着食管,经过横膈到达胃部,属于小肠。其支脉,从缺盆分出,沿着颈部,上达面颊,到目外眦,向后进入耳中。另一支脉,从颊部分出,上行目眶下,抵于鼻旁,至目内眦,斜行络于颧骨部(图 4-9)。

2)主治概要:主治头面五官疾病、热病等,如耳鸣,耳聋,齿痛,头痛,目翳,咽喉痛、项背肩胛部疼痛等。

(7)足太阳膀胱经

1)经脉循行:起于目内眦旁(睛明穴),向上过额部,与督脉交会于头顶。其支脉,从头顶分出到耳上角。其直行经脉,从头顶入颅内络脑,再浅出沿枕项部下行,从肩胛内侧脊柱两旁下行到达腰部,进入脊旁肌肉,入内络于肾,属于膀胱。一支脉从腰中分出,向下夹脊旁,通过臀部,进入腘窝中。一支脉从左右肩夹内侧分别下行,穿过脊旁肌肉,经过髋关节部,沿大腿外侧后缘下行,汇合于腘窝内,向下通过腓肠肌,出外踝的后方,沿第五跖骨粗隆,至小趾的外侧末端(图 4-10)。

2)主治概要:主治脏腑病症、神志病、头面五官病等,如小便不利,遗尿等。另外,背部两条侧线的背腧穴主治相应

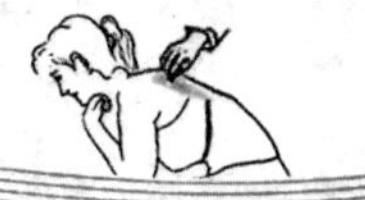

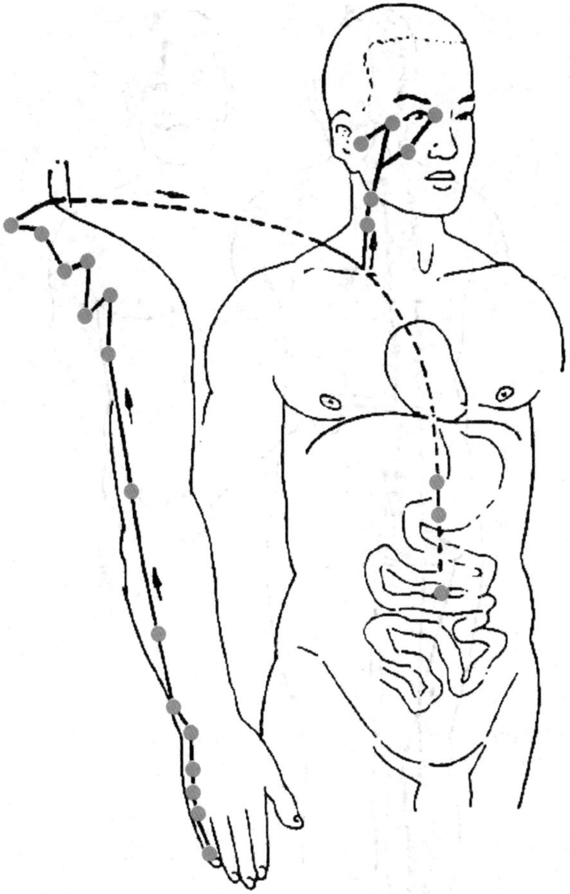

图 4-9　小肠经循行线路

脏腑病症、癫狂痫、目痛、鼻塞，以及经脉循行所过部位病症（项、背、腰、下肢病症）。

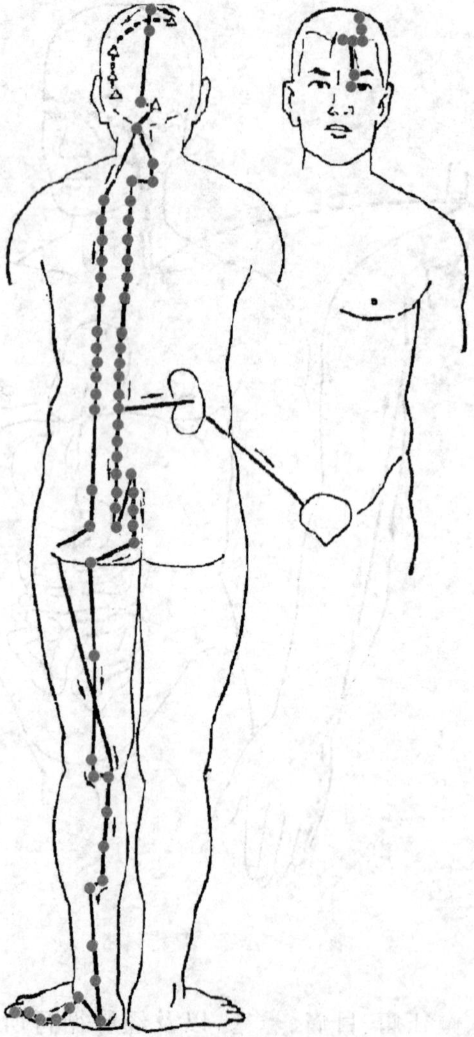

图 4-10　膀胱经循行线路

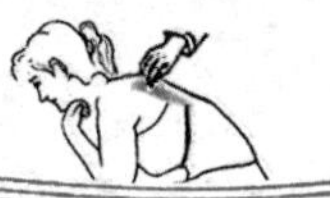

(8)足少阴肾经

1)经脉循行:起于足小趾下,斜走足心,行舟骨粗隆下,经内踝的后方,向下进入足跟中,沿小腿内侧上行,经腘窝内侧,沿大腿内侧后缘上行,贯脊柱,属于肾,联络膀胱。其直行支脉,从肾脏向上经过肝、膈,进入肺脏,沿着喉咙,夹舌根旁;另一支脉,从肺分出,联络心,流注于胸中(图4-11)。

2)主治概要:主治妇科病、前阴病、肾脏病(如水肿)及与肾有关的肺、心、肝、脑病、咽喉、舌等经脉循行所过部位的其他病症(如咽喉肿痛、舌干等)。

(9)手厥阴心包经

1)经脉循行:起于胸中,出属心包络,向下通过横膈,从胸至腹依次联络上、中、下三焦。有一支脉,从胸中分出,沿肋间至腋下3寸处,上行至腋窝,沿上臂内侧,行于手太阴和手少阴经之间,经肘中,循尺桡骨中间,进入掌中,过手掌中央,到达中指尖端的中冲穴手部分支,从劳宫分出至无名指端交三焦经。本经体表循行起于天池穴,终于中冲穴(图4-12)。

2)主治概要:主治心、心包、胸、胃病、神志病及经脉循行所过部位的其他病症,如心痛、胸闷、心悸、心烦、癫狂、腋肿、肘臂挛急、掌心发热等。

(10)手少阳三焦经

1)经脉循行:起于无名指尺侧端关冲穴,向上经小指与无名指之间、手腕背侧,上达前臂外侧,沿桡骨和尺骨之间,过肘尖,沿上臂外侧上行至肩部,交出足少阳胆经之后,进入缺盆部,上行经颈旁,经耳后直上,到达额角,再下行至面

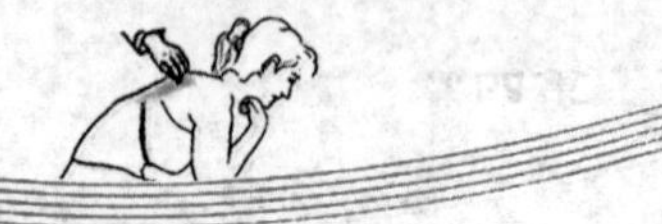

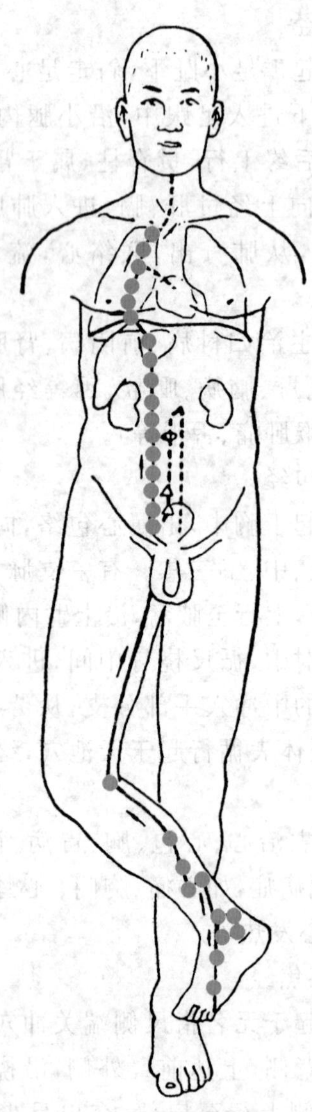

图 4-11　肾经循行线路

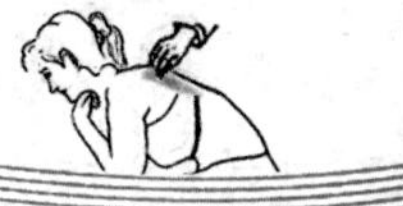

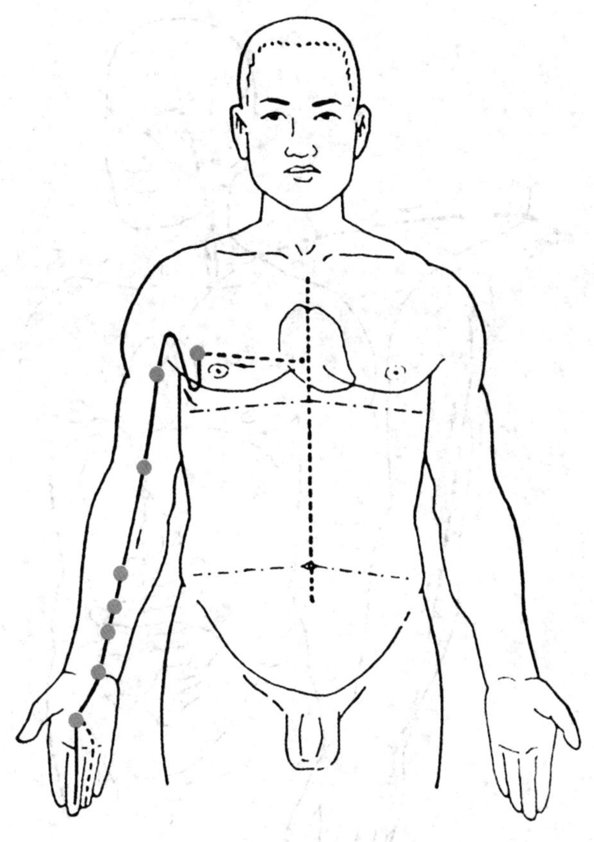

图 4-12 心包经循行线路

颊部，到达眼眶下部。另一支脉，从耳后分出，进入耳中，再浅出到耳前，经上关、面颊到目外眦(图 4-13)。

2)主治概要：主治头、目、颊、胸胁病，热病，经脉循行经过部位的其他病症，如耳聋、耳鸣、咽喉肿痛、目赤肿痛、颊肿、耳后及肩臂肘部外侧疼痛。

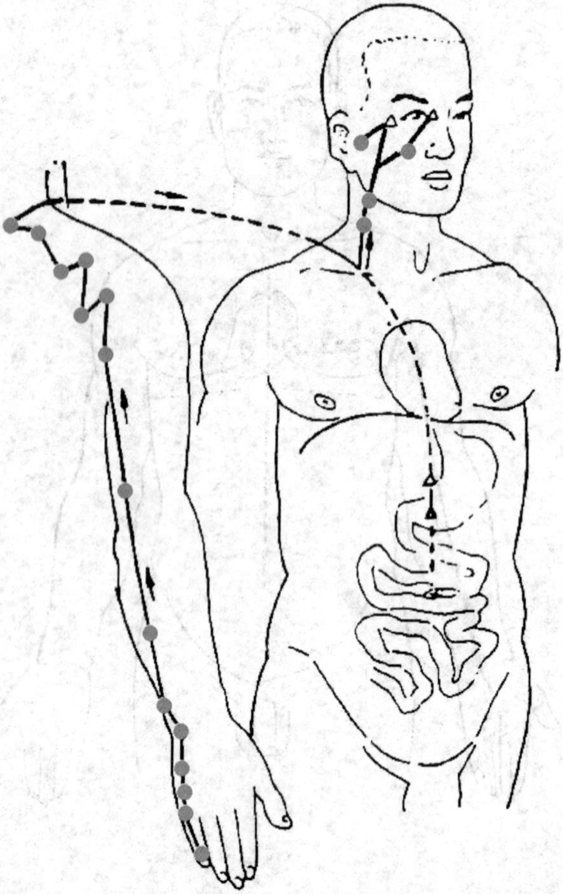

图 4-13　三焦经循行线路

(11)足少阳胆经

1)经脉循行:起于目外眦旁瞳子髎穴,上行额角部,下行至耳后,沿颈项部至肩上,下入缺盆。从耳后进入耳中,

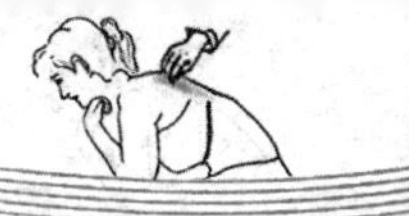

出走耳前到目外眦后方。外眦部支脉，从目外眦下走大迎，汇合于手少阳经到达目眶下，行经颊车，由颈部下行，与前脉在缺盆部会合，再向下进入胸中，穿过横膈，络肝属胆，再沿胁肋内下行至腹股沟动脉部，经过外阴部毛际横行入髋关节部。其直行脉从缺盆部下行，经腋部、侧胸部，再下行与前脉汇合于髋关节部，再向下沿着大腿外侧、膝外缘下行经腓骨之前，至外踝前，沿足背部，止于第四趾外侧端。足背部分支，从足上分出，沿第一、二跖骨间，出于大趾端，穿过趾甲，出趾背毫毛部(图 4-14)。

2)主治概要：主治肝胆病，侧头、目、耳、咽喉、胸胁病，如口苦、目黄，以及经脉所过部位的其他病变。

(12)足厥阴肝经

1)经脉循行：起于足大趾背毫毛部，沿足背经内踝前上行，至内踝上 8 寸交到足太阴脾经的后面，上经腘窝内缘，沿大腿内侧中间上行，入阴毛，绕阴器，再上行抵达小腹，夹胃，属肝络胆。再上行通过横膈，分布于胁肋部，继续上行经喉咙的后面，上入鼻咽部，连目系，从额部浅出，与督脉会于巅顶。其支脉，从目系下循面颊部，环口唇。另一支脉，从肝部分出，穿过横膈，注入肺中(图 4-15)。

2)主治概要：主治肝胆目疾、妇科病、小便异常病，如胁肋疼痛，黄疸，目赤肿痛、崩漏，月经不调，带下，疝气、淋证，遗尿，癃闭，以及经脉循行经过部位病症及外经病巅顶痛。

(13)督脉

1)循行分布：起于小腹内，下出于会阴，向后行脊柱内，沿腰背正中线达项上后，进入脑内，上行巅顶，沿前额下行鼻柱，止于上唇系带处(图 4-16)。

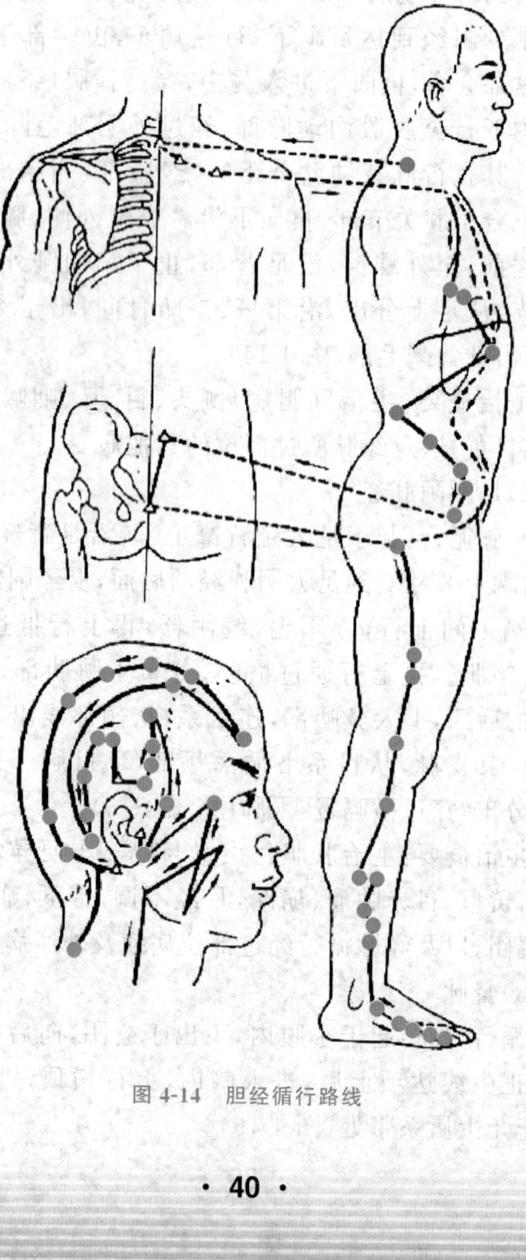

图 4-14　胆经循行路线

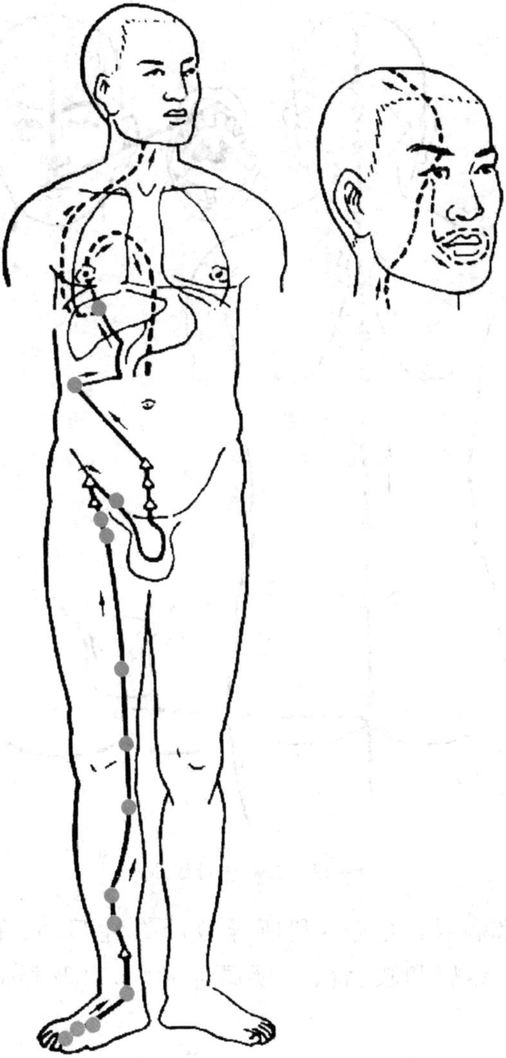

图 4-15　肝经循行路线

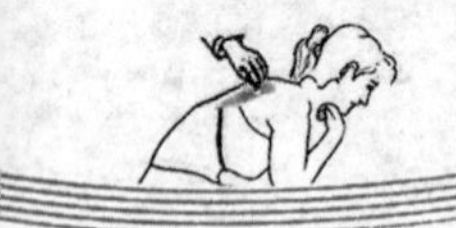

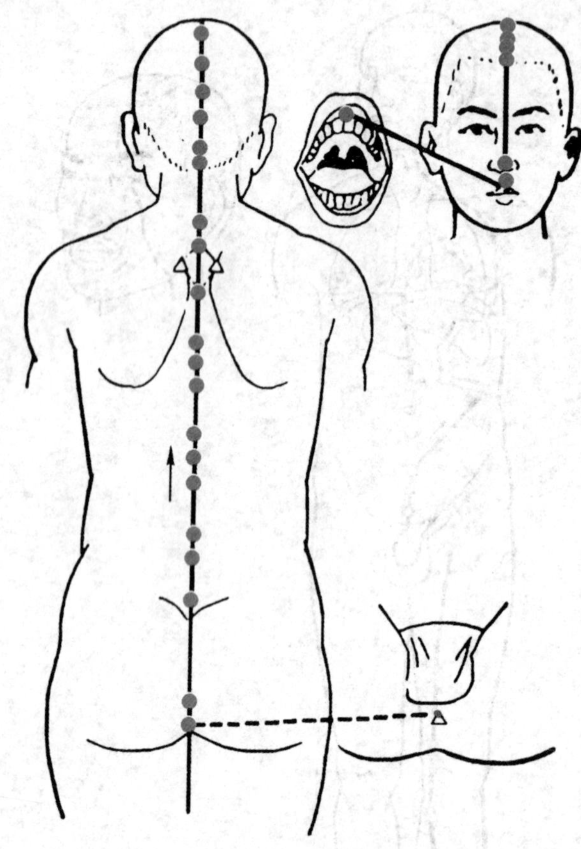

图 4-16　督脉循行线路

2)主治病候：经气不利所导致的脊柱强痛，角弓反张等；神志病、热病和腰、背、头项局部病症，以及相应的内脏疾病。

(14)任脉

1)循行分布：起于小腹内，下出会阴，向前上行于阴毛

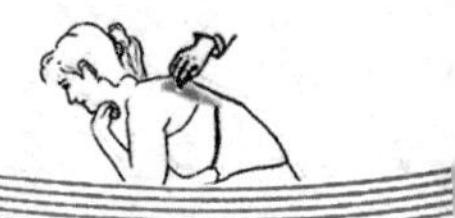

部，沿腹内，经腹胸正中线向上经过关元等穴，到达咽喉部，再上行环绕口唇，经过面部，进入目眶下，联系于目（图 4-17）。

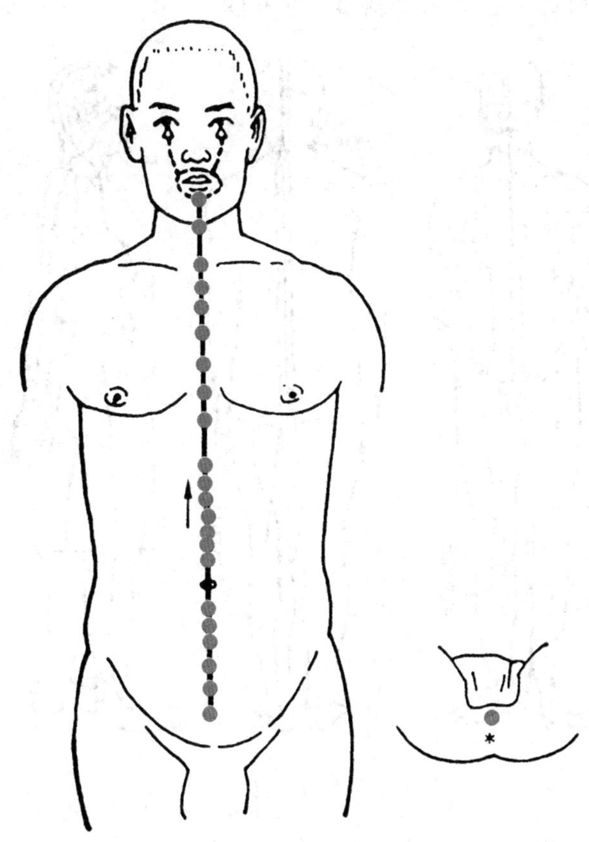

图 4-17　任脉循行线路

2）主治病候：主治下焦、产育为主，如疝气，带下，腹中结块等症，少数腧穴有强壮作用或可治疗神志病。

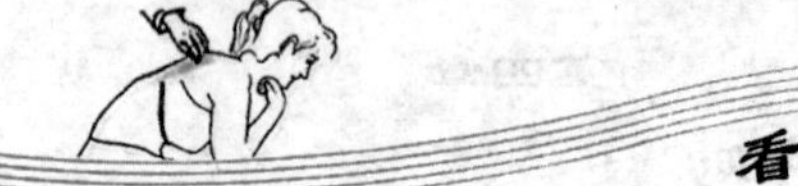

6. 十四经脉的分布　十四经脉的走向规律是任督二脉从腹走头，而其余十二经脉是“手之三阴，从胸走手；手之三阳，从手走头；足之三阳，从头走足；足之三阴，从足走胸”，据此，就可以掌握其分布规律（图 4-18）。

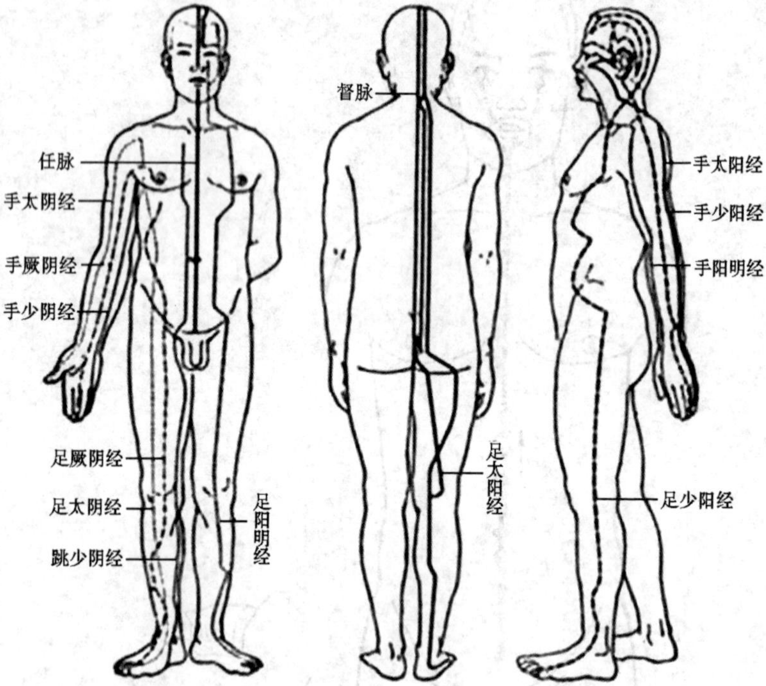

图 4-18　十四经脉分布图

7. 常用刮拭部位

（1）头部：自后发际至前发际，循督脉刮拭；自后发际至前发际，在督脉两旁，循足太阳经刮拭两道（图 4-19）。

（2）颈部：颈椎自上而下，循督脉刮拭；在督脉两旁，循

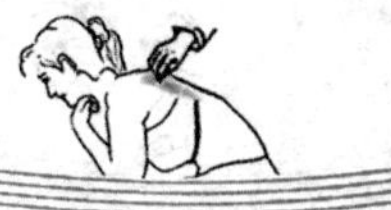

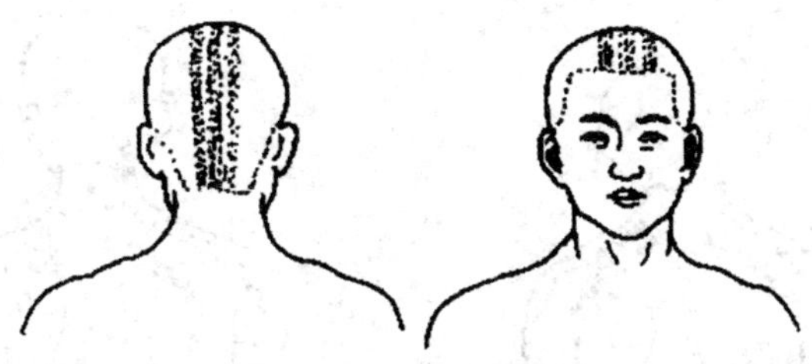

图 4-19　头部循经刮拭

足太阳经刮拭两道。前项，循任脉刮拭。在任脉两旁，循足阳明经刮拭两道(图 4-20)。

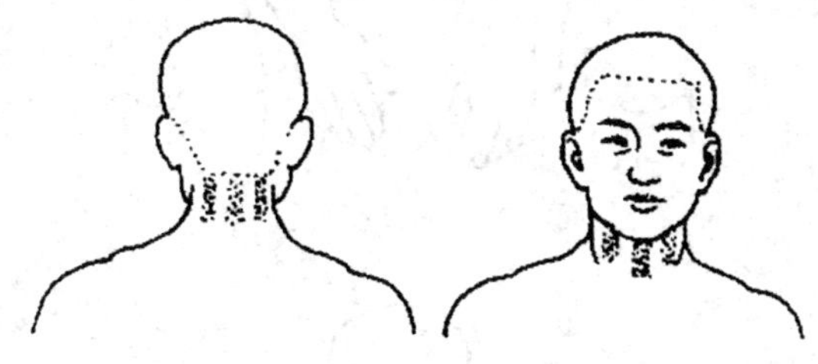

图 4-20　颈部循经刮拭

(3)肩部：颈侧至肩胛，循手少阳经、手太阳经在左右肩部各刮拭两道(图 21)。

(4)背腰部：沿脊柱，循督脉刮拭。在督脉两旁，循足太阳经刮拭两道。沿背部肋骨间刮拭(图 4-22)。

(5)胸腹部：自胸骨上端至少腹，循任脉刮拭。在任脉两旁，循足阳明经刮拭。循胸腹足少阴经刮拭。沿胸部肋骨间刮拭(图 4-23)。

(6)四肢：上肢：正面循手三阴经刮拭；背面循少阳经、手太阳经刮拭；侧面循手阳明经刮拭(图 4-24)。

下肢：正面循足太阴经、足厥阴经、足阳明经刮拭；背

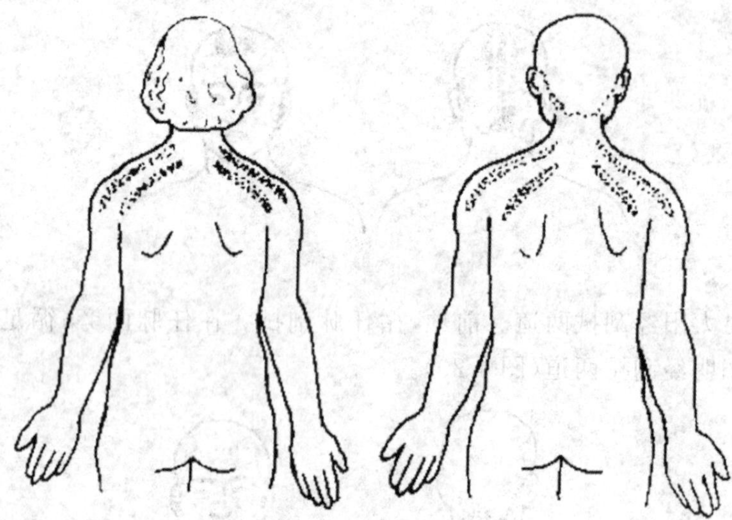

图 4-21　肩部循经刮拭

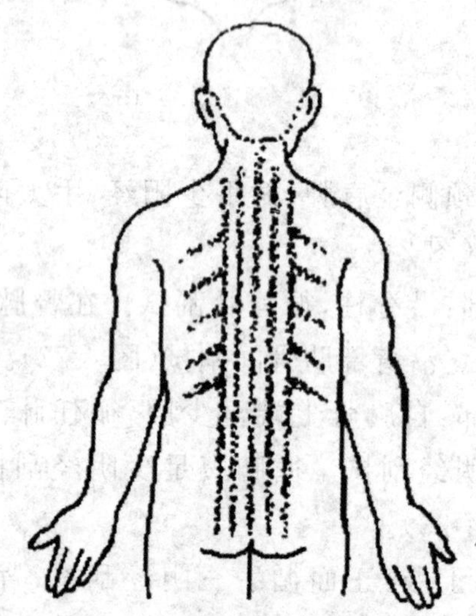

图 4-22　背腰部循经刮拭

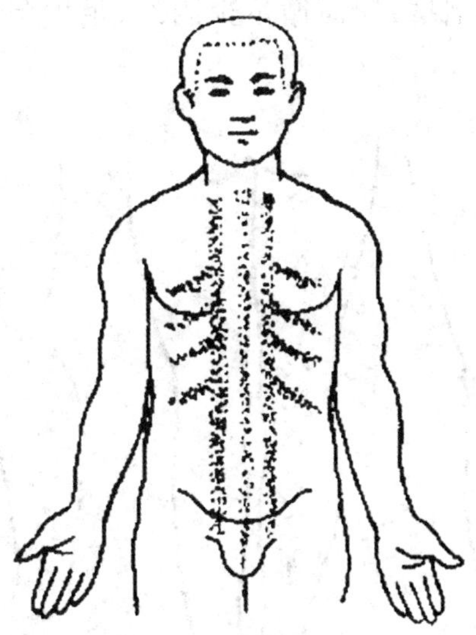

图 4-23　胸腹部循经刮拭

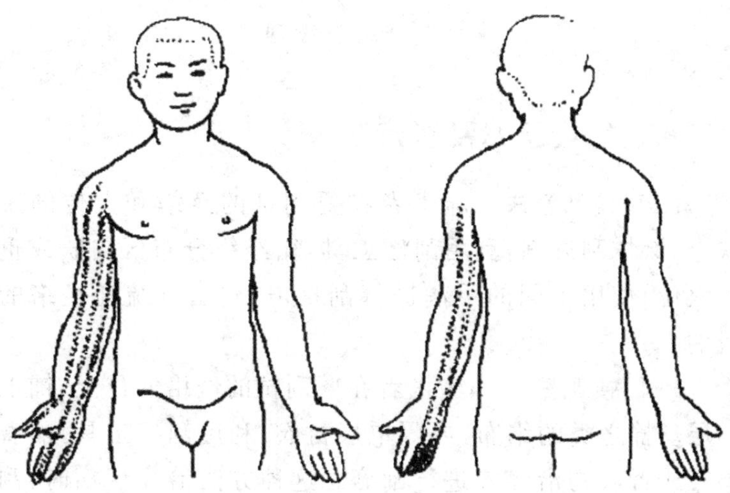

图 4-24　上肢部循经刮拭

面循足太阳经刮拭；侧面循足少阴经、足少阳经刮拭（图 4-25）。

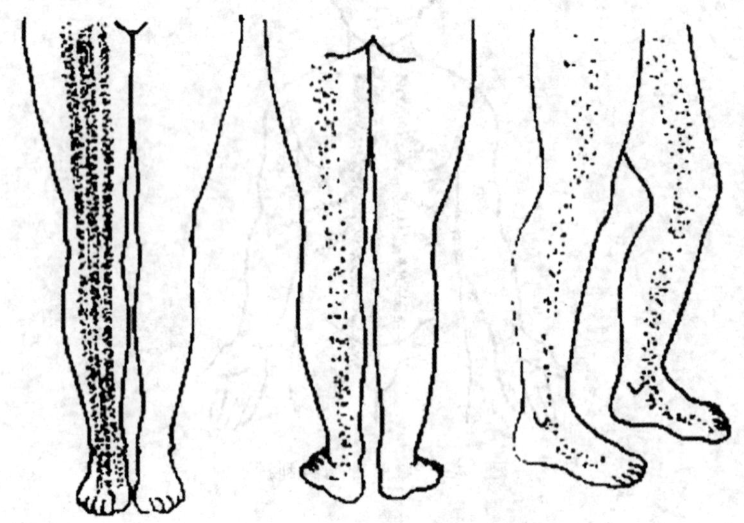

图 4-25　下肢部循经刮拭

（二）循经走穴刮拭方法

1. 直接刮痧法　施术者在要刮拭的经络和穴位的皮肤上，涂抹刮痧剂，利用刮痧工具，循经络分布区皮肤或重点穴位，使用不同的手法进行刮拭，达到出痧疏通经络的目的。

2. 间接刮痧法　施术者在要刮拭的经络穴位上，铺上一层丝棉之类的绢布，或隔单层衬衣，利用刮痧工具，隔着绢布或者衣物沿经穴进行刮痧。这种方法治疗疾病时，刮拭速度宜快，力度适中，每条经络和腧穴的刮拭次数应该控

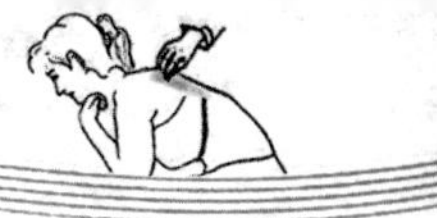

制在一定范围内。这类方法主要适用于婴幼儿高热不退，出现抽搐，或者轻度昏迷的患者。每次可以刮拭10次左右，要揭开纱布观察出痧程度，适可而止。如果患者昏迷不醒，高热不退，可在两手足心处、大椎穴，依据病情每处刮拭多次。

3. 病变局部刮痧法　施术者把刮痧介质如活血剂直接涂抹在病变部位，利用刮痧板以病变为中心向四周刮拭，再刮拭病变中心部位。这类方法主要用于急性扭伤、跌打损伤等引起的软组织肿胀、韧带撕伤、关节腔囊肿等。

4. 头面部刮痧法　头面为诸阳之会，阳经都在头面部汇合交接，督脉上行入络脑，与全身的经络都有紧密联系，故头面部刮拭和点揉在治疗中十分重要。头面部刮痧一般不选用刮痧介质，多从发际部由前至后进行刮拭。如从前额发际向上通过百会，再向下刮拭至颈背上发际缘，或者以百会为中心，先向前再向后刮拭，头两侧要从太阳穴开始，沿着耳廓向上，向后做弧形刮拭。面部的经穴刮拭，要注意根据病情的不同选择刮痧介质。例如，治疗色素沉着、粉刺、扁平疣、皱纹等疾病，要在治疗的经穴上先涂抹少量刮痧活血剂，或者净面祛斑的膏霜之类的物品，再进行刮拭、点揉和按摩。

二、局部选穴

(一)腧穴的主治特点和规律

1. 主治特点　每一个腧穴均有其主治特点，但从总体上分析，腧穴的治疗作用具有一些共同的特点和一定的规律性。腧穴的主治特点主要表现在3个方面，即近治作用、远治作用和特殊作用。

近治作用，是指腧穴具有治疗其所在部位局部及邻近组织、器官病症的作用。这是一切腧穴主治作用所具有的共同的和最基本的特点，是"腧穴所在，主治所在"规律的体现。如胃脘部周围的中脘、建里、梁门等经穴，均能治疗胃痛；膝关节周围的鹤顶、膝眼等奇穴，均能治疗膝关节疼痛。

远治作用，是指腧穴具有治疗其远隔部位的脏腑、组织器官病症的作用。腧穴不仅能治疗局部病症，而且还有远治作用。十四经穴，尤其是十二经脉中位于四肢肘膝关节以下的经穴，远治作用尤为突出，如合谷穴不仅能治疗手部的局部病症，还能治疗本经所过处的颈部和头面部病症，这是"经脉所过，主治所及"规律的反映。

特殊作用，是指腧穴具有双向良性调整作用和相对特异的治疗作用。所谓双向良性调整作用，是指同一腧穴对机体不同的病理状态，可以起到两种相反而有效的治疗作用。如腹泻时选用天枢穴可以止泻，便秘时选用天枢穴可以通便；内关可治心动过缓，又可治心动过速。此外，腧穴的治疗作用还具有相对的特异性，如大椎穴退热、至阴穴矫正胎位不正等。

2. 腧穴的主治规律　主要有分经主治和分部主治两大规律。大体上，四肢部经穴以分经主治为主，头身部经穴以分部主治为主。

分经主治，是指某一经脉所属的经穴均可治疗该经循

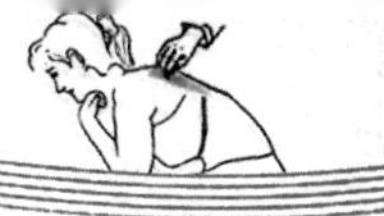

行部位及其相应脏腑的病症。另外，手三阳、手三阴、足三阳、足三阴、任脉、督脉经穴既有各自的分经主治规律，同时又在某些主治上有共同特点。

分部主治，是指处于身体某一部位的腧穴均可治疗该部位及某类病症。腧穴的分部主治与腧穴的位置特点关系密切(具体内容在前面已经列举过表格，在此不再重复)。

(二)特定穴

十四经穴中，有一部分腧穴被称为“特定穴”，它们除了具有经穴的共同主治特点外，还有特殊的性能和治疗作用。根据其不同的分布特点、含义和治疗作用，将特定穴分为五输穴、原穴、络穴、郄穴、下合穴、背腧穴、募穴、八会穴、八脉交会穴和交会穴等10类。

1. 五输穴　十二经脉分布在肘膝关节以下的井、荥、输、经、合穴，简称“五输穴”。在治疗上，井穴主治心下满；荥穴主治热病；输穴主治关节痛；经穴主治咳喘，咽喉病症；合穴主治肠胃等六腑病症。

2. 原穴　主治内脏疾病，原穴与三焦有密切关系，刮拭原穴能通达三焦原气，调整内脏功能(《难经·六十六难》)。指出“五脏六腑之有疾，取其原也”。

3. 络穴　络穴与络脉有关，络脉在表里有纽带作用，所以络穴可治疗表里两经之兼症。如《针经指南》所说“络穴正在两经中间——若刺络穴，表里皆治”(表4-5)。

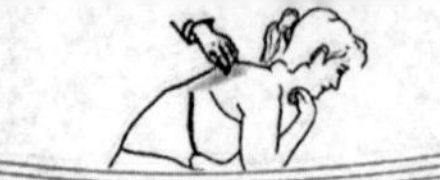

表 4-5　十二经原穴络穴表

经　脉	原　穴	络　穴	经　脉	原　穴	络　穴
手太阴肺经	太渊	列缺	手阳明大肠经	合谷	偏历
手厥阴心包经	大陵	内关	手少阳三焦经	阳池	外关
手少阴心经	神门	通里	手太阳小肠经	腕骨	支正
足太阴脾经	太白	公孙	足阳明胃经	冲阳	丰隆
足厥阴肝经	太冲	蠡沟	足少阳胆经	丘墟	光明
足少阴肾经	太溪	大钟	足太阳膀胱经	京骨	飞扬

4. 郄穴　十二经脉各有一个郄穴，奇经的阴维、阳维、阴跷、阳跷四脉也各有一个郄穴，总称十六郄穴。郄穴主治经络脏腑的急性疾病，如肺病咯血取孔最，心绞痛取郄门，胆绞痛取外丘，急性胃痛取梁丘。十六郄穴为肺孔最、肝中都、大肠温溜、胆外丘、心包郄门、脾地机、三焦会宗、胃梁丘、心阴郄、肾水泉、小肠养老、膀胱金门、阳维脉阳交、阴维脉筑宾、阳跷脉跗阳、阴跷脉交信。

5. 下合穴　根据“合治内腑”的原则，按照疾病所属的内脏不同，取其下合穴。胃经足三里、大肠经上巨虚、胆经阳陵泉、三焦经委阳、膀胱经委中、小肠经下巨虚。

6. 背俞穴、募穴　背俞穴是指背部膀胱经的俞穴。心脏有病多取背俞穴，如心病取心俞，肺病取肺俞，肝病取肝俞。

募穴分布在胸腹部，六腑有病多取募穴。俞穴、墓穴与各脏腑的病理有关，脏腑发生病变时，往往在背俞穴、募穴上有所反应，敏感或局部可触及硬结。

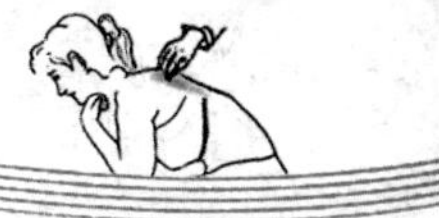

背俞穴和募穴的治疗规律，一般脏病多取俞穴，腑病多取募穴；急性病多取俞穴，慢性病多取募穴；实证多取俞穴，虚证多取募穴（表 4-6）。

表 4-6　背俞穴、募穴主治病症表

脏　腑	背俞穴	募　穴	主要治疗范围
肺	肺俞	中府	呼吸系统病症，如咳嗽、喘息、胸部胀痛等
心包	厥阴俞	膻中	心脏疾病，如心区疼痛、心悸气短等
心	心俞	巨阙	心、胃疾病，如心悸、神经官能症、胃痛等
肝	肝俞	期门	肝、胃疾病，如肝区痛、呕吐、吞酸等
胆	胆俞	日月	肝胆疾病，如胁肋部疼痛，黄疸等
脾	脾俞	章门	肝、脾疾病，如肝脾大，疼痛、腹胀腹痛、消化不良等
胃	胃俞	中脘	胃部疾病，如胃痛、食欲不振等
三焦	三焦俞	石门	水液代谢障碍，如水肿、腹水、腹泻等
肾	肾俞	京门	肾脏及生殖系统疾病，如腰痛、腰酸、遗精、早泄等
大肠	大肠俞	天枢	肠疾病，如便秘、腹泻、腹痛等
小肠	小肠俞	关元	小肠、膀胱及生殖系统疾病，如肠绞痛、疝气、遗尿、尿闭、遗精等
膀胱	膀胱俞	中极	生殖系统及膀胱疾病，如遗尿、尿闭、遗精、月经不调等

7. 八会穴　八会穴是指脏腑气血精气会聚的 8 个腧穴。脏、腑、气、血、筋、脉、骨、髓的病变，均可取其经气会聚的会穴。

脏会章门腑中脘，气会膻中血膈俞，筋会阳陵泉骨大杼，脉会太渊髓绝骨。

8. 八脉交会穴和八会穴 奇经八脉与十二经脉之气相通的 8 个腧穴，称为八脉交会穴，均位于腕踝部的上下，具有治疗奇经八脉出现的相关病症。八会穴是指两经或数经相交会的腧穴，多分布于头面、躯干部，可治疗交会经脉疾病的作用。

(三)腧穴定位方法

刮痧治疗效果与取穴位置正确与否有着密切的关系。常用的腧穴定位方法有以下 4 种。

1. 骨度折量定位法 是以体表骨节为主要标志折量全身各部的长度和宽度，定出分寸，用于腧穴定位的方法，也叫骨度分寸法。适用于四肢、腕踝关节及头面躯干部，距离体表标志较远的腧穴定位见表 4-7、图 4-26。

表 4-7 全身骨度分寸法表

部位	起止点	寸	度量法	说明
头面部	前发际正中至后发际正中	12	直寸	确定头部腧穴的纵向距离
	眉间(印堂)至前发际正中	3	直寸	确定前或后发际及头部腧穴的纵向距离
	两额角发际(头维)之间	9	横寸	确定头前部腧穴的横向距离
	耳后两乳突(完骨)之间	9	横寸	确定头后部腧穴的横向距离

续表

部　位	起止点	寸	度量法	说　明
胸腹胁部	胸骨上窝（天突）至胸剑结合中点（岐骨）	9	直寸	确定胸部任脉腧穴的纵向距离
	胸剑结合中点（岐骨）至脐中	8	直寸	确定上腹部腧穴的纵向距离
	脐中至耻骨联合上缘（曲骨）	5	直寸	确定下腹部腧穴的纵向距离
	两肩胛骨喙突内侧缘	12	横寸	确定胸部腧穴的横向距离
	两乳头之间	8	横寸	确定胸腹部腧穴的横向距离
背腰部	肩胛内侧缘至后正中线	3	横寸	确定胸腹部腧穴的横向距离
上肢部	腋前、后纹头至肘横纹（平尺骨鹰嘴）	9	直寸	确定上臂部腧穴的纵向距离
	肘横纹（平尺骨鹰嘴）至腕掌（背）侧远端横纹	12	直寸	确定前臂部腧穴的纵向距离
下肢部	耻骨联合上缘至髌底	18	直寸	用于确定大腿部腧穴的纵向距离
	髌骨底至髌骨尖	2	直寸	
	髌骨尖（膝中）至内踝尖	15	直寸	确定小腿内侧部腧穴的纵向距离
	胫骨内侧髁下方阴陵泉至内踝尖	13	直寸	
	股骨大转子至腘横纹（平髌尖）	19	直寸	确定大腿前外侧部腧穴的纵向距离
	臀沟至腘横纹	14	直寸	确定大腿后部腧穴的纵向距离
	腘横纹（平髌尖）至外踝尖	16	直寸	确定大腿外侧部腧穴的纵向距离
	内踝尖至足底	3	直寸	确定大腿内侧部腧穴的纵向距离

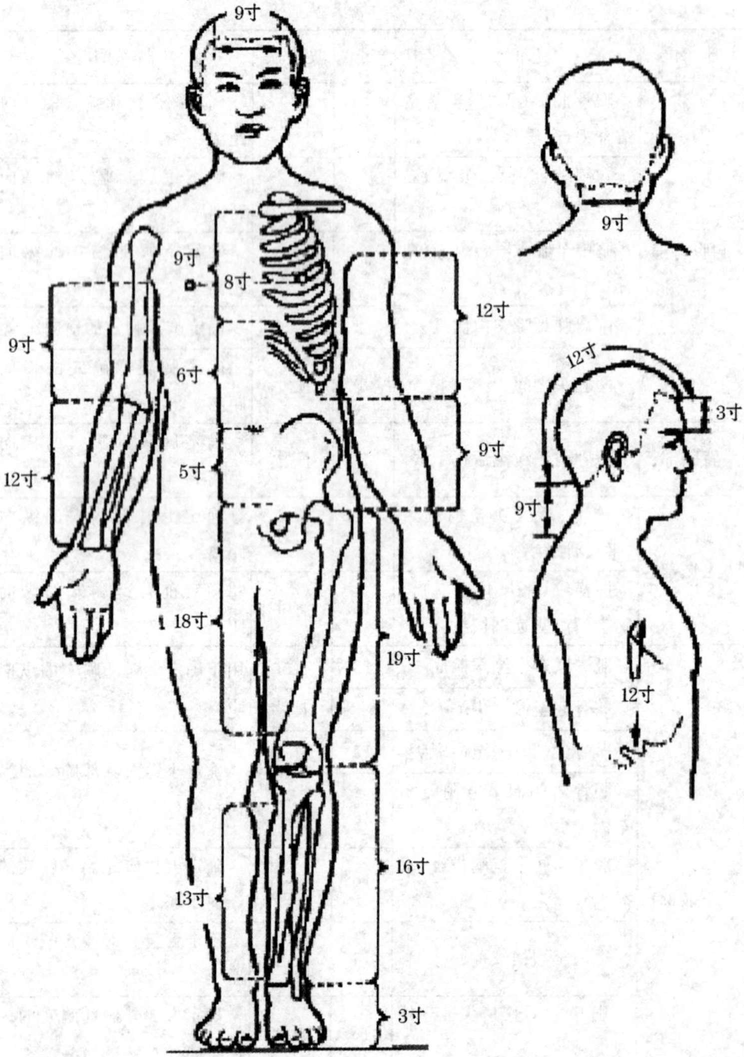

图 4-26　骨度分寸示意图

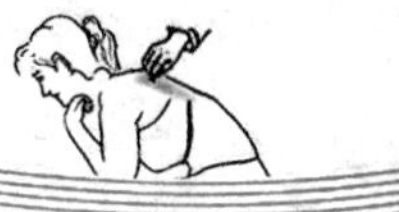

2. 体表标志定位法　是以人体解剖学的各种体表标志为依据来确定腧穴定位的方法。方法简便易行，定位比较准确。凡邻近体表标志的腧穴，均可采用此法。例如，两眉中间取印堂，两乳头中间取膻中，肚脐旁 2 寸取天枢，屈肘横纹头取曲池，拇指上翘取阳溪等。

3. 手指同身寸取穴法　是指依据被取穴者本人手指所规定的分寸以量取腧穴的方法。此法主要用于下肢部。临床常用的有中指同身寸、拇指同身寸和横指同身寸 3 种(图 4-27、图 4-28、图 4-29)。

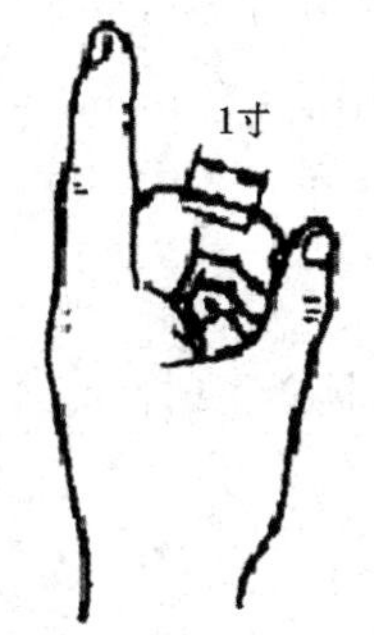

图 4-27　中指同身寸

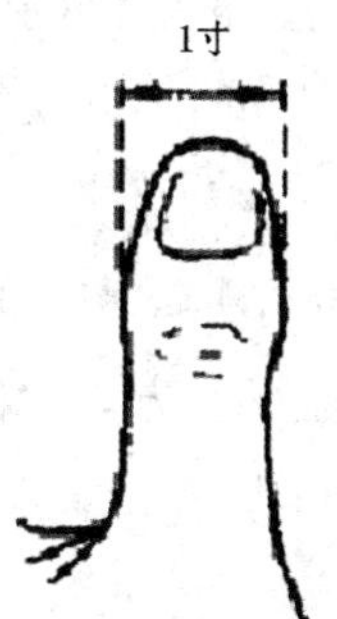

图 4-28　拇指同身寸

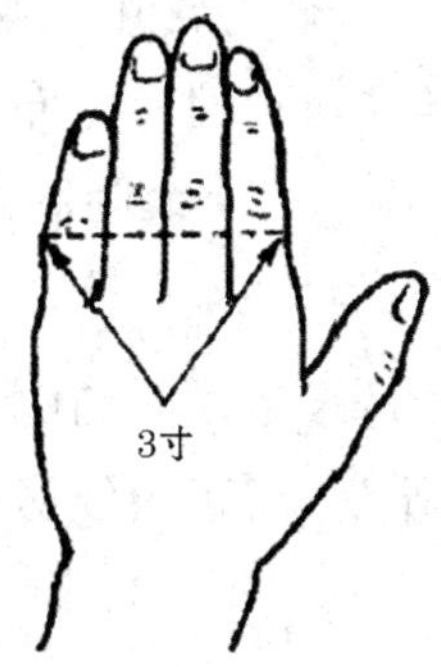

图 4-29　横指同身寸

4. 简便取穴法　是临床中简便易行的腧穴定位方法。如两虎口自然平直交叉，一手食指压在另一手腕后高骨的上方，其食指近端到达处取列缺穴；立正姿势，手臂自然下垂，其中指端在下肢所触及处为风市穴等。

这 4 种取穴方法，从取穴的正确性来看，体表标志取穴法、骨度分寸取穴法的定位比较恒定、准确，手指同身寸取穴法应用比较简便，但差异性较大，临床应用时，要根据具

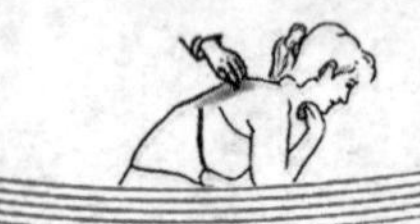

体情况适当选择。

(四)十四经的主要腧穴定位主治

十四经脉腧穴为362个,经外奇穴为71个。对照刮痧的适应证,选其经常使用的腧穴,大致有228个,本书90个病种的刮拭腧穴均在其中。十四经穴通过经脉与络脉内属脏腑、外络肢节的关系,对人体起到疏通经络、输灌气血的作用。当人体气血功能失调而致病时,就会发生某个脏腑、经络的病变,故治疗时应当首选本经或表里经的腧穴。

现将常用刮痧腧穴,按照经脉(肺大胃脾心小肠,膀肾包焦胆肝脏)分布依次介绍如下,以便掌握使用。

1. 手太阴肺经

中府(肺之募穴)

【定位】 在胸前壁的外上方,平第一肋间隙,锁骨下窝外侧,前正中线旁开6寸(图4-30)。

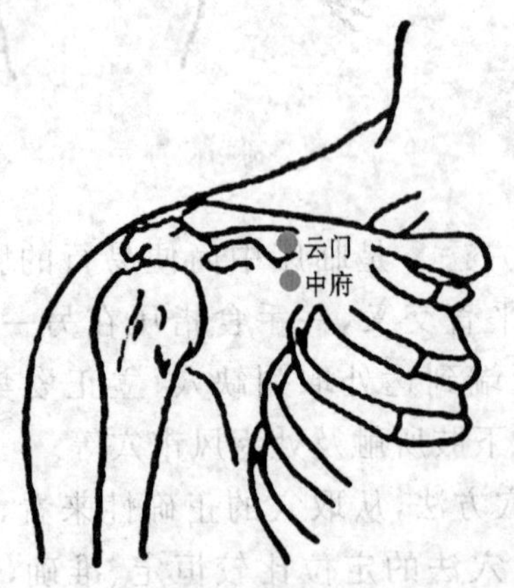

图4-30 中府穴

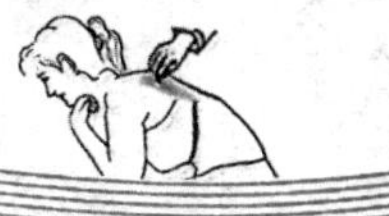

【主治】 咳嗽、哮喘；胸痛、肩背痛。

尺泽(合穴)

【定位】 肘横纹中，肱二头肌腱桡侧凹陷处(图 4-31)。

【主治】 咳嗽、气喘、咯血、咽喉肿痛等肺系实热性病症；肘臂挛痛；急性吐泻、中暑、小儿惊风等急症。

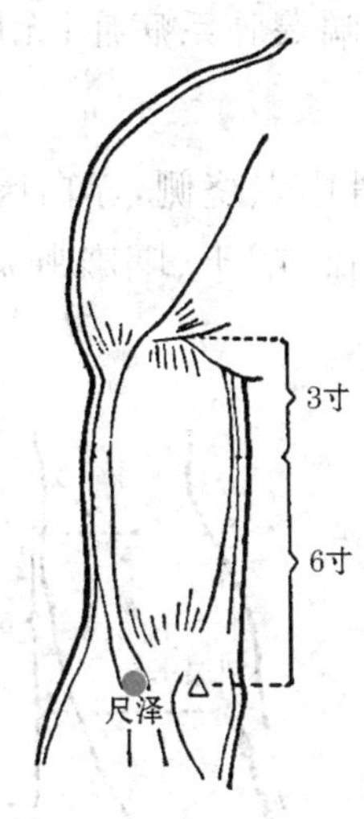

图 4-31 尺泽穴

孔最(郄穴)

【定位】 腕横纹上 7 寸，尺泽与太渊穴的连线上(图 4-32)。

【主治】 咯血、气喘、咳嗽、咽喉肿痛等肺系病症；肘臂挛痛。

列缺(络穴、八脉交会穴)

【定位】 腕横纹上 1.5 寸，桡骨茎突上方(图 4-32)。

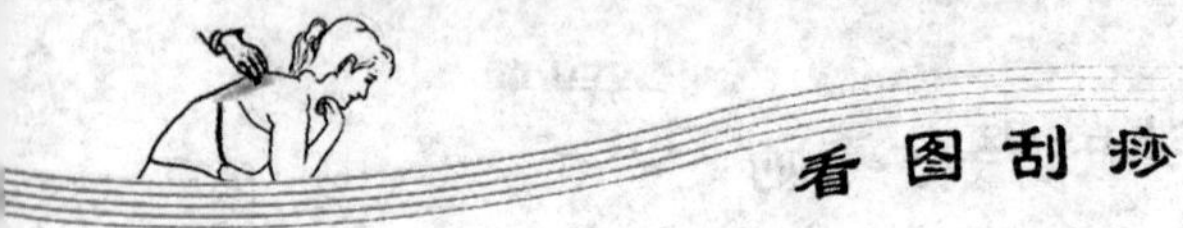

【主治】 咳嗽、气喘、咽喉肿痛等肺系病症；头痛、齿痛、项强、口眼歪斜等头项部疾患。

太渊（输穴、原穴、八会穴—脉会）

【定位】 腕掌侧横纹桡侧，桡动脉的桡侧凹陷处（搏动处）（图 4-32）。

【主治】 咳嗽、气喘等肺系病症；无脉症；腕臂痛 。

鱼际（荥穴）

【定位】 第一掌骨中点桡侧，赤白肉际处（图 4-32）。

【主治】 咳嗽、咯血、咽干、咽喉肿痛、失声等肺系实热性病症；小儿疳积。

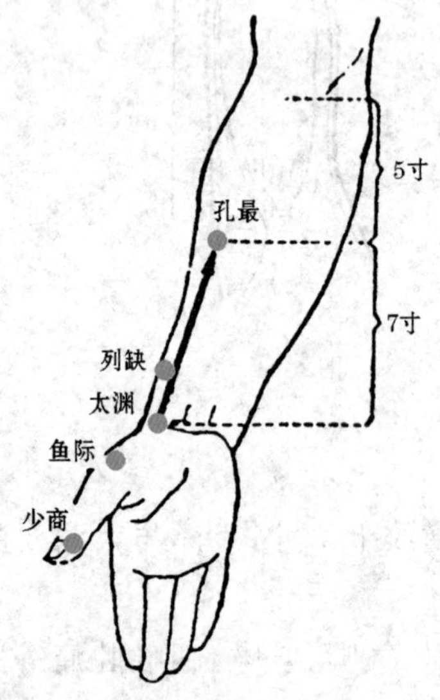

图 4-32　孔最穴、列缺穴、太渊穴、鱼际穴、少商穴

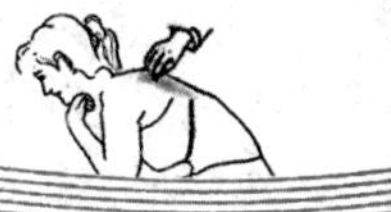

少商（井穴）

【定位】 拇指桡侧，距指甲角 0.1 寸(图 4-32)。

【主治】 咽喉肿痛、鼻出血、高热、昏迷等肺系实热性病症；癫狂。

2. 手阳明大肠经

商阳（井穴）

【定位】 食指桡侧，距指甲角 0.1 寸(图 4-33)。

【主治】 咽喉肿痛、齿痛等五官疾病；昏迷、热病等热症、急症。

合谷（原穴）

【定位】 手背第一、二掌骨间，当第二掌骨桡侧中点处(图 4-33)。

【主治】 头痛、齿痛、目赤肿痛、鼻出血、口眼㖞斜、耳聋等头面五官诸疾；发热恶寒等外感热症，热病无汗或多汗；闭经、滞产等妇产科病症。

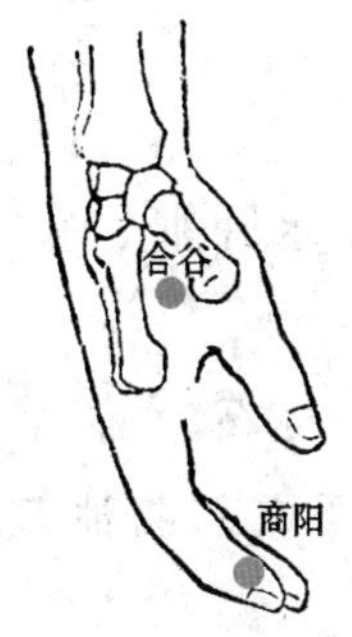

图 4-33　商阳穴、合谷穴

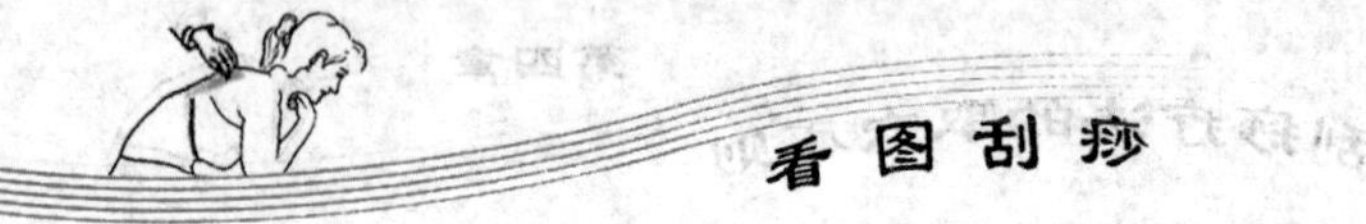

阳溪(经穴)

【定位】 腕背横纹桡侧，拇短伸肌腱与拇长伸肌腱之间凹陷中(图 4-34)。

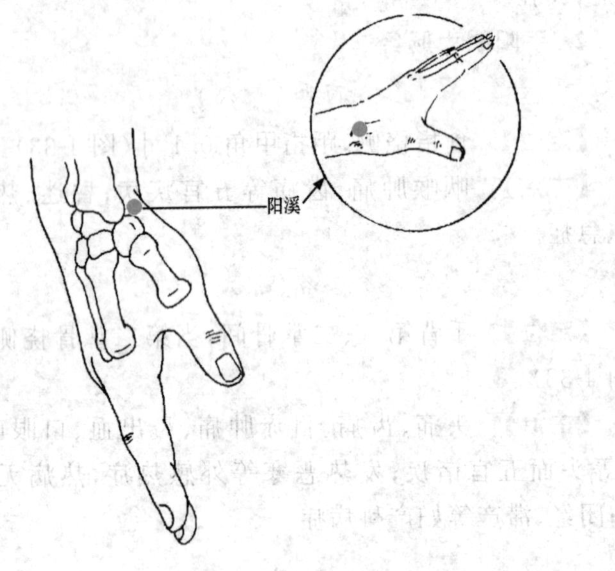

图 4-34 阳溪穴

【主治】 头痛、目赤肿痛、耳聋等头面五官疾患；手腕痛。

偏历(络穴)

【定位】 屈肘，阳溪穴与曲池穴之间，腕横纹上 3 寸处(图 4-35)。

【主治】 耳聋、鼻出血等头面五官疾患；手臂酸痛；腹部胀满；水肿。

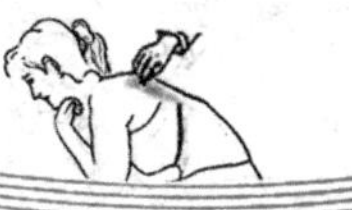

手三里

【定位】 肘横纹下 2 寸，阳溪与曲池穴连线上（图 4-35）。

【主治】 手臂无力、上肢不遂等上肢病症；齿痛、颊肿；腹痛、腹泻。

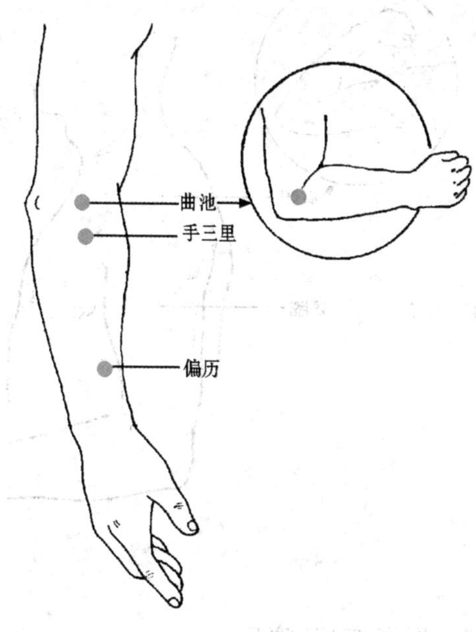

图 4-35 偏历穴、手三里穴、曲池穴

曲池（合穴）

【定位】 肘横纹外侧端，屈肘，当尺泽与肱骨外上髁连线中点（图 4-35）。

【主治】 手臂痹痛、上肢不遂等上肢病症；热病；高血压，眩晕；腹痛、吐泻等肠胃病症；咽喉肿痛、齿痛、目赤肿痛等五官热性病症；瘾疹、湿疹、瘰疬等皮、外科疾患；癫狂。

臂 臑

【定位】 曲池上 7 寸，曲池与肩髃连线上，三角肌前缘（图 4-36）。

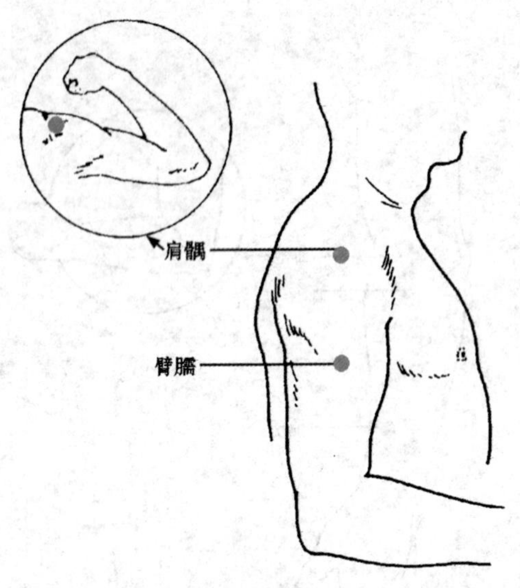

图 4-36 臂臑穴、肩髃穴

【主治】 肘臂挛痛；瘰疬。

肩 髃

【定位】 肩部三角肌 上部中央，臂外展或向前平伸时，肩峰前下方凹陷中（图 4-36）。

【主治】 肩臂挛痛、上肢不遂等肩、上肢病症；瘾疹。

迎 香

【定位】 鼻翼外缘中点旁，当鼻沟中（图 4-37）。

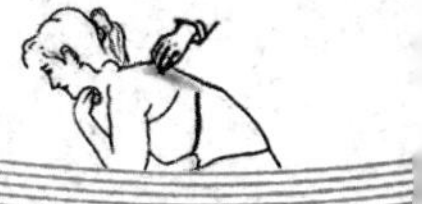

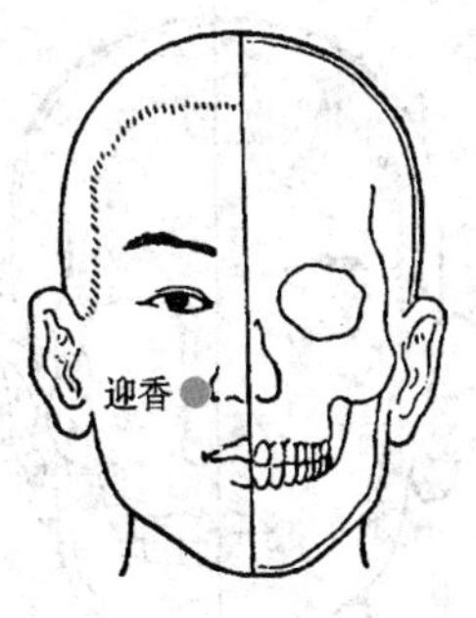

图 4-37　迎香穴

【主治】　鼻塞、鼻出血、鼻鼽等鼻疾；口歪等局部病症；胆道蛔虫病。

3. 足阳明胃经

承　泣

【定位】　目正视，瞳孔直下，眼球与眶下缘之间（图 4-38）。

【主治】　可用于治疗近视、远视、散光等视力疾病；睑缘炎、结膜炎、角膜炎、视神经炎等眼部炎症疾病；视神经萎缩、眶下神经痛等局部神经系统疾病；可辅助治疗面肌痉挛、面经神麻痹等面部疾病。

四　白

【定位】　目正视，瞳孔直下 当眶下孔凹陷中（图 4-38）。

【主治】　目赤痛痒、眼睑瞤动、目翳等目疾；口眼歪斜、三叉神经痛、面肌痉挛等面部病症；头痛、眩晕。

地　仓

【定位】　目正视，瞳孔直下，口角旁约 0.4 寸（图 4-38）。

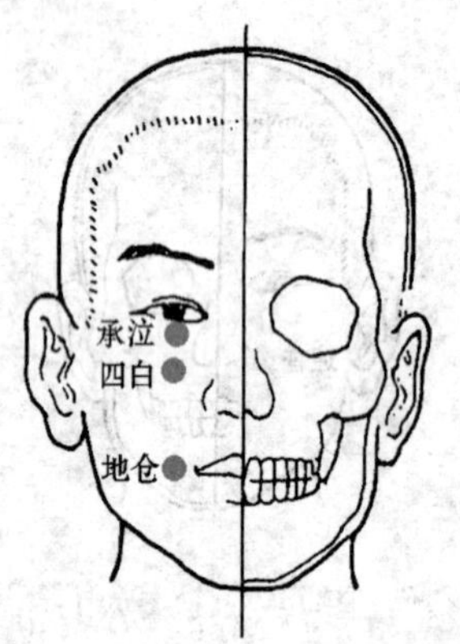

图 4-38 承泣穴、四白穴、地仓穴

【主治】 口角歪斜、颊肿、齿痛等局部病症。

颊 车

【定位】 下颌角前上方约一横指，按之凹陷处，当咀嚼时咬肌隆起最高点处(图 4-39)。

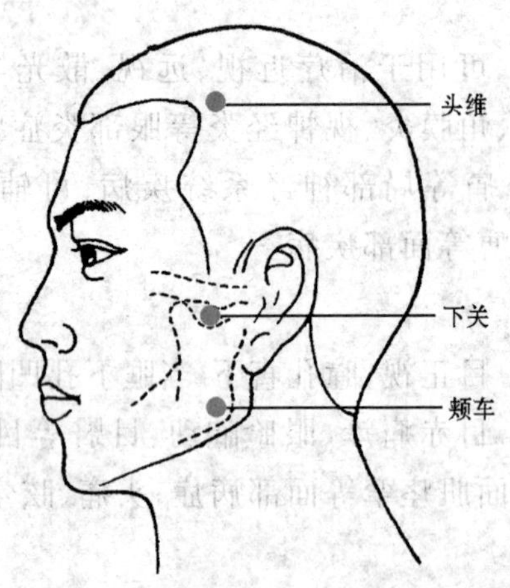

图 4-39 颊车穴、下关穴、头维穴

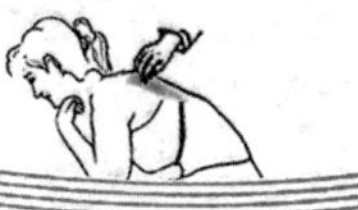

【主治】 齿痛、牙关不利、口角歪斜、颊肿等局部病症。

下 关

【定位】 耳屏前，颧弓与下颌切迹之间的凹陷中。宜闭口取穴(图 4-39)。

【主治】 牙关不利、三叉神经痛、齿痛、口角歪斜等面口病症；耳聋、耳鸣等耳疾病。

头 维

【定位】 额角发际上 0.5 寸，头正中线旁开 4.5 寸(图 4-39)。

【主治】 头痛、目眩、目痛等头目病症。

梁 门

【定位】 脐中上 4 寸，前正中线旁开 2 寸(图 4-40)。

【主治】 胃脘痛、呕吐、纳差等胃疾病。

天枢(大肠的募穴)

【定位】 脐中旁开 2 寸(图 4-40)

【主治】 绕脐腹痛、腹胀肠鸣、泄泻、痢疾、便秘等胃肠病症；月经不调、痛经等妇科病症。

归 来

【定位】 脐下 4 寸，前正中线旁开 2 寸(图 4-40)。

【主治】 月经不调、阴挺、带下等妇科疾病；小腹痛、疝气。

伏 兔

【定位】 髂前上棘与髌骨外缘的连线上，髌底外上缘上 6 寸(图 4-41)。

【主治】 下肢痿痹、腰痛、膝冷等腰及下肢病症；疝气；

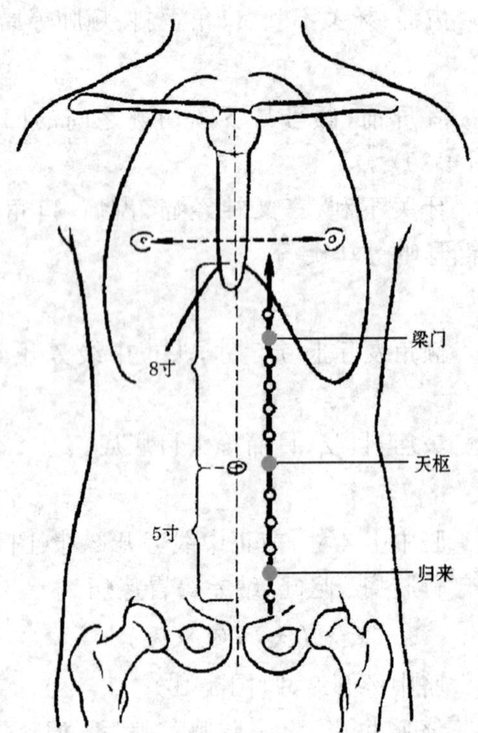

图 4-40 梁门穴、天枢穴、归来穴

脚气。

梁丘(郄穴)

【定位】 髂前上棘与髌骨外缘的连线上，髌骨外上缘上 2 寸(图 4-41)。

【主治】 急性胃病；膝肿痛、下肢不遂等下肢病症；乳痈、乳痛等乳疾。

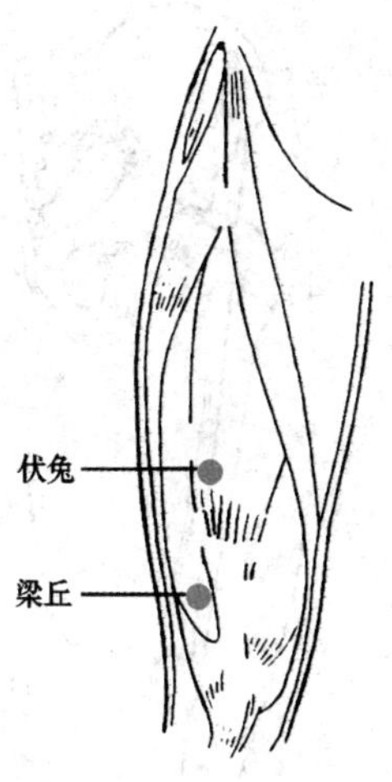

图 4-41　伏兔穴、梁丘穴

足三里(合穴、下合穴)

【定位】　犊鼻下 3 寸,胫骨前嵴外一横指(中指)(图 4-42)。

【主治】　胃痛、呕吐、噎膈、腹痛 腹胀、泄泻、痢疾、便秘等胃肠病症;下肢痿痹;癫狂等神志病;乳痈、肠痈等疾病;虚劳诸证,为强壮保健要穴。

上巨虚(大肠下合穴)

【定位】　胫骨前嵴外一横指,犊鼻下 6 寸(图 4-42)。

【主治】　腹痛、肠鸣、泄泻、便秘等胃肠病;下肢痿痹。

下巨虚(小肠下合穴)

【定位】　胫骨前嵴外一横指,犊鼻下 9 寸(图 4-42)。

【主治】　腹痛、肠鸣、泄泻、便秘等胃肠病;下肢痿痹;乳痈。

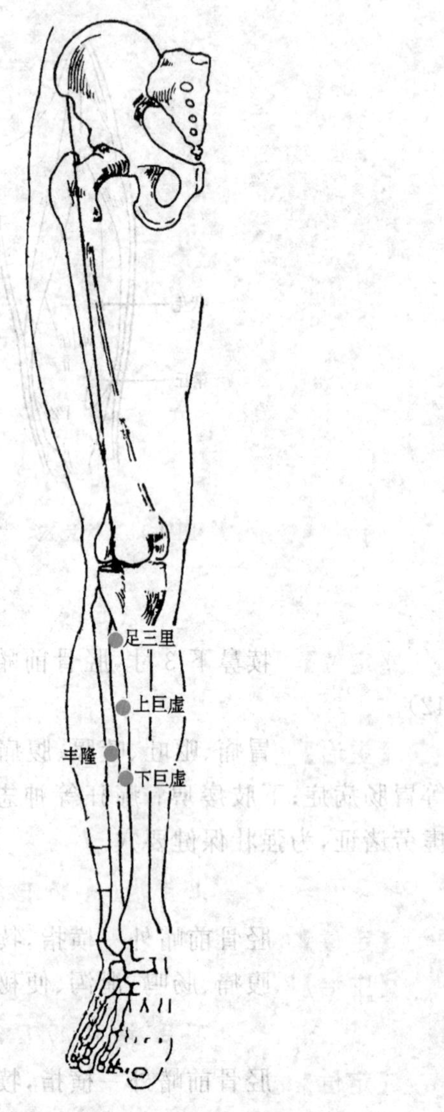

图 4-42　足三里穴、上巨虚穴、下巨虚穴、丰隆穴

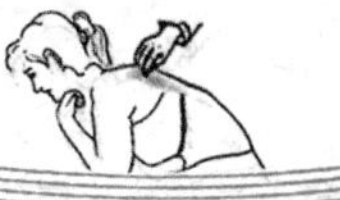

丰隆(络穴)

【定位】 外踝尖上8寸,条口穴外1寸,距胫骨前嵴二横指(中指)(图4-42)。

【主治】 头痛、眩晕;癫狂痫;咳嗽痰多等痰饮病症;治痰的要穴;下肢痿痹;腹胀、便秘。

解溪(经穴)

【定位】 足背踝关节横纹的中央,长伸肌腱与趾长伸肌腱之间(图4-43)。

【主治】 下肢痿痹、踝关节病、足下垂等下肢、踝关节疾患;头痛、眩晕、癫狂;脘腹胀痛、便秘。

内庭(荥穴)

【定位】 足背第二、三趾间的缝纹端(图4-43)。

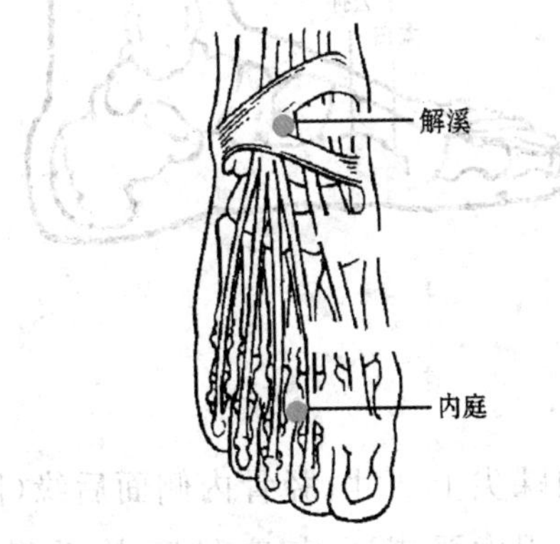

图4-43 解溪穴、内庭穴

【主治】 齿痛、咽喉肿痛、鼻出血、等五官热性病症;热病;吐酸、腹泻、腹胀、痢疾、便秘等肠胃病症;足背肿痛、跖趾关节痛。

4. 足太阴脾经

太白(输穴、原穴)

【定位】 第一跖骨小头后缘,赤白肉际凹陷处(图 4-44)。

【主治】 肠鸣、腹胀、腹泻、胃痛、便秘等脾胃病证;体重节痛。

公孙(络穴、八脉交会穴、通冲脉)

【定位】 第一跖骨基底的前缘,赤白肉际(图 4-44)。

【主治】 胃痛、呕吐、腹痛、泄泻、痢疾等脾胃肠腹病症;心烦失眠、狂证等神志病;逆气里急、气上冲心(奔豚气)等冲脉病症。

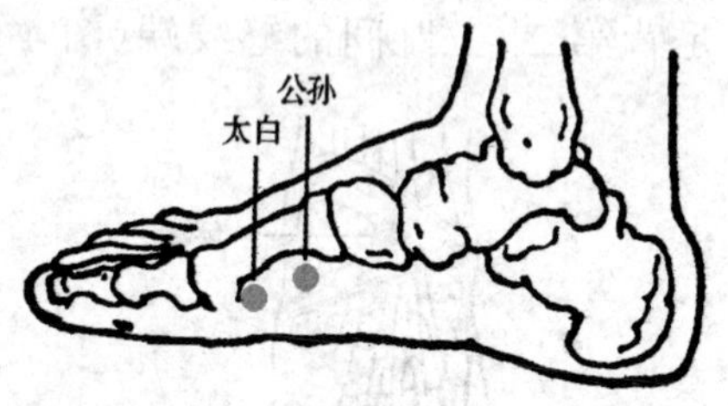

图 4-44 太白穴、公孙穴

三阴交

【定位】 内踝尖上 3 寸,胫骨内侧面后缘(图 4-45)。

【主治】 脾胃虚弱诸证;妇产科病症;生殖泌尿系统疾病;失眠,心悸,高血压;下肢痿痹,阴虚诸证。

地机(郄穴)

【定位】 在内踝尖与阴陵泉的连线上,阴陵泉穴下 3 寸(图 4-45)。

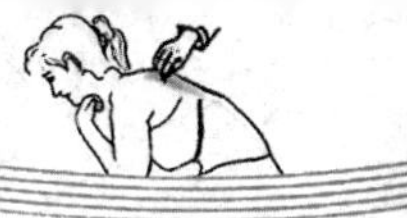

【主治】 痛经、崩漏、月经不调等妇科病症；腹痛、腹泻等脾胃诸证；小便不利、水肿等脾不运化水湿病症。

阴陵泉(合穴)

【定位】 胫骨内侧髁后下方凹陷中(图 4-45)。

【主治】 腹胀、腹泻、水肿、黄疸、小便不利等脾不运化水湿病症；膝关节痛。

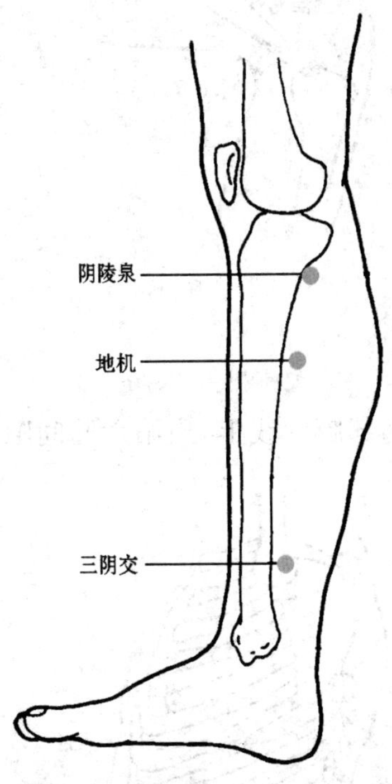

图 4-45 三阴交穴、地机穴、阴陵泉穴

血 海

【定位】 屈膝，髌骨内上缘上 2 寸，股四头肌内侧头的

隆起处(图 4-46)。

【主治】 月经不调、崩漏、闭经、痛经等妇科月经病;瘾疹、湿疹、丹毒等血热性皮肤病。

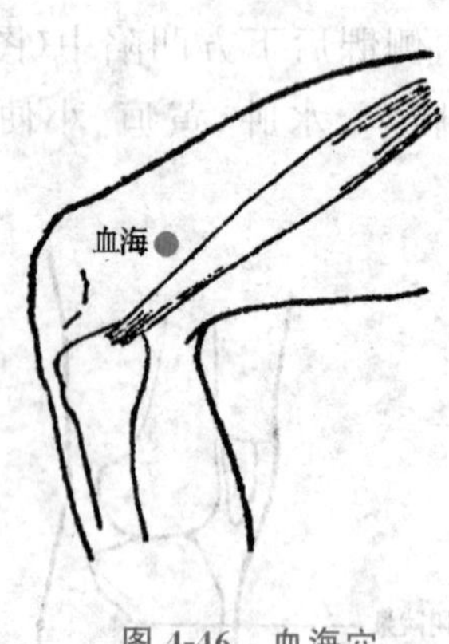

图 4-46 血海穴

大包(脾之大络)

【定位】 侧胸部腋中线上,当第六肋间隙处(图 4-47)。

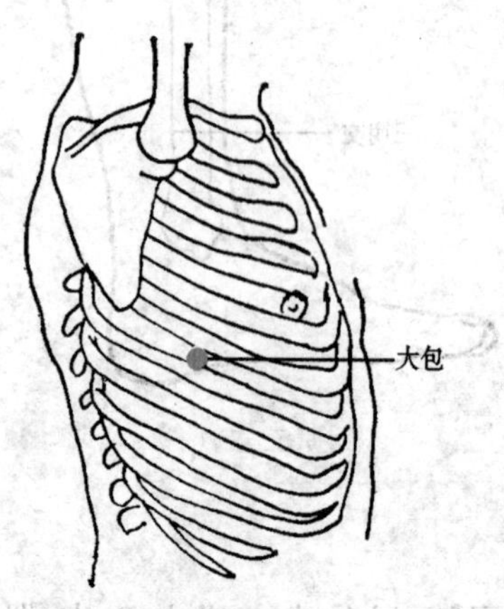

图 4-47 大包穴

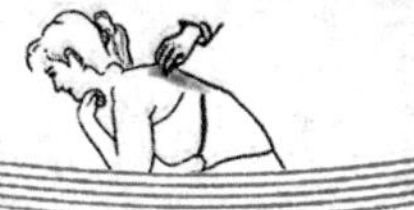

【主治】 咳喘；胸胁痛；全身疼痛；岔气；四肢无力。

5. 手少阴心经

极 泉

【定位】 腋窝正中，腋动脉搏动处(图 4-48)。

【主治】 心痛、心悸等心疾；肩臂疼痛、胁肋疼痛臂丛神经损伤等痛证；腋臭；上肢针麻用穴。

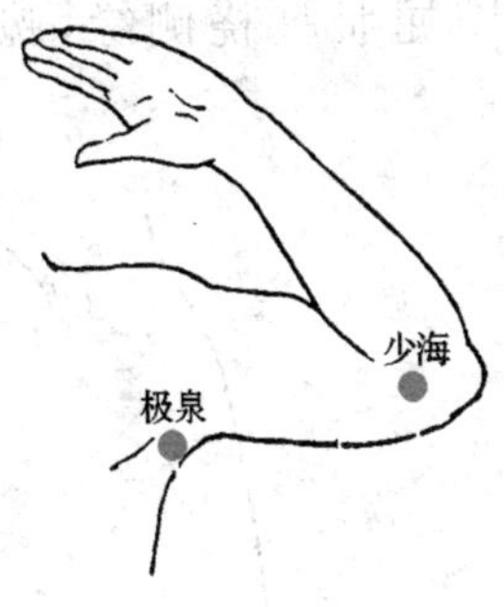

图 4-48 极泉穴、少海穴

少海(合穴)

【定位】 屈肘，当肘横纹尺侧端与肱骨内上髁连线的中点处(图 4-48)。

【主治】 心痛、癔症等心病、神志病；肘臂挛痛，臂麻手颤；头项痛，腋胁部痛；瘰疬。

通里(络穴)

【定位】 尺侧腕屈肌腱桡侧缘，腕横纹上 1 寸(图 4-49)。

【主治】 心悸、怔忡、心痛等心病；腕臂痛；暴喑、舌强不语。

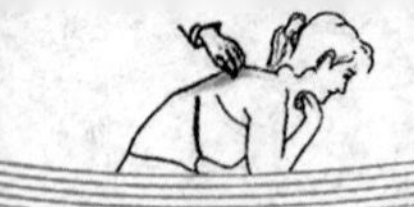

阴郄(郄穴)

【定位】 尺侧腕屈肌腱桡侧缘。腕横纹上0.5寸(图4-49)。

【主治】 心悸、怔忡、心痛等心病;吐血、鼻出血;骨蒸盗汗。

神门(输穴、原穴)

【定位】 尺侧腕屈肌腱桡侧缘,腕横纹尺侧端(图4-49)。

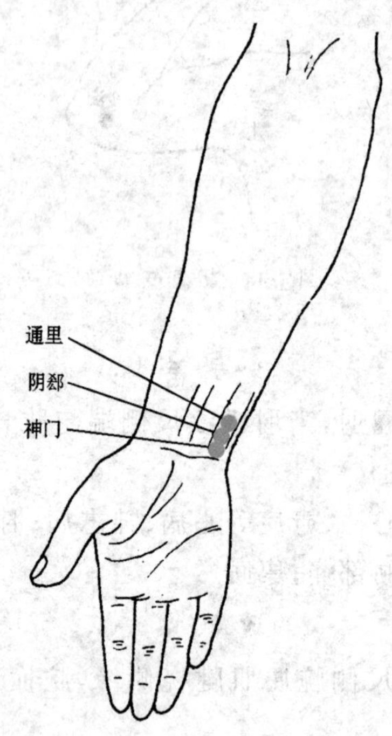

图4-49 通里穴、阴郄穴、神门穴

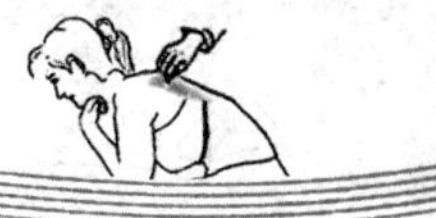

【主治】 心悸、怔忡、心痛等心病；健忘、失眠、癫狂等神志病；胸胁痛；高血压。

少冲(井穴)

【定位】 小指桡侧指甲根角旁0.1寸(图4-50)。

【主治】 心悸、心痛、癫狂、昏迷等心及神志病症；热病；胸胁痛。

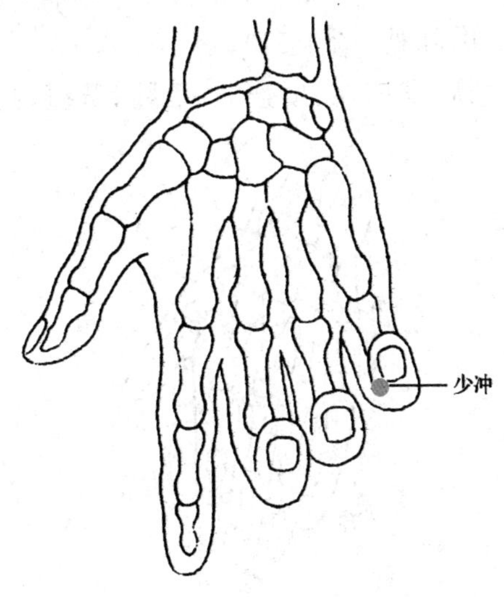

图4-50 少冲穴

6. 手太阳小肠经

少泽(井穴)

【定位】 小指尺侧指甲根角旁0.1寸(图4-51)。

【主治】 乳痈、乳汁少；昏迷热病等急症；头痛、咽喉肿痛。

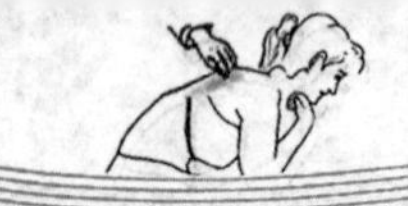

后溪

【定位】 微握拳，第五掌指关节后尺侧，掌横纹头赤白肉际处（图 4-51）。

【主治】 头项强痛、腰背痛、手指及肘臂挛痛等痛证；耳聋，目赤；癫狂，痫证；疟疾。

腕骨（原穴）

【定位】 在手掌尺侧，当第五掌骨基底与三角骨之间的凹陷处，赤白肉际处（图 4-51）。

【主治】 指腕挛痛，头项强痛；目翳；黄疸，高热，疟疾。

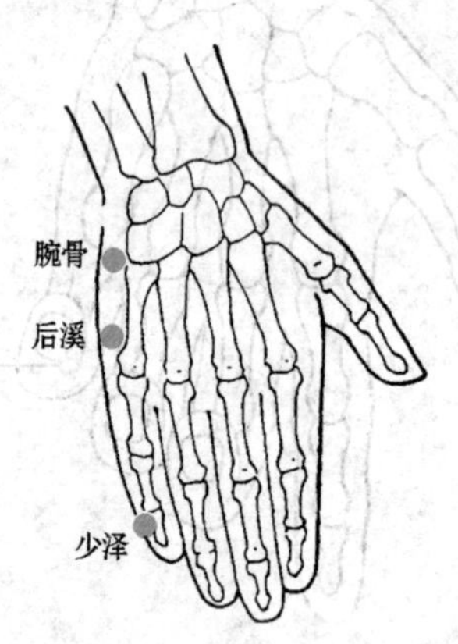

图 4-51 少泽穴、后溪穴、腕骨穴

养老（郄穴）

【定位】 在前臂后区，腕背横纹上 1 寸，尺骨头桡侧凹陷中（图 4-52）。

【主治】 目视不明；肩臂肘臂酸痛。

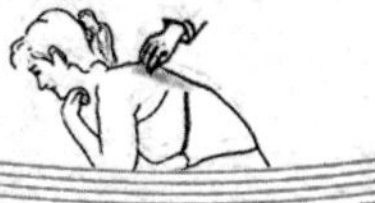

支正(络穴)

【定位】 在前臂背面尺侧，当阳谷与小海的连线上，腕背横纹上5寸。取法：腕背横纹上5寸，尺骨掌侧缘为穴(图4-52)。

【主治】 头痛，项强，肘挛；热病；癫狂；疣症。

小海(合穴)

【定位】 屈肘，在尺骨鹰嘴与肱骨内上髁之间的凹陷处(图4-52)。

【主治】 肘臂疼痛、麻木，癫痫。

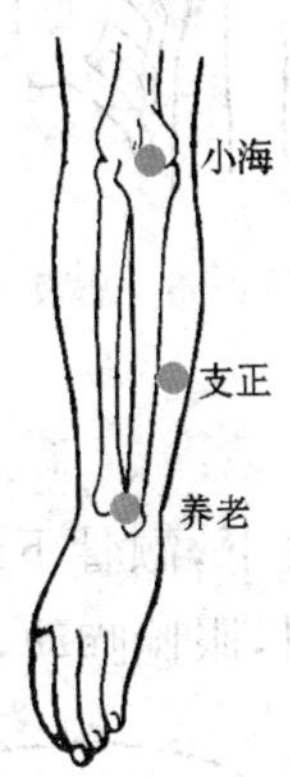

图4-52 养老穴、支正穴、小海穴

肩贞

【定位】 肩胛区，肩关节后下方，腋后纹头直上1寸(图4-53)。

【主治】 肘臂疼痛、上肢不遂；颈淋巴结结核。

天宗

【定位】 肩胛骨冈下窝的中央，平第四胸椎。取法：肩胛冈下缘中点与肩胛骨下角连线上、中 1/3 交界处(图 4-53)。

【主治】 肩胛疼痛,肘臂外后侧痛,气喘,乳痛。

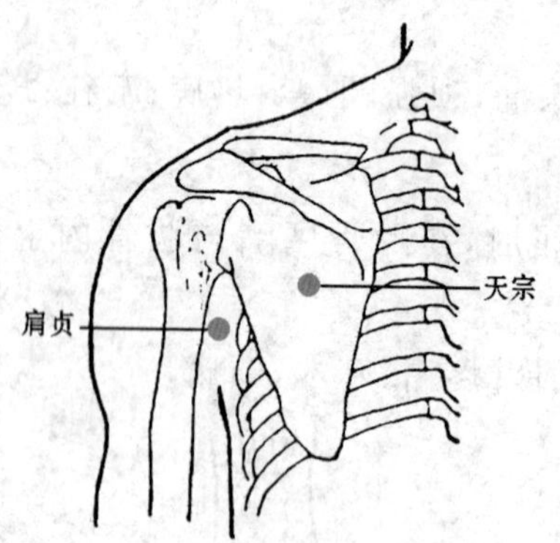

图 4-53 肩贞、天宗

颧 髎

【定位】 目外眦直下,颧骨下缘凹陷中(图 4-54)。

【主治】 口眼歪斜,眼睑瞤动,齿痛,三叉神经痛。

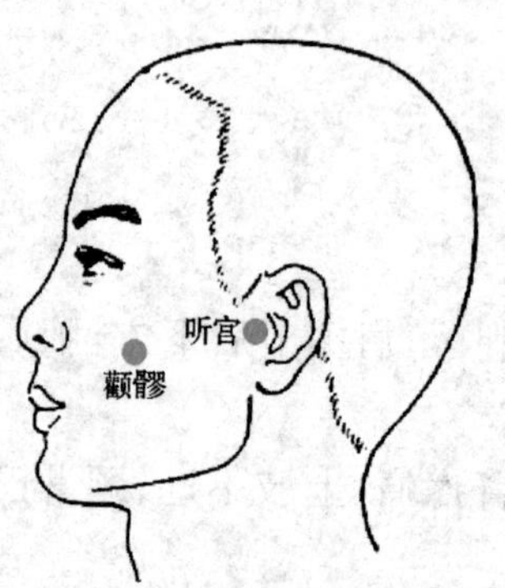

图 4-54 颧髎穴、听宫穴

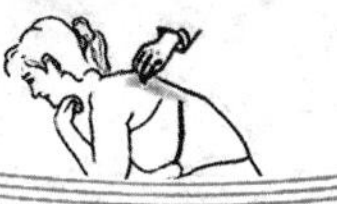

听　宫

【定位】 耳屏前，下颌骨髁状突的后缘，张口呈凹陷处（图 4-54）。

【主治】 耳鸣，耳聋，齿痛。

7. 足太阳膀胱经

睛　明

【定位】 目内眦角稍内上方凹陷处（图 4-55）。

【主治】 目疾；急性腰扭伤；心动过速。

攒　竹

【定位】 眉头凹陷中（图 4-55）。

【主治】 头痛、眉棱骨痛；眼睑瞤动、眼睑下垂、流泪、目视不明、目赤肿痛、流泪、口眼歪斜等目疾；呃逆。

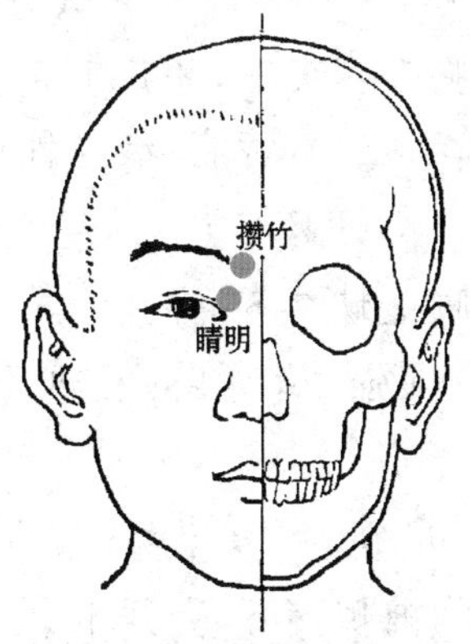

图 4-55　睛明穴、攒竹穴

天　柱

【定位】 颈后区，横平第二颈椎棘突上际，斜方肌外缘

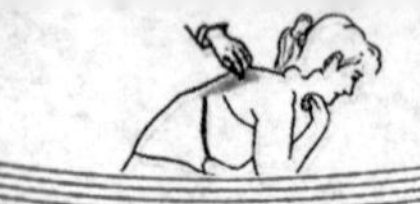

凹陷处(图 4-56)。

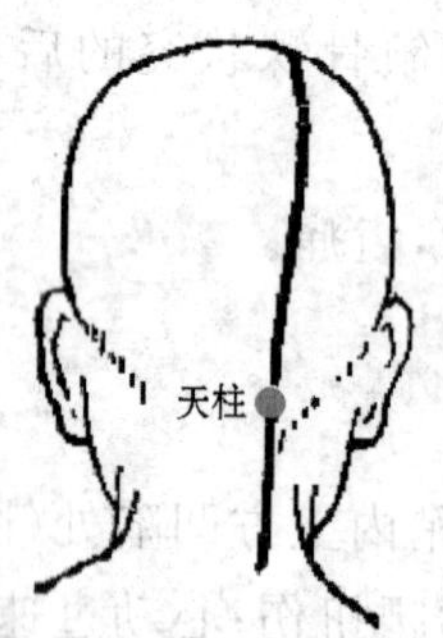

图 4-56　天柱穴

【主治】　后头痛、项强、肩背腰痛等痛证；目痛，鼻塞；癫狂痫，热病。

大杼(八会穴—骨会)

【定位】　第一胸椎棘突下，旁开 1.5 寸(图 4-57)。

【主治】　咳嗽；项强、肩背痛；治与骨有关的病症。

风　门

【定位】　第二胸椎棘突下，旁开 1.5 寸 (图 4-57)。

【主治】　咳嗽；项强、肩背痛；发热、头痛、感冒等外感病症。

肺俞(肺的背俞穴)

【定位】　第三胸椎棘突下，旁开 1.5 寸(图 4-57)。

【主治】　咳嗽、气喘、咯血等肺疾；骨蒸潮热盗汗等阴虚病症。

厥阴俞(心包的背俞穴)

【定位】　第四胸椎棘突下，旁开 1.5 寸(图 4-57)。

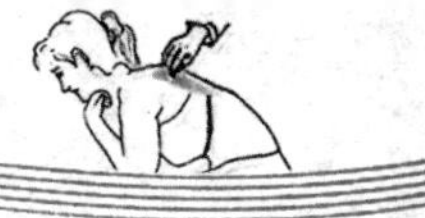

【主治】 咳嗽、胸闷；心痛，心悸；呕吐。

心俞（心的背俞穴）

【定位】 第五胸椎棘突下旁开 1.5 寸（图 4-57）。

【主治】 心痛、心悸、失眠、健忘 心烦、癫狂痫等心与神志病变；咳嗽、吐血；盗汗，遗精。

膈俞（八会穴——血会）

【定位】 第七胸椎棘突下，旁开 1.5 寸（图 4-57）。

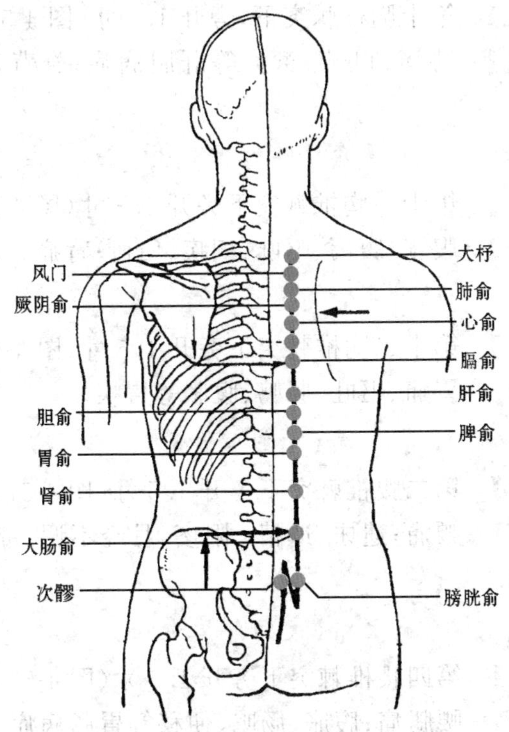

图 4-57 大杼穴、风门穴、次髎穴、背俞穴等

【主治】 呕吐、呃逆、气喘、吐血等上逆之证；贫血；瘾疹、皮肤瘙痒；潮热、盗汗。

肝俞（肝的背俞穴）

【定位】 第九胸椎棘突下，旁开1.5寸(图4-57)。

【主治】 胁痛、口苦、黄疸等肝胆病症；脊背痛；目赤、夜盲、近视等目疾；癫狂痫。

胆俞（胆的背俞穴）

【定位】 第十胸椎棘突下，旁开1.5寸(图4-57)。

【主治】 胁痛、口苦、黄疸等肝胆病症；脊背痛；肺痨、潮热。

脾俞（脾的背俞穴）

【定位】 第十一胸椎棘突下旁开1.5寸(图4-57)。

【主治】 腹胀、腹泻、呕吐、痢疾、便血；背痛。

胃俞（胃的背俞穴）

【定位】 第十二胸椎棘突下旁开1.5寸(图4-57)。

【主治】 胃痛、呕吐、肠鸣、腹胀等胃疾。

肾俞（肾的背俞穴）

【定位】 第二腰椎棘突下旁开1.5寸(图4-57)。

【主治】 腰痛；遗尿、遗精、阳痿、月经不调、带下等症；耳鸣、耳聋。

大肠俞（大肠的背俞穴）

【定位】 第四腰椎棘突下旁开1.5寸(图4-57)。

【主治】 腰腿痛；腹胀、肠鸣、便秘等胃肠病症。

膀胱俞（膀胱的背俞穴）

【定位】 第二骶椎棘突下旁开1.5寸。约平第二骶后

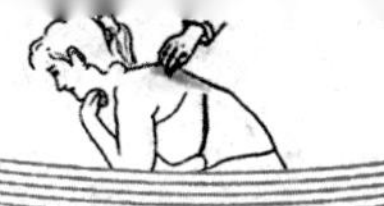

孔(图 4-57)。

【主治】 小便不利、遗尿等膀胱气化功能失调病症;腰骶痛;腹泻、便秘等病症。

次 髎

【定位】 第二骶后孔中,约当髂后上棘下与后正中线之间(图 4-57)。

【主治】 月经不调、痛经、带下、阴挺、不孕等妇科病症;小便不利;疝气;遗精;腰骶痛、下肢痿痹。

委阳(三焦下合穴)

【定位】 腘横纹外侧端,股二头肌腱内侧(图 4-58)。

【主治】 腹满,小便不利;腰痛,下肢痿痹。

委中(合穴、膀胱下合穴)

【定位】 腘横纹中点(图 4-58)。

【主治】 腰背痛、下肢痿痹等腰及下肢病症;腹痛、急性吐泻;小便不利、遗尿;丹毒。

承 山

【定位】 腓肠肌两肌腹之间凹陷顶端处(图 4-58)。

【主治】 腰腿疼痛;痔疾;腰腿拘急;便秘。

飞扬(络穴)

【定位】 昆仑穴直上 7 寸,承山外下方 1 寸处,约委中与昆仑之间中点(图 4-58)。

【主治】 头痛,目眩,鼻出血,颈项痛,腰膝酸痛,癫痫,痔疾,脚气等。

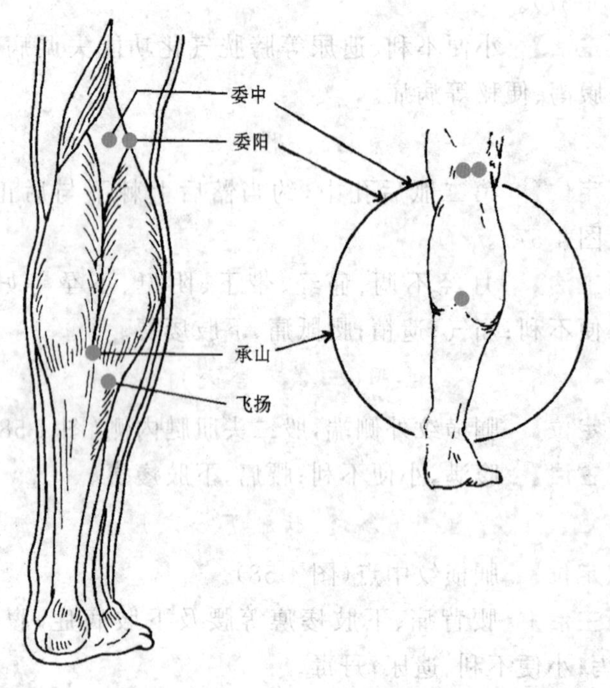

图 4-58 委阳穴、委中穴、承山穴、飞扬穴

膏肓俞

【定位】 第四胸椎棘突下旁开 3 寸(图 4-59)。

【主治】 咳嗽、气喘、肺痨等肺之虚损证;肩胛痛;健忘、遗精、盗汗等虚劳诸疾。

志室

【定位】 第二腰椎棘突下旁开 3 寸(图 4-59)。

【主治】 遗精、阳痿等肾虚病症;小便不利、水肿;腰脊强痛。

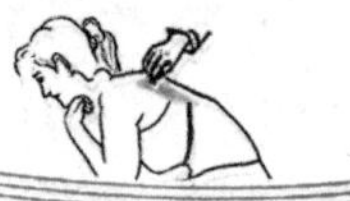

秩　边

【定位】 平第四骶后孔，骶正中嵴旁开 3 寸(图 4-59)。

【主治】 腰腿疼痛、下肢痿痹等腰及下肢病症；小便不利；便秘，痔疾；头痛，目眩。

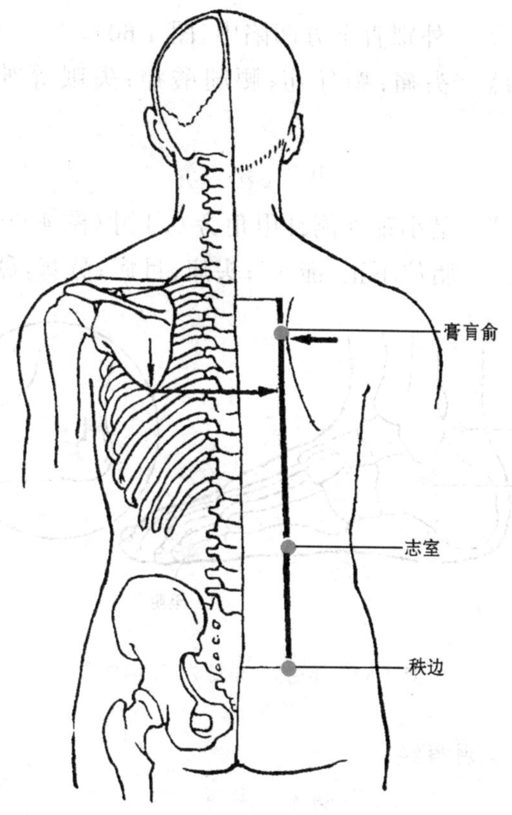

图 4-59　膏肓穴、志室穴、秩边穴

昆仑(经穴)

【定位】 外踝尖与跟腱之间凹陷(图 4-60)。

【主治】 头痛;癫狂痫;项强、腰骶疼痛、足踝肿痛;滞产。

申脉(八脉交会穴—通阳跷脉)

【定位】 外踝直下方凹陷中(图 4-60)。

【主治】 头痛;癫狂痫;腰腿酸痛;失眠等神志疾病;眩晕。

至阴(井穴)

【定位】 足小趾外侧趾甲角旁 0.1 寸(图 4-60)。

【主治】 胎位不正,滞 产;头痛,目痛;鼻塞,鼻出血。

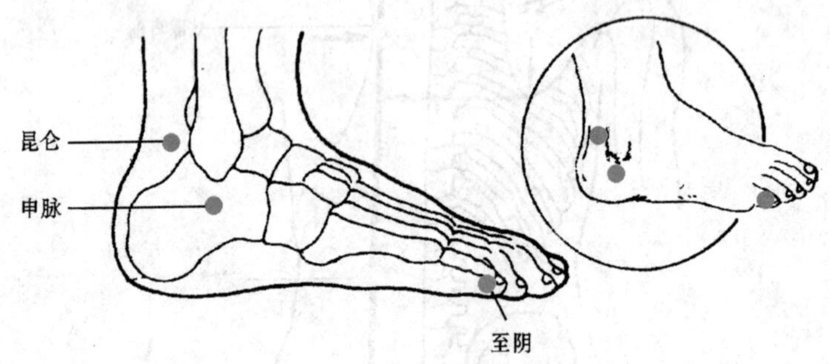

图 4-60 昆仑穴、申脉穴、至阴穴

8. 足少阴肾经

涌泉(井穴)

【定位】 足趾跖屈时,足底 2、3 趾趾缝纹端与足跟连线的前 1/3 与后 2/3 交点呈凹陷处(图 4-61)。

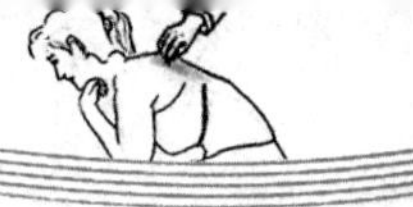

【主治】 昏厥、中暑、小儿惊风、癫狂痫等急症及神志病；头痛，眩晕，失眠；咯血、咽喉肿痛、喉痹等肺系病症；小便不利，便秘；足心热；奔豚气。

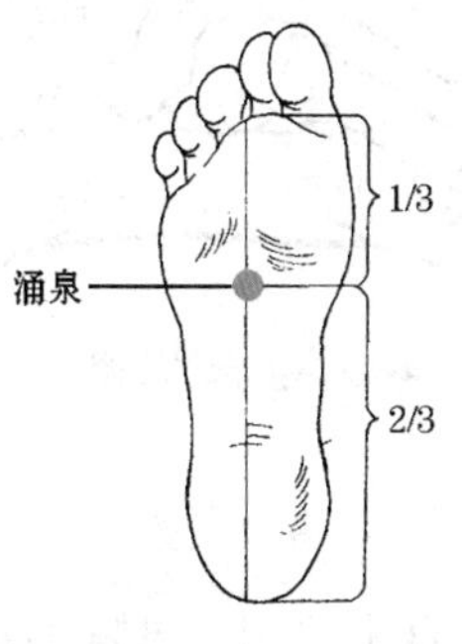

图 4-61 涌泉穴

太溪（输穴、原穴）

【定位】 内踝尖与跟腱之间的凹陷中（图 4-62）。

【主治】 头痛、目眩、失眠、健忘、遗精、阳痿等肾虚证；咽喉肿痛、齿痛、耳聋、耳鸣等阴虚性五官病症；咳喘、咯血、胸痛等肺部疾病；消渴、小便频数，便秘；月经不调；腰脊痛，下肢冷痛。

照海（八脉交会穴—通阴跷脉）

【定位】 内踝高点正下缘凹陷中（图 4-62）。

【主治】 失眠、癫狂痫等精神、神志疾病；咽喉干痛、目赤肿痛等五官热性疾患；月经不调、带下、阴挺等妇科病症；小便频数，癃闭。

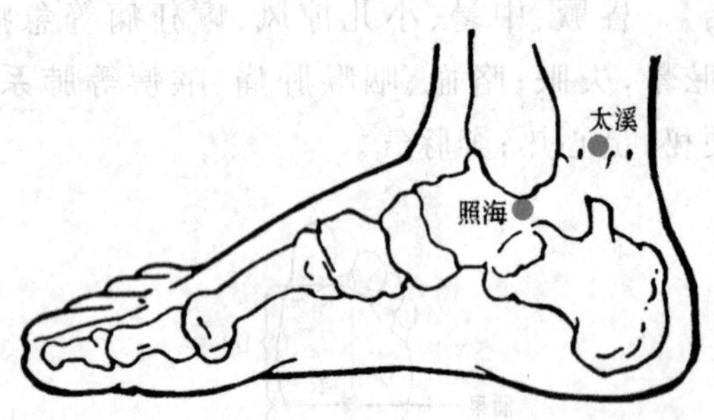

图 4-62　太溪穴、照海穴

复　溜

【定位】　太溪穴直上 2 寸，跟腱前缘(图 4-63)。

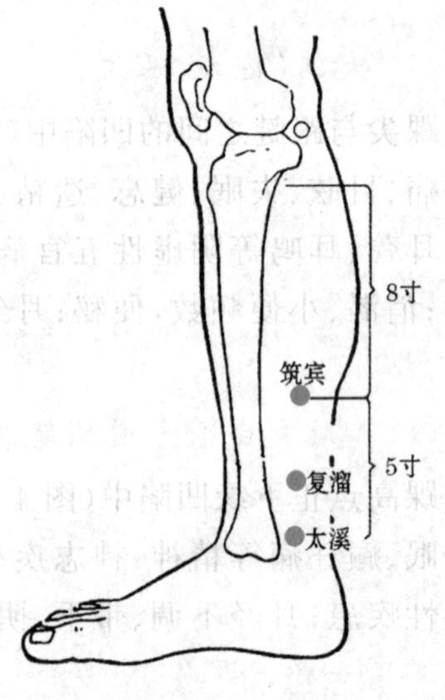

图 4-63　复溜穴、筑宾穴

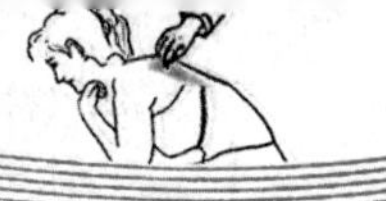

【主治】 水肿，汗证（如盗汗、热病汗不出或汗出不止）等津液输布失调疾患；腹胀、腹泻等胃肠疾患；腰脊强痛，下肢痿痹。

筑宾（阴维脉之郄穴）

【定位】 太溪穴与阴谷穴连线上，太溪穴直上5寸，约当腓肠肌内侧肌腹下缘处（图4-63）。

【主治】 癫狂；疝气；呕吐涎沫，吐舌；小腿内侧痛。

9. 手厥阴心包经

曲 泽

【定位】 肘微屈，肘横纹中，肱二头肌腱尺侧缘（图4-64）。

【主治】 心痛、心悸、善惊等心系病症；胃痛、呕吐、呕血等热性胃疾；暑热病，再加上委中；肘臂挛痛，暑热病。

郄门（郄穴）

【定位】 掌长肌腱与桡侧腕屈肌腱之间。曲泽与大陵的连线上，腕横纹上5寸（图4-64）。

【主治】 心痛、心悸等心病；癫狂痫；疔疮；呕血、咯血、鼻出血等热性出血证。

间使（经穴）

【定位】 掌长肌腱与桡侧腕屈肌腱之间。曲泽与大陵的连线上，腕横纹上3寸（图4-64）。

【主治】 心痛、心悸等心病；癫狂痫；热病、疟疾；胃痛、呕吐等热性胃病。

内关（络穴、八脉交会穴—通阴维脉）

【定位】 腕横纹上2寸，掌长肌腱与桡侧腕屈肌腱之间

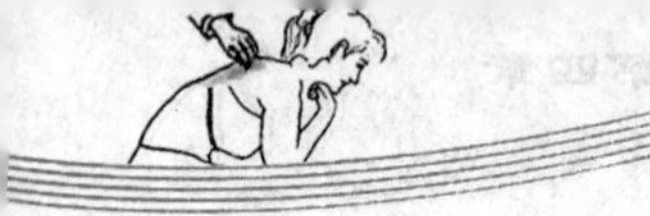

（图 4-64）。

【主治】 心痛、胸闷、心动过速或过缓等心疾；胃痛、呕吐、呃逆等胃腑病症；中风；失眠、郁证、癫狂痫等神志病症；眩晕症，如晕车、晕船、耳源性眩晕；肘臂挛痛。

大陵（输穴、原穴）

【定位】 腕横纹中央，掌长肌腱与桡侧腕屈肌腱之间（图 4-64）。

【主治】 心痛，心悸，胸胁满痛；气机阻滞；胃痛、呕吐、口臭等胃腑病症；口臭；喜笑悲恐、癫狂痫等神志疾患；神志病；手、臂挛痛。

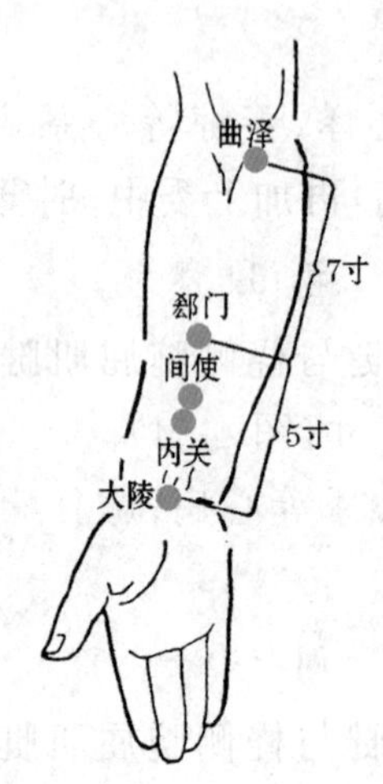

图 4-64　曲泽穴、郄门穴、间使穴、内关穴、大陵穴

劳宫（荥穴）

【定位】 掌心横纹中，当第二、三掌骨之间（偏于第三掌骨），握拳中指尖下是穴（图 4-65）。

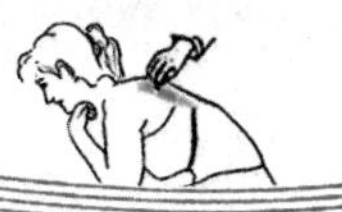

【主治】 心痛、烦闷、癫狂痫等神志疾病；中风昏迷、中暑等急症；口疮、口臭；鹅掌风。

中冲（井穴）

【定位】 中指尖端的中央（图 4-65）。

【主治】 中风昏迷、舌强不语、中暑、昏厥、小儿惊风等急症。

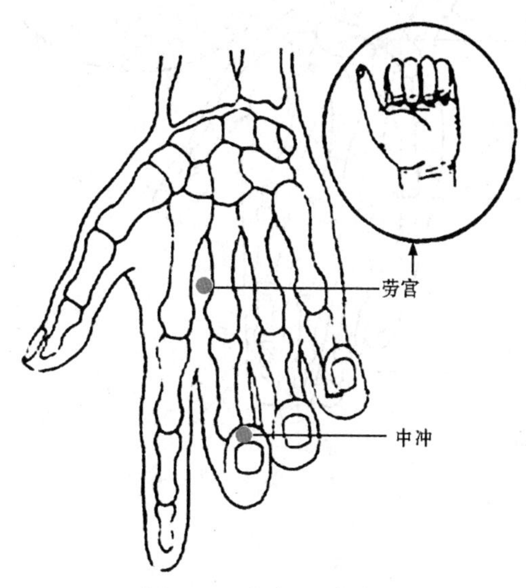

图 4-65 劳宫穴、中冲穴

10. 手少阳三焦经

关冲（井穴）

【定位】 手第四指尺侧指甲根角旁角 0.1 寸（图 4-66）。

【主治】 头痛、目赤、耳鸣、耳聋、喉痹、舌强等头面五官病症；热病，中暑。

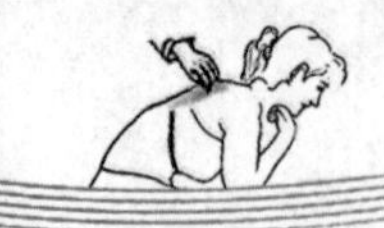

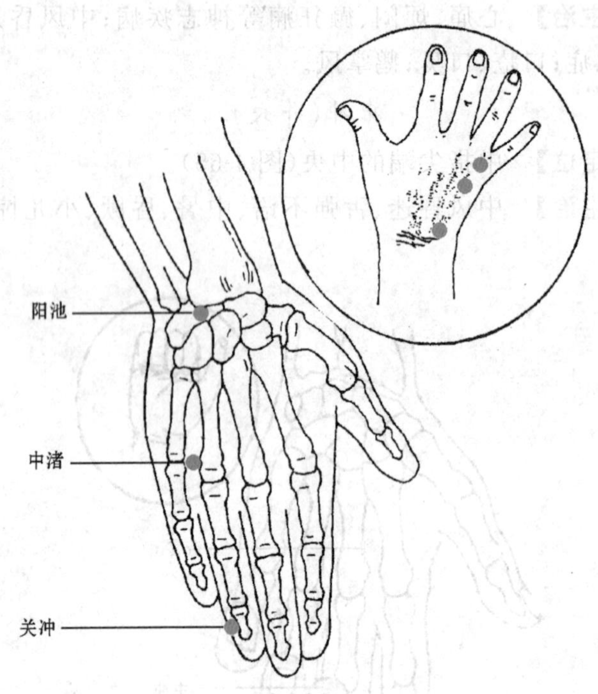

图 4-66 关冲穴、中渚穴、阳池穴

中渚(输穴)

【定位】 手背,无名指掌指关节后方,第四、五掌骨小头后缘之间凹陷中(图 4-66)。

【主治】 头痛、目赤、耳聋、耳鸣、喉痹等头面五官病症;热病;肩背肘臂酸痛,手指麻木屈伸不利。

阳池(原穴)

【定位】 腕背横纹中,指总伸肌腱尺侧缘凹陷中(图 4-66)。

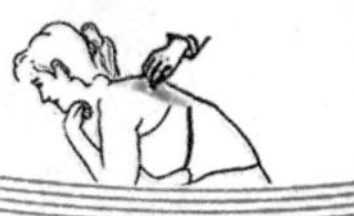

【主治】 目赤肿痛、耳聋、喉痹等五官病症；关节痛；消渴、口干；腕痛，肩臂痛。

外关（络穴、八脉交会穴—通阳维脉）

【定位】 阳池与肘尖的连线上，桡骨与尺骨中间，腕背横纹上 2 寸（图 4-67）。

【主治】 耳聋、耳鸣；胁肋痛；热病；瘰疬；头痛、目赤痛；上肢痿痹不遂。

支沟（经穴）

【定位】 阳池与肘尖的连线上，桡骨与尺骨中间，腕背横纹上 3 寸（图 4-67）。

【主治】 耳聋、耳鸣；胁肋痛；热病；瘰疬；便秘；暴喑。

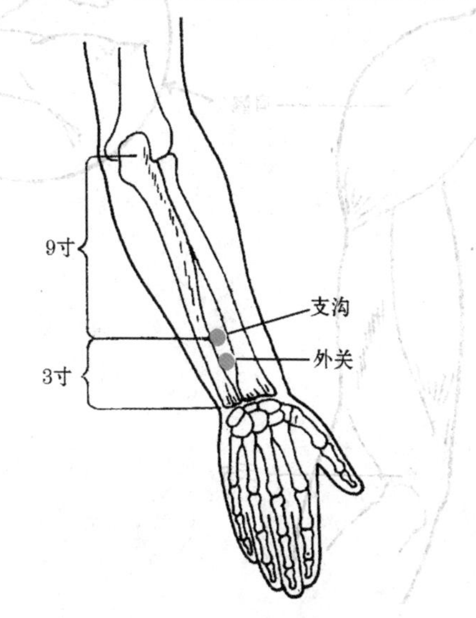

图 4-67 外关穴、支沟穴

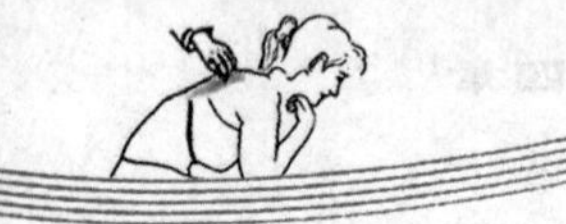

天井(合穴)

【定位】 屈肘,尺骨鹰嘴上 1 寸凹陷处(图 4-68)。

【主治】 耳聋;癫痫;瘰疬,瘿气;偏头痛,胁肋痛,颈项、肩臂痛。

肩 髎

【定位】 肩峰后下方,上臂外展时肩髃穴后方的凹陷中(图 4-68)。

【主治】 肩臂挛痛。

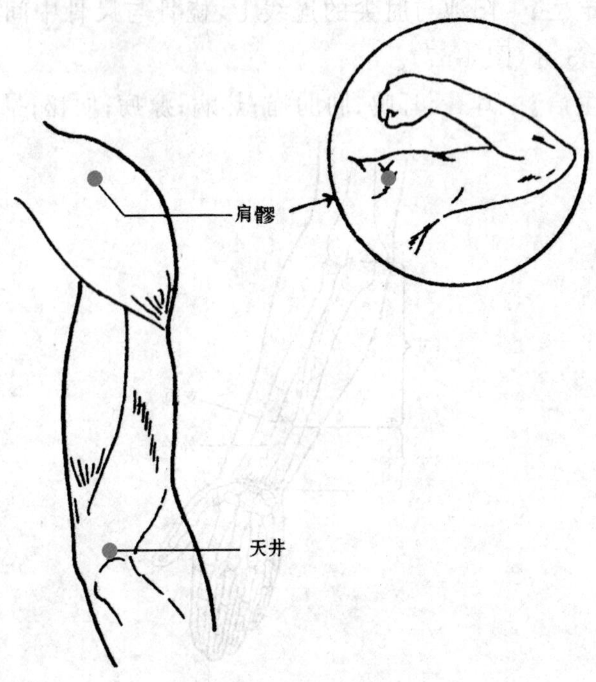

图 4-68 天井穴、肩髎穴

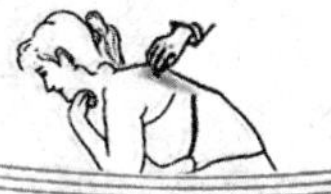

翳风

【定位】 耳垂后方，当乳突与下颌角之间的凹陷中(图4-69)。

【主治】 耳鸣、耳聋等耳疾；口眼歪斜、面风、牙关紧闭、颊肿等面、口病；瘰疬。

角孙

【定位】 折耳廓向前当耳尖直上入发际处(图4-69)。

【主治】 头痛，项强；目赤肿痛，目翳；赤痛，颊肿。

耳门

【定位】 耳屏上切迹前，下颌髁状突后缘。张口呈凹陷中(图4-69)。

【主治】 耳聋、耳鸣等耳疾；齿痛，颈颌痛。

丝竹空

【定位】 眉梢凹陷处(图4-69)。

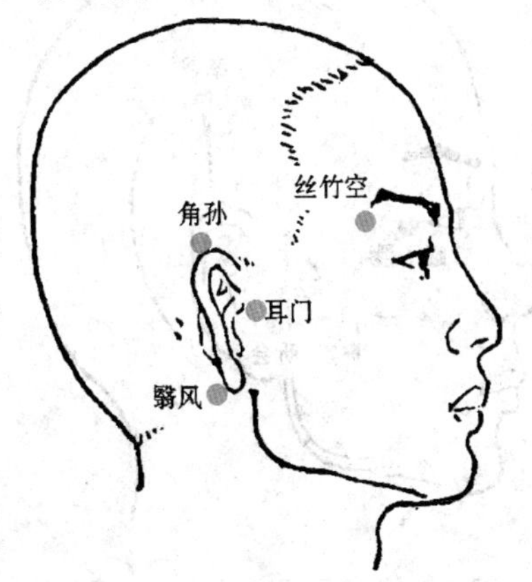

图4-69 翳风穴、角孙穴、耳门穴、丝竹空穴

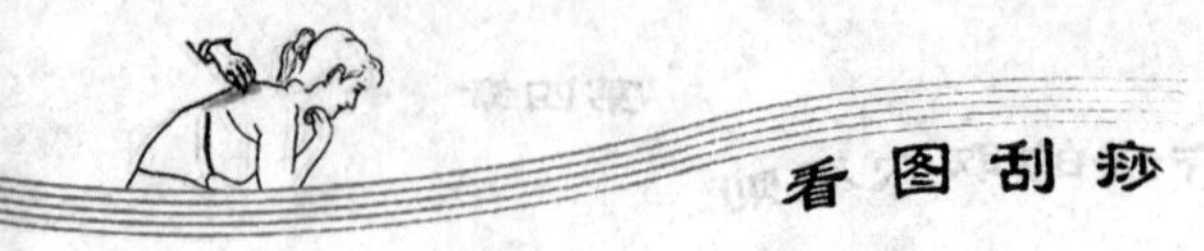

【主治】 头痛、目眩、目赤肿痛、眼睑瞤动等头目病症；癫痫；齿痛，眉棱骨痛。眼角向上到眉梢、眉毛的防水保护作用。

11. 足少阳胆经

瞳子髎

【定位】 目外眦外侧约 0.5 寸，眶骨外缘凹陷处(图 4-70)。

【主治】 目赤肿痛，羞明流泪，白内障，目翳；头痛。

听 会

【定位】 耳屏间切迹前，下颌骨髁状突后缘，张口凹陷处(图 4-70)。

【主治】 耳聋、耳鸣等耳疾；齿痛，口眼歪斜。

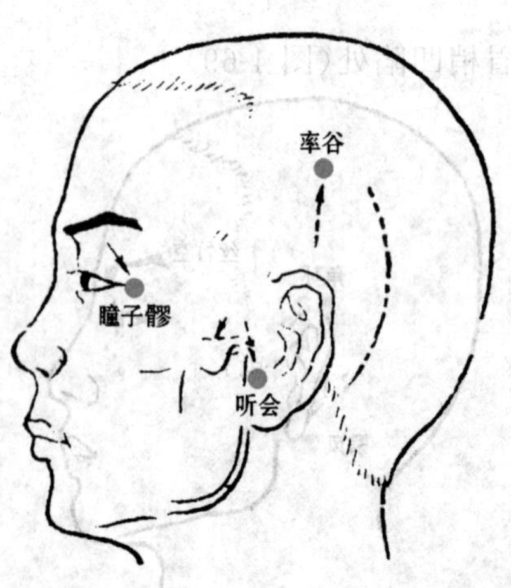

图 4-70 瞳子髎穴、听会穴、率谷穴

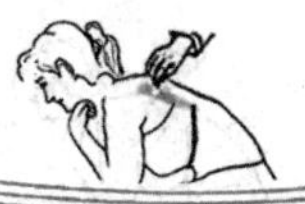

率　谷

【定位】 耳尖直上，入发际1.5寸(图4-70)。

【主治】 头痛，眩晕；小儿急、慢惊风。

阳　白

【定位】 目正视，瞳孔直上，眉上1寸(图4-71)。

【主治】 前额头痛；目赤肿痛、视物不明、眼睑瞤动等眼疾。

头临泣

【定位】 目正视，瞳孔直上入前发际0.5寸，神庭与头维连线的中点(图4-71)。

【主治】 头痛；目痛、目眩、流泪、目翳等眼疾；鼻塞，鼻渊；小儿惊痫。

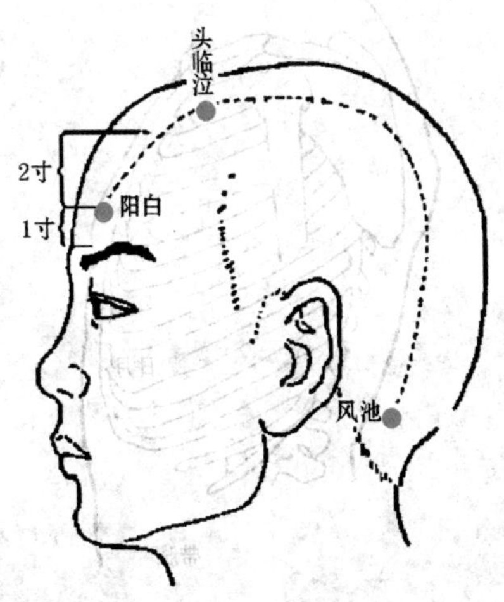

图4-71　阳白穴、头临泣穴、风池穴

风　池

【定位】　斜方肌上端与胸锁乳突肌之间凹陷中，后发际正中上1寸，平风府穴(图4-71)。

【主治】　中风、癫狂痫、头痛、眩晕、耳鸣、耳聋等内风所致的病症；感冒、鼻塞、鼽衄、目赤肿痛、口眼歪斜等外风所致的病症；项背强痛。

肩　井

【定位】　大椎穴与肩峰连线的中点。

【主治】　颈项强痛，肩背痛，上肢不遂；难产、乳痈、乳汁不下、乳癖等妇产科及乳房疾患。

日月(胆的募穴)

【定位】　乳头直下，第七肋间隙(图4-72)。

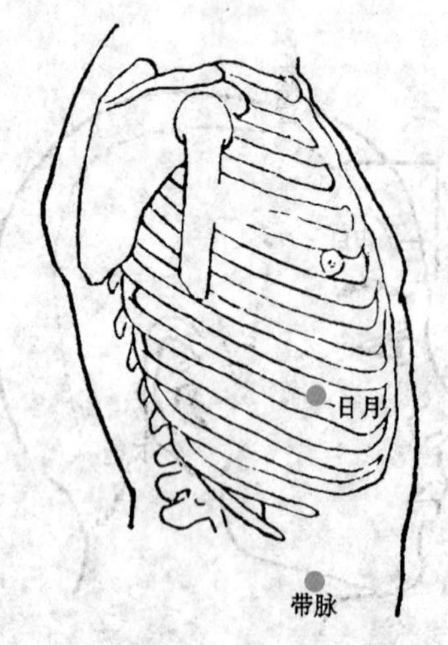

图4-72　日月穴、带脉穴

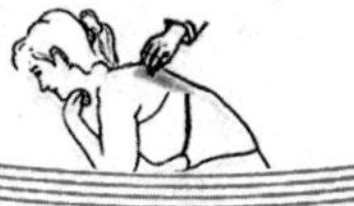

【主治】 黄疸、胁肋胀痛等肝胆病症；呕吐、吞酸、呃逆等肝胆犯胃病症。

带 脉

【定位】 第十一肋游离端直下平脐处(图4-72)。

【主治】 月经不调、经闭、赤白带下等妇科经带病症；腰痛，胁痛；疝气。

环 跳

【定位】 侧卧屈股，股骨大转子高点与骶管裂孔连线的外1/3与内2/3交点处(图4-73)。

【主治】 腰胯疼痛、下肢痿痹不遂等腰腿疾病；风疹。

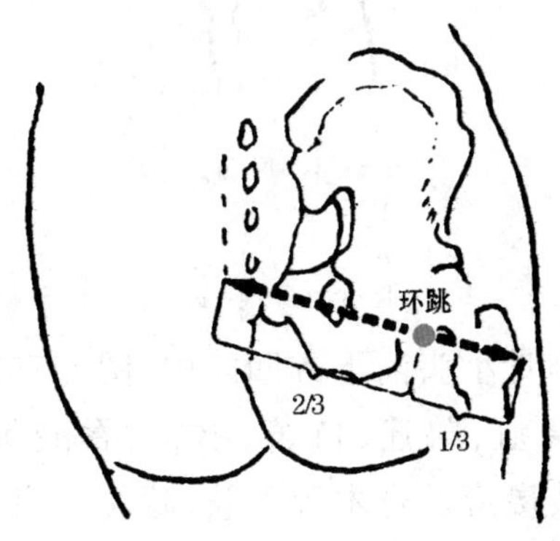

图4-73 环跳穴

风 市

【定位】 大腿外侧部的中线上，腘横纹上7寸(图4-74)。

【主治】 瘾疹、全身瘙痒；下肢痿痹、麻木及半身不遂等下肢疾病。

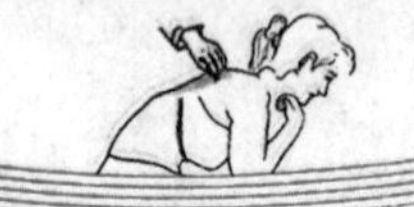

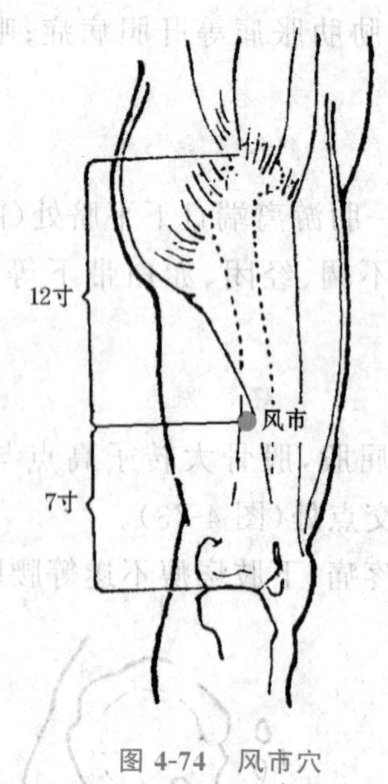

图 4-74　风市穴

阳陵泉(合穴、胆下合穴、八会穴—筋会)

【定位】　腓骨小头前下方凹陷中(图 4-75)。

【主治】　黄疸、胁痛、口苦、呕吐、吞酸等肝胆犯胃病症;膝肿痛、下肢痿痹及麻木等下肢、膝关节疾病;小儿惊风。

光明(络穴)

【定位】　外踝高点上 5 寸,腓骨前缘(图 4-75)。

【主治】　目痛、夜盲、近视等目疾;乳房胀痛;下肢痿痹。

悬钟(八会穴—髓会)

【定位】　外踝高点上 3 寸,腓骨前缘(图 4-75)。

【主治】　痴呆、中风等髓海不足疾病;颈项强痛,胸胁痛,下肢痿痹。

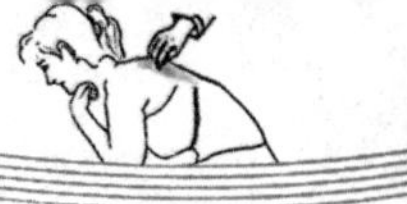

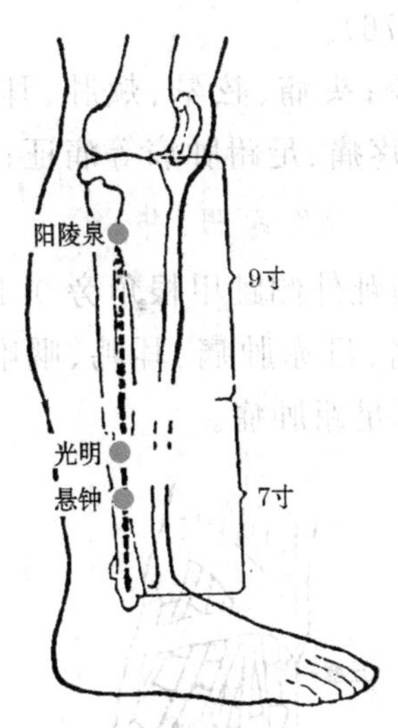

图 4-75　阳陵泉穴、光明穴、悬钟穴

丘墟(原穴)

【定位】　足外踝前下方，趾长伸肌腱外侧凹陷中(图 4-76)。

【主治】　目赤肿痛、目翳等目疾；颈项痛、腋下肿、胸胁痛、外踝肿痛等痛证；足内翻，足下垂。

足临泣(输穴，八脉交会穴—通于带脉)

【定位】　第四跖趾关节的后方，足小趾伸肌腱外侧(图 4-76)。

【主治】　偏头痛、目赤肿痛、胁肋疼痛、足跗肿痛等痛证；月经不调，乳痈；瘰疬。

侠溪(荥穴)

【定位】　足背，第四、五趾间，趾蹼缘后方赤白肉际纹头上凹陷处(图 4-76)。

【主治】 惊悸;头痛、眩晕、颊肿、耳鸣、目赤肿痛等头面五官病症;胁肋疼痛、足跗肿痛等痛证;乳痛;热病。

足窍阴(井穴)

【定位】 第四趾外侧趾甲根角旁 0.1 寸(图 4-76)。

【主治】 头痛、目赤肿痛、耳鸣、咽喉肿痛等头面五官实热病症;胸胁痛,足跗肿痛。

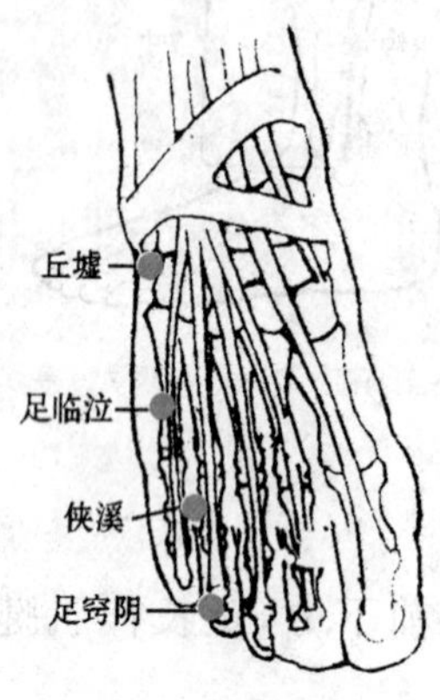

图 4-76 丘墟穴、足临泣穴、侠溪穴、足窍阴穴

12. 足厥阴肝经

大敦(井穴)

【定位】 在足大趾末节外侧,距趾甲角 0.1 寸(图 4-77)。

【主治】 疝气,少腹痛;遗尿,癃闭,五淋,尿血等泌尿系病症;月经不调,崩漏,阴挺等月经病及前阴病症;癫痫,善寐。

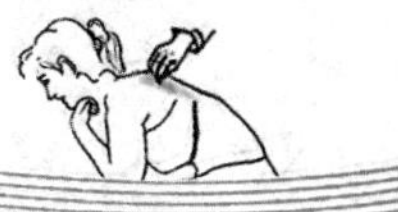

行间(荥穴)

【定位】 在足背侧,当第一、二趾间,趾蹼缘的后方赤白肉际处(图 4-77)。

【主治】 中风、头痛、目眩、癫痫、目赤肿痛、青盲、口歪等肝阳肝风之头目病证;月经不调、痛经、闭经、崩漏、带下等妇科经带病证;阴中痛,疝气;遗尿、癃闭、五淋等泌尿系病证;胸胁满痛。

太冲(输穴、原穴)

【定位】 在足背侧,当第一、二跖骨结合之前凹陷处(图 4-77)。

【主治】 中风,癫狂痫,小儿惊风;头痛、眩晕、耳鸣、目赤肿痛、口歪、咽痛等肝经风热病证;月经不调、痛经、经闭、崩漏、带下等妇科经带病证;黄疸、胁痛、腹胀、呕逆等肝胃病证;癃闭,遗尿;下肢痿痹,足跗肿痛。

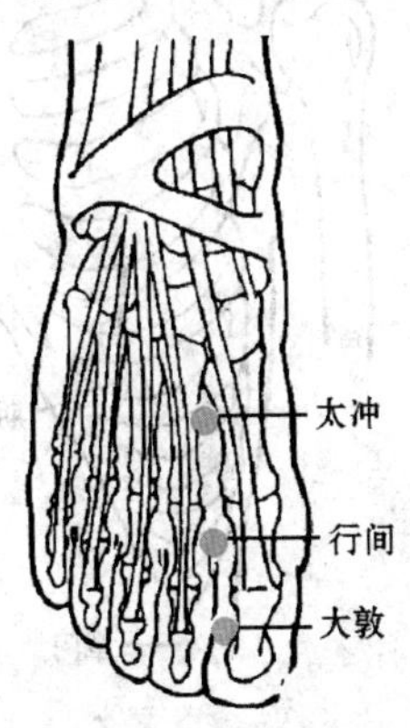

图 4-77 大敦穴、行间穴、太冲穴

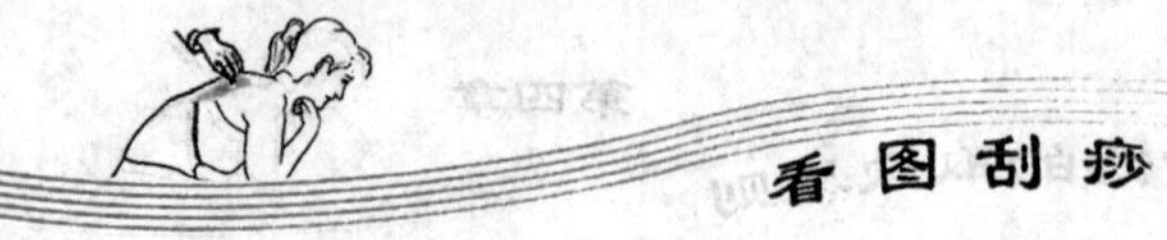

曲泉(合穴)

【定位】 在膝内侧,屈膝,当膝关节侧面横纹内侧端,股骨内侧髁的后缘,半腱肌、半膜肌止端的前缘凹陷处。

【主治】 月经不调、痛经、带下、产后腹痛等妇科病证;遗精,阳痿,疝气;小便不利;膝膑肿痛,下肢痿痹。

章门

【定位】 在侧腹部,当第十一肋游离端的下际(图 4-78)。

【主治】 肝气反胃及肝郁证;少腹痛,疝气;阴挺。

期门

【定位】 在胸部,当乳头直下,第六肋间隙,前正中线旁开 4 寸。简便取穴法:屈肘合腋,外旋肘关节,脐肘尖是穴(图 4-78)。

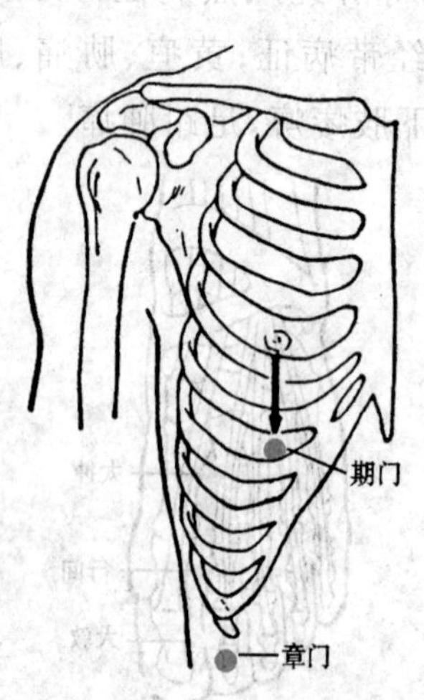

图 4-78 章门穴、期门穴

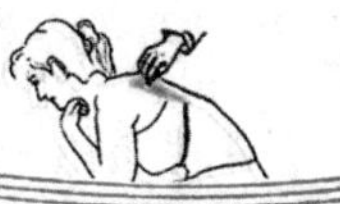

【主治】 胸胁胀痛、呕吐、吞酸、呃逆、腹胀、腹泻等肝胆犯胃病症；奔豚气；乳痈。

13. 督脉

长强（络穴）

【定位】 在尾骨尖下 0.5 寸，尾骨尖端与肛门之中点（图 4-79）。

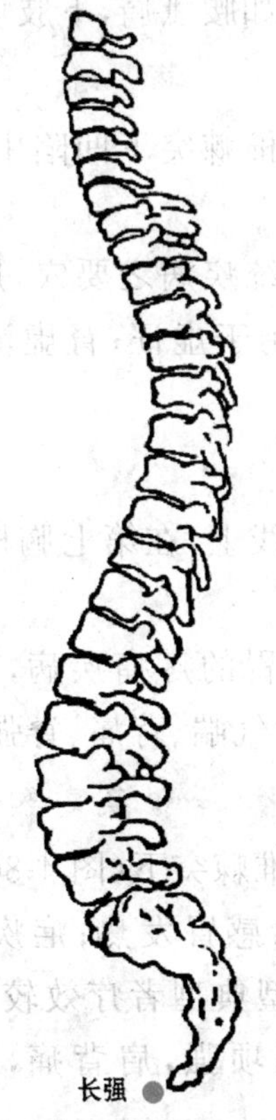

图 4-79 长强穴

【主治】 局部肛周疾患，如便血，便秘，痔疾，脱肛，泄泻等；按压推拿治疗小儿受凉腹泻；经气郁滞所致的腰脊和尾骶部疼痛。

腰阳关

【定位】 第四腰椎棘突下（图 4-80）。

【主治】 盆腔内阳气虚弱的病症，如月经不调，遗精，阳痿；坐骨神经痛等，如腰骶痛，下肢痿痹。

命门

【定位】 第二腰椎棘突下凹陷中；指压时，有强烈的压痛感（图 4-80）。

【主治】 生殖系统疾病之要穴，用治阳痿，早泄，遗精，月经不调等，一般都用于虚证；肾虚泄泻（慢性腹泻）；腰脊酸痛。

至阳

【定位】 后正中线上，在第七胸椎棘突下凹陷中（图 4-80）。

【主治】 肝胆犯胃的疼痛疾病，如胸胁胀满，黄疸；督脉经气不利所致咳嗽、气喘、背痛、脊强；按压可缓解心绞痛。

大椎（六阳经交会穴）

【定位】 第七颈椎棘突下（图 4-80）。

【主治】 解热，治感冒发热；疟疾要穴，对控制疟疾症状，尤其是隔日疟，热型典型者疗效较好；神经系统疾病，癫痫；颈椎综合征，头痛项强，肩背痛，腰脊强痛气喘，骨蒸盗汗。

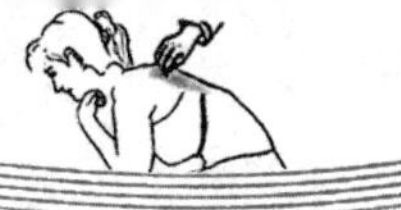

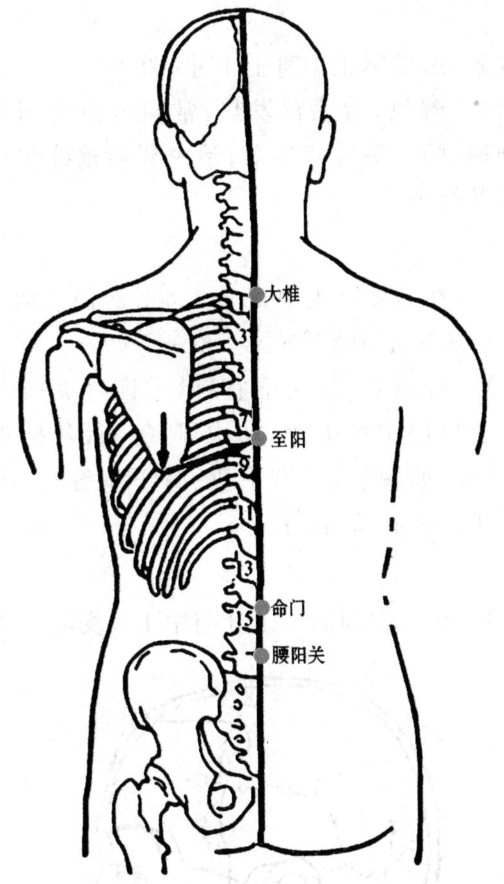

图 4-80 腰阳关穴、命门穴、至阳穴、大椎穴

哑　门

【定位】 后发际正中直上 0.5 寸(图 4-81)。

【主治】 治哑要穴,用于脑炎或中风后遗症所致的失语;头痛项强。

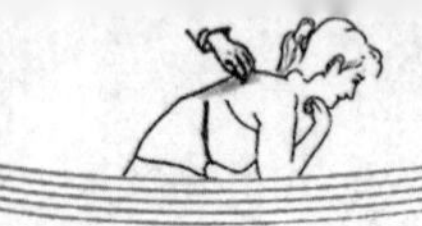

风　府

【定位】　后发际正中直上1寸(图4-81)。

【主治】　解热,治感冒发热,常与风池合用,治头昏头痛,头项强痛,脑震荡后遗症等;治中风后遗症失语、吞咽困难等;癫痫及精神病。

百　会

【定位】　在后发际正中直上7寸处。简易取穴法:两耳尖连线中点,头顶正中是穴(图4-81)。

【主治】　昏厥要穴,实证宜针,虚证宜灸;五官头窍神志病(外风、内风)中风失语,如中风,癫痫,各种头痛等;气虚下陷等脱证,如脱肛,子宫下垂、胃下垂等;泄泻;神经衰弱,头昏,失眠,眩晕,健忘等。

水　沟

【定位】　在人中沟的上1/3与中1/3交界处(图4-81)。

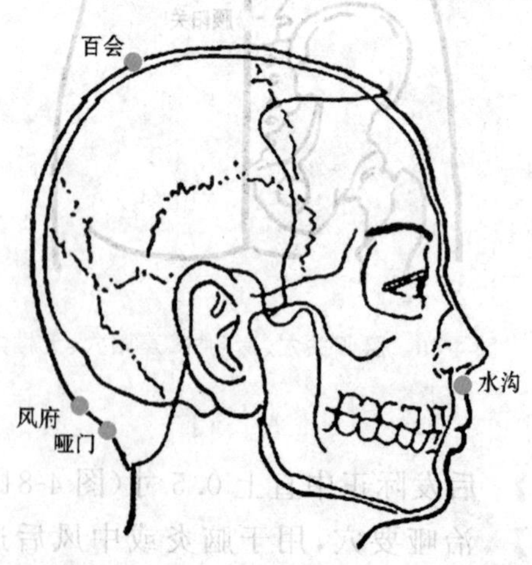

图4-81　哑门穴、风府穴、百会穴、水沟穴

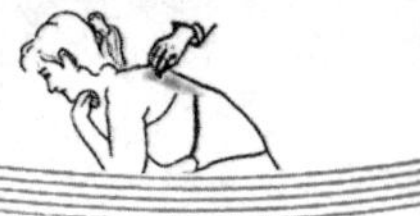

【主治】 急救休克之要穴，临时无针，可以指代针，切按之，有升血压及兴奋呼吸之作用，晕厥；精神病，癔症发作，癫狂痫；面瘫，口角歪斜，头痛，小儿惊风，腰脊强痛。

14. 任脉

中极（膀胱募穴）

【定位】 在下腹部正中线上，脐下 4 寸（图 4-82）。

【主治】 尿路感染，尿潴留，遗尿，月经不调，子宫脱垂，男性性功能障碍，盆腔炎。

关元（小肠募穴）

【定位】 脐下 3 寸（图 4-82）。

【主治】 泌尿、生殖系疾病要穴，治尿频急而痛，尿潴留，尿失禁，遗尿等，以及阳痿，遗精，月经不调，痛经，子宫脱垂等；治慢性腹痛、腹泻；肾虚气喘（老年慢性支气管炎等引起的气喘）；虚脱（主要用灸法）；有全身强壮作用，为保健要穴。

气海（肓之原穴）

【定位】 脐下 1.5 寸（图 4-82）。

【主治】 气病要穴，治气滞引起的腹胀，腹痛；气逆所致的呃逆，咳喘；肠道疾病要穴，治腹泻，痢疾，肠麻痹等；治泌尿、生殖系统疾病，常与关元配合使用；有全身强壮作用，亦为保健要穴；治虚脱，常与神阙、关元配合应用。

神　阙

【定位】 在肚脐中央（图 4-82）。

【主治】 肠病要穴，治腹痛，腹胀，肠鸣，泄泻等；急救虚脱，常与气海、关元配合使用。

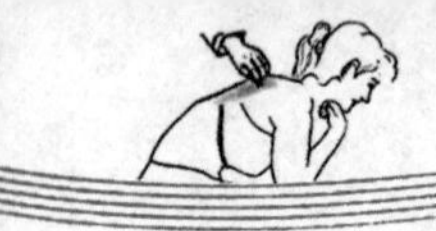

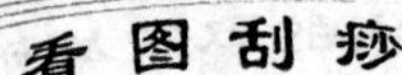

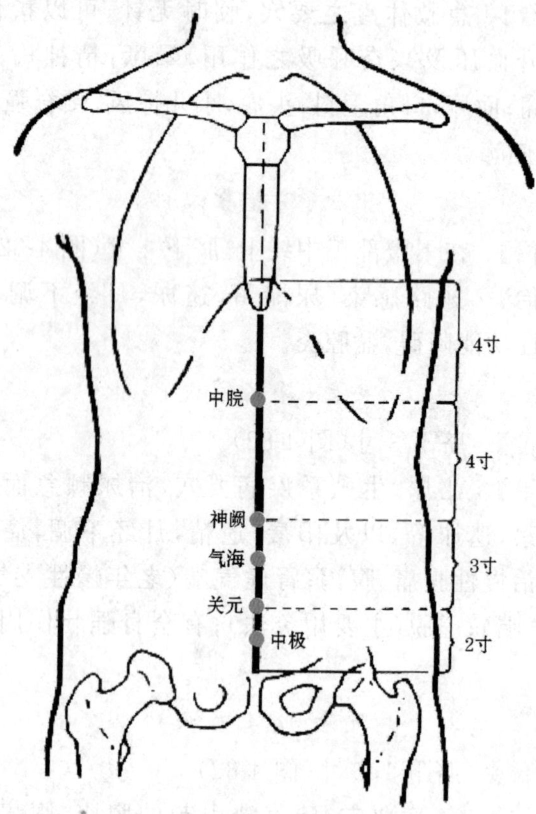

图 4-82　中极穴、关元穴、气海穴、神阙穴、中脘穴

中脘（胃募穴、八会穴之腑会）

【定位】 脐上 4 寸（图 4-82）。

【主治】 胃病要穴，诸如胃痛，胃胀，吞酸，嗳气，恶心，呕吐等；理气化痰，治咳嗽痰多。

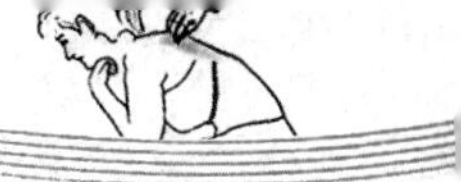

膻中（心包募穴、八会穴之气会）

【定位】 前正中线，平第四肋间处（图 4-83）。

【主治】 宽胸理气，治咳嗽，气喘，胸闷痛，心悸，呕吐，噎膈等；乳疾要穴，如乳腺炎初起，产后奶少等。

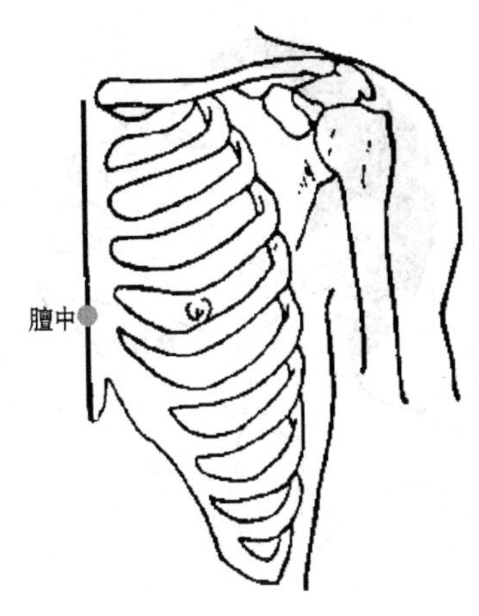

图 4-83 膻中穴

天 突

【定位】 胸骨上窝正中（图 4-84）。

【主治】 化痰平喘要穴，治咳嗽、气喘；咽喉及前颈部疾病要穴，治咽喉疼痛，声音嘶哑，甲状腺肿，噎膈，梅核气等。

承 浆

【定位】 在面部，当颏唇沟的正中凹陷处（图 4-84）。

【主治】 口㖞，齿龈肿痛，流涎，暴喑，癫狂。

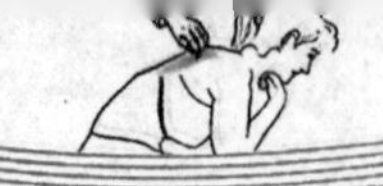

廉　泉

【定位】　喉结上方，舌骨体上缘的凹陷处（图 4-84）。

【主治】　咽喉部疾病要穴，治咽喉疼痛，声音嘶哑，吞咽困难等；治舌强不语，流涎等。

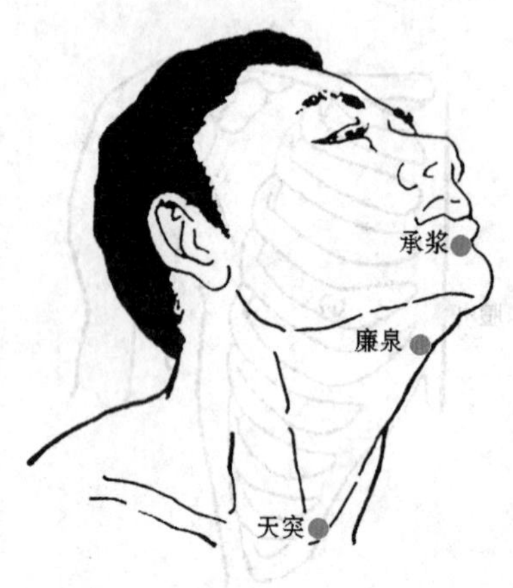

图 4-84　天突穴、承浆穴、廉泉穴

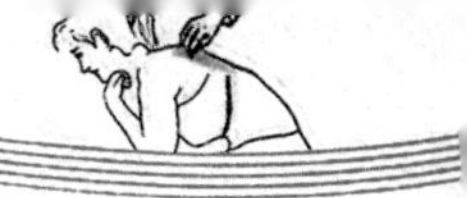

第五章　刮痧操作方法

循经走穴刮痧疗法是以治疗手法为防治疾病的主要手段。手法使用得当和熟练程度，对治疗效果有着直接影响。循经走穴刮痧疗法，是汇合了我国传统医药科学和古代精髓的技术，能够以巧妙的手法解除患者痛苦，使人体脏腑和谐，健康长寿，因此循经走穴刮痧术的手法操作也是非常重要的一个环节。

一、刮痧的手法

（一）基本要求

刮痧是一种物理疗法，施术者的手法是通过使用刮痧工具作用于患者身体的某些部位，从而达到治疗保健的作用。对于施术者的操作手法要由轻到重，以患者能耐受为度，用力均匀适中。施术要做到巧用力，刮拭的轻重快慢节奏要均匀，柔和有力，熟练持久。临证时做到“机触于外，巧生于内，手随心转，法从手出”。

1. 均匀　指手法在操作过程中动作有节律，轻重得宜，快慢适当,以患者能耐受为度,不要忽慢忽快,忽轻忽重,或者出现前后轻重不一的情况。

2. 柔和有力　指手法在操作时,尽量做到轻而不浮,重而不滞,保持手法动作轻柔缓和,变化动作要自然,用力不可生硬粗暴或使用蛮劲。有力是指在操作过程中必须要柔和并且有一定的力度。手法的力量大小,还要根据患者的体质、病情及治疗操作部位等不同情况来决定,手法力量的不及或太过都会影响治疗效果。

3. 持久熟练　指手法在操作过程中能持续地运用一定的时间,持续时间的长短,则又是根据病情及治疗的需要来决定,这些手法还要求练习到一定程度,并且能熟练掌握。

(二)刮拭手法

1. 平刮法　右手持刮痧板,成45°角倾斜,用刮痧缘接触皮肤,沿经络穴位刮拭。适用于背、腰、四肢的经穴。

2. 角刮法　用刮痧板的弧度角,对骨关节的线形凹陷或穴位进行刮拭。适用于犊鼻、华佗夹脊穴和肋间隙的经穴。

3. 侧位刮法　用多功能刮痧器械的虎口弧线缘进行刮拭。适用于前臂、手足、指的侧位经穴。

4. 梳刮法　用刮痧板的齿轮状缘,对头、背部的经络进行刮拭。

5. 指刮法　用食指的中指侧,沿经穴进行刮拭。适用于2岁以内的幼婴儿。

6. 真空拔罐拉痧法　用真空拔罐沿经穴进行滑动刮拭。适用于背、腰、腹部。

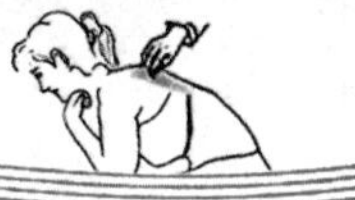

7. 撮痧法 施术者用手指结合刮痧板的弧角部，沿经络和腧穴，通过挟、扯、挤、拧、揪等撮痧手法，使被施术的经穴出痧。

8. 点揉经穴刺法 用刮痧器械的钝角、锥形角或拇指，循经定穴进行按揉，以加强消减疾病主要症状的疗效。

9. 按摩拍法 用刮痧板的平面和多功能刮痧器械的抛物线隆起面，循经定穴按摩。适用于美容，局部减肥。

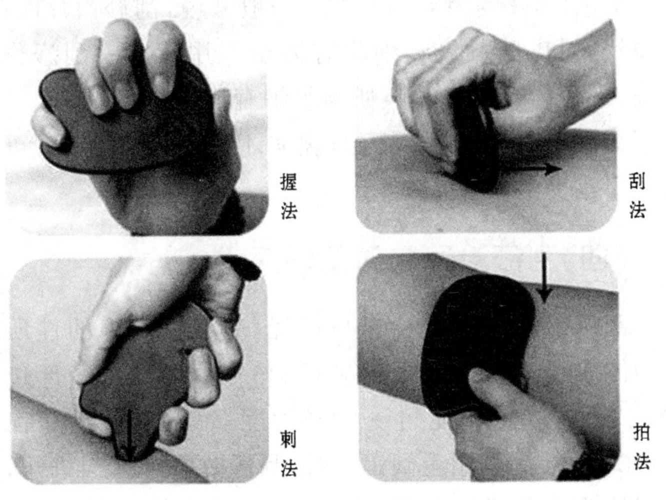

图 5-1 刮拭手法

(三)补泻手法

刮痧治病时应遵循“虚者补之，实者泻之”的基本原则。刮痧疗法虽无直接补泻物质进入或排出人体，但通过操作力量的轻重，速度的快慢及刮痧时间的长短等因素可使机体功能兴奋或抑制，从而起到补泻的作用。

1. 刮痧力量的轻重与补泻 一般来说，作用时间较长的轻刮能促进机体功能的兴奋，为补；作用时间较短的重刮能抑制组织脏器的生理功能，为泄。也就是说“轻刮为补；重刮为泄”。

2. 刮痧速度快慢与补泻 刮痧速度较慢者为补法；刮痧速度较快者为泻法。

3. 刮痧作用时间与补泻 一般来说，刮痧治疗时间短，部位浅，对皮肤、肌肉、细胞有兴奋作用，为补；刮痧作用时间长，部位较深，对皮肤、肌肉组织有抑制作用，为泻。

另外，在刮痧治疗时，对虚实不很明显的疾病，可采用平补平泻的适中操作。

(四)刮痧治疗的时间与疗程

刮痧治疗时间的长短与疗程，应根据疾病的性质及患者的体质状况等因素灵活掌握。一般而言，每个部位刮拭20次左右，以患者能耐受出痧为度，每次刮痧治疗控制在10～20分钟。采用重刮泻法时，刮痧时间可适当缩短；采用轻刮补法时可适当延长刮痧时间。初次接受刮痧治疗时，刮痧时间不宜过长，手法不宜过重。下一次刮痧治疗时间因人而异。原则上是在上次刮出的痧点消散以后或患处无痛感时再进行下次刮痧治疗，根据我们的临床经验，一般3～5天治疗一次。通常连续刮治5～7次为1个疗程，休息1周后再进行下个疗程的治疗。

二、操作要求

(一)环境要求

施术环境要求光线充足、温度适宜、清洁卫生、空气流通、清静安宁的操作室。夏季要注意降温,保持室内温度宜人;冬季要防止温度太低,采取相应的取暖措施。特殊情况下突发的高空、高温、日射环境和危险场所的患者,应迅速离开现场,移动至室内、阴凉、安全的树荫和屋檐下进行刮痧。

(二)器具选择

准备好刮痧药械,并检查刮痧活血剂的质量和刮痧械具的光滑度。

(三)皮肤消毒

仔细询问患者有无皮肤过敏史,如果有过敏史的患者,不宜进行刮痧疗法。认真查看患者施术部位的皮肤是否完好无损。如果施术部位皮肤有溃烂、损伤和炎症者,不能进行刮痧疗法。清洁刮拭的经穴部位,要去除污垢,擦干汗液等,必要时用75%酒精或白酒进行皮肤消毒。

(四)患者体位

患者体位的选择一是要充分暴露施术部位,便于进行刮痧术,取得最佳疗法;二是要适合患者身体状况,让患者感到舒适，能够持久接受治疗，有条件的地方尽量选择卧位。例如，我们要在患者背部进行刮痧术，采用坐位或者俯卧位都可充分暴露施术部位，便于操作。同时，还应根据患者身体状况选择体位，如对于身体健壮的患者选择端坐位，对于身体较虚弱的患者选择俯坐位，对于大病初愈或者病情较重的患者选择俯卧位。因此，施术前必须认真选择患者体位，以保证刮痧术的顺利进行，取得良好的治疗效果。

1. 仰卧位 有利于刮拭胸腹部、上肢、足底经穴。

2. 俯卧位 有利于刮拭腰背部、下肢后面的经穴。

3. 侧卧位 有利于刮拭身体侧面、胁腋部、上肢和下肢的内外两侧经穴。

4. 俯坐位 有利于刮拭头、颈、肩、背和腰部的经穴。

5. 仰坐位 有利于刮拭颈前、胸肋间和膝部经穴。

6. 站扶位 有利于刮拭下肢后面的经穴，特别是腘窝部。

（五）实施步骤

第一步，充分暴露治疗部位，把刮痧剂涂在要刮拭的经络、点揉的穴位或病变局部，用刮痧板将刮痧剂抹匀。

第二步，施术者右手持刮痧板或多功能刮痧器械，沿经络线皮部进行重复刮拭。

第三步，刮拭经穴的顺序，一般是依头、颈、肩、背、腰、胸、腹和四肢的经穴进行刮拭。另外，也可根据病情的需要，先刮拭与病痛直接相关联的经络，或点揉能速减主要症状的穴位。

第四步，经过刮痧几分钟，沿经络或穴位的皮肤出现痧

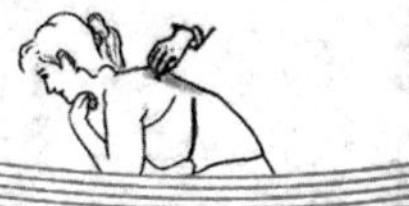

点、痧斑或痧包，可换另外经穴进行刮拭。

第五步，出痧后，用柔软的消毒纸清洁被刮拭或点揉的部位，同时检查疗效。发现有疗效不理想的症状和体征，要重点刮拭或点揉相应的经穴，或在与症状和体征相关联的重点穴位，施以针灸、药罐、红外线药罐或揉脐疗法做增效治疗。

第六步，循经走穴刮痧施术完毕，患者自觉舒适，此时适当饮用一杯白开水、茶水、姜糖水，以助畅通气血，解表祛邪，舒经活络，可增加患者的轻松感和舒畅感。

第六章　内科疾病

一、感　冒

感冒是外邪侵袭人体所致的常见外感疾病，临床以鼻塞、流涕、喷嚏、咳嗽、头痛、恶寒、发热、全身不适为特征，全年均可发病，尤以春季多见。由于感邪之不同，体质强弱不一，症候表现可分为风寒、风热两大类，并有夹湿、夹暑的兼证，以及体虚感冒的不同。在病情上也有轻重之分，轻者一般称为“伤风”，重者在一个时期内广泛流行，称为“时行感冒”。本病包括现代医学的上呼吸道多种感染性疾病，普通感冒，流行性感冒，病毒及细菌感染所引起的上呼吸道急性炎症。

【循经刮拭】

(1)膀胱经和督脉的颈背段(图 6-1、图 6-2)。

(2)肺经的上支段(图 6-3)。

【刮拭取穴】　风池、大椎、曲池、外关、少商、风门、中脘、孔最、合谷、足三里。

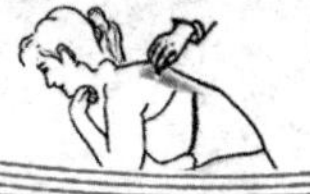

【刮拭示图】

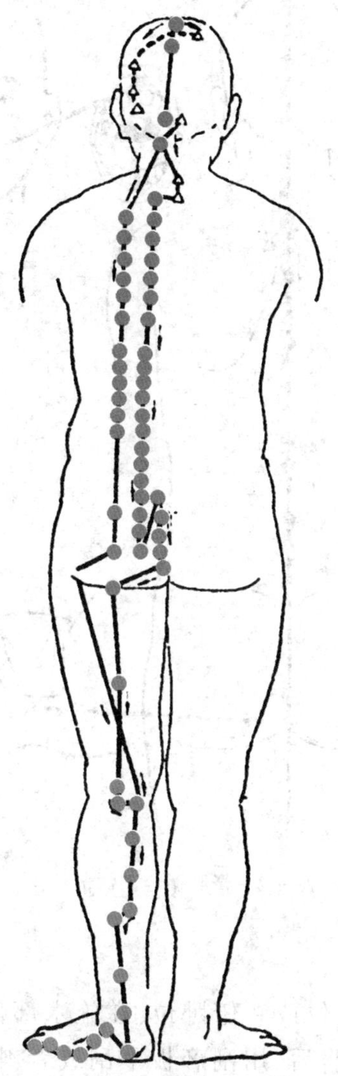

图 6-1　膀胱经循经刮拭部位

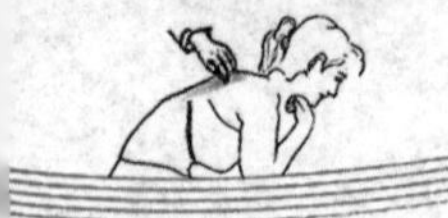

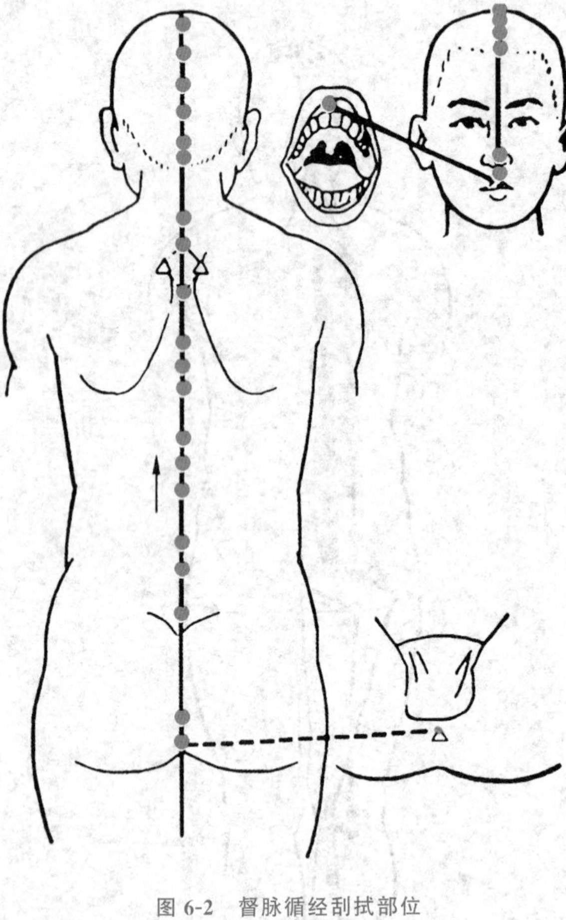

图 6-2　督脉循经刮拭部位

【操作手法】

(1)患者取坐位或者俯卧位:在施术部位消毒,涂抹刮痧介质(油或者膏)后,用刮痧板平刮或者斜刮颈部或督脉及足太阳膀胱经,由上而下,均致“痧痕”显现为止。

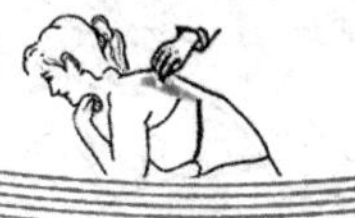

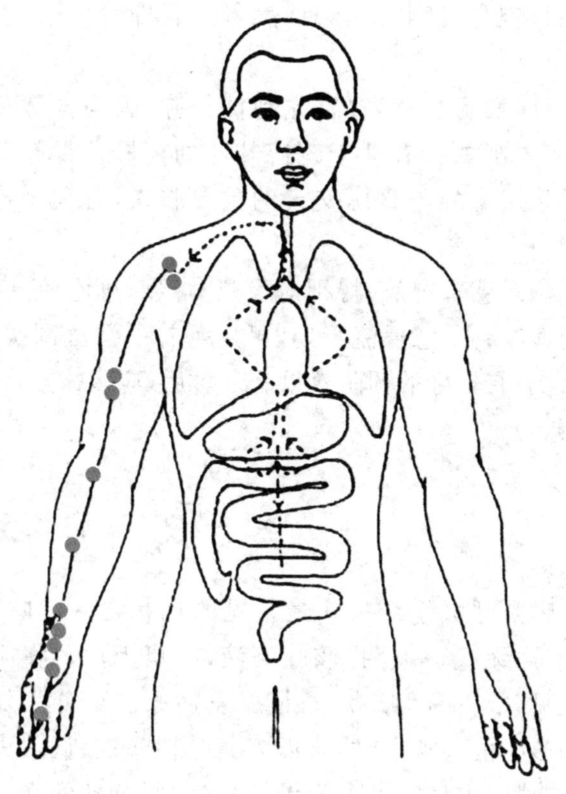

图 6-3　肺经上肢段刮拭部位

(2)患者取端坐位:刮拭手太阴肺经上肢段,由上而下;取穴风池、大椎、曲池、外关、少商、风门、中脘、孔最、合谷、足三里,至“痧痕”出现为止。

【注意事项】

(1)施术者注意患者的保暖,操作室温度适宜,谨防再次感冒,尽量使患者少暴露身体,并且缩短刮痧时间。

(2)经刮痧证状减轻时,患者不宜即可洗浴,以免受凉复发。

【附注说明】 感冒首先刮拭督脉,因为督脉总督一身的阳经,先刮督脉有助于疏通其他的经脉。督脉上的大椎穴为手足三阳经与督脉交会的重要腧穴,有利于疏通全身的阳经。

刮痧对感冒有效,特别对发热、鼻塞、咽喉疼痛、头痛症状有明显改善。感冒流行期,可用平补平泻法刮拭足三里,每日 1 次,有较好的预防效果。刮痧后,应多饮热水,以助发汗退热。

二、咳 嗽

咳嗽是呼吸系统疾病最常见的症状之一,“咳”指肺气上逆,有声无痰;“嗽”指咳吐痰液,有痰无声。临床一般多声痰互见,故并称“咳嗽”。根据发病原因可分为外感咳嗽和内伤咳嗽两大类,外感咳嗽多属急性病症,调治失当可转为慢性咳嗽;内伤咳嗽多为慢性病症,复感外邪亦可急性发作。若迁延不愈,或年老体弱,肺气大伤,则可并发喘息,遂成“咳喘”。西医学称上呼吸道感染,急、慢性支气管炎,支气管扩张等。

【循经刮拭】 足太阳膀胱经;手太阴肺经。

【刮拭取穴】 肺俞(图 6-4)、中府(图 6-5)、列缺(图 6-6)、太渊(图 6-7)。

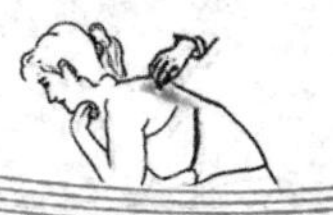

【刮拭示图】

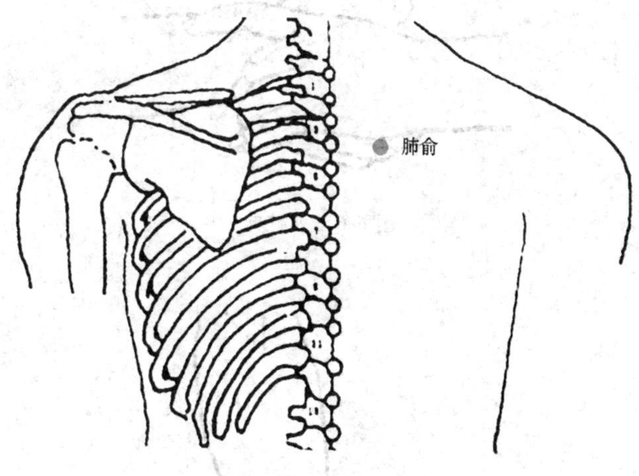

图 6-4　肺俞穴

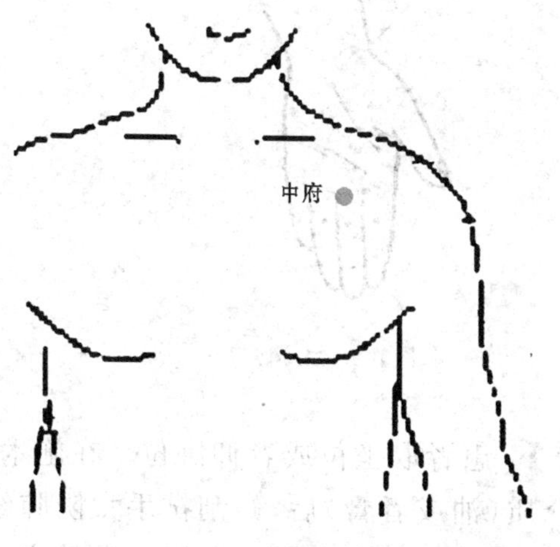

图 6-5　中府穴

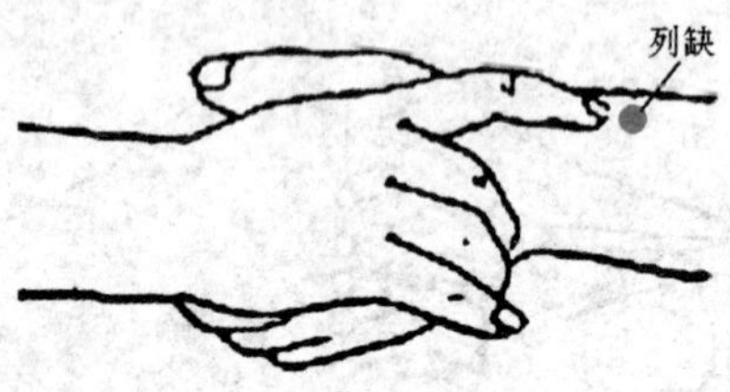

图 6-6　列缺穴

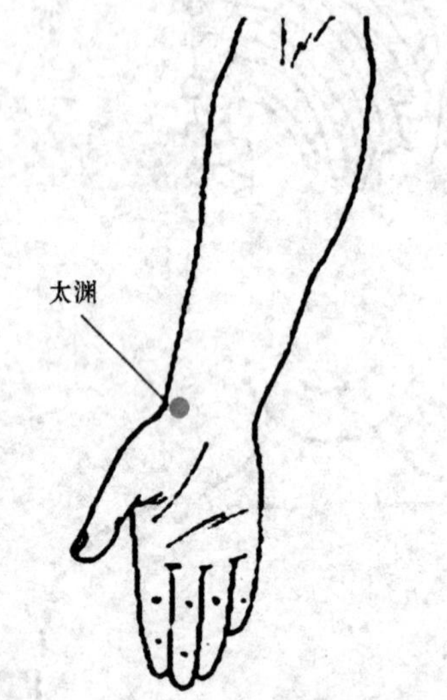

图 6-7　太渊穴

【操作手法】 患者取坐位或者仰卧位。在施术部位消毒、涂抹刮痧介质（油或者膏）后，先刮拭手太阴肺经，由胸前部的中府穴处，沿上肢前外侧，经列缺、太渊等穴，刮至鱼际处，然后刮拭背部肺俞穴。

【注意事项】

(1)适当的户外活动,锻炼身体可增加身体对抗气候变化的抵抗能力。要及时、彻底治疗感冒。

(2)饮食适宜,加强营养,保证睡眠,居室环境要安静,空气要清新。

【附注说明】 咳嗽病变在肺,按照俞募配穴法取肺俞、中府调理肺脏气机,宣肺化痰;列缺为手太阴络穴,配肺俞可宣通肺气;太渊为肺经原穴,配肺俞可宣肺化痰。诸穴合用可达驱邪化痰,宣肺止咳之功。

咳嗽是人体清除呼吸道内的分泌物或异物的保护性呼吸反射动作,通过咳嗽产生呼气性冲击动作,能将呼吸道内的异物或分泌物排出体外。但长期剧烈咳嗽可导致呼吸道出血。正确区分一般性咳嗽和咳嗽变异性哮喘,以防误诊。

三、偏头痛

偏头痛,又成偏头风,是一种有家族发病倾向的周期性发作疾病。其特点是疼痛暴作,痛势甚剧,一侧头痛,或左或右,或连及眼齿,呈胀痛、刺痛或跳痛,可反复发作,经年不愈,痛止如常人。可因情绪激动,或劳累过度而诱发。偏头痛的病因虽多,但与肝阳上亢,肝经风火上扰关系最为密切。

【循经刮拭】 背部督脉、足太阳经(图 6-8)。

【刮拭取穴】 大椎、大杼、膏肓、印堂、丝竹空、太阳、率谷、风池。

【刮拭示图】

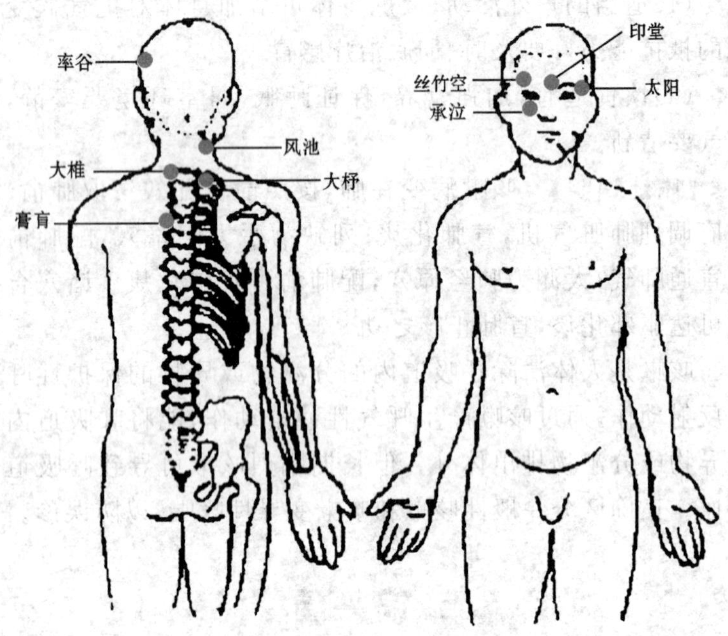

图 6-8 偏头痛刮拭部位

【操作手法】 患者取俯坐位或俯卧位。在施术部位抹上刮痧介质后，用泻法线状刮拭背部督脉（由上而下）、足太阳经（由下而上），并泻法点状刮拭大椎、大杼、膏肓、印堂、丝竹空、太阳、率谷、风池至“痧痕”显现。隔天按上述方法刮痧。待疼痛基本缓解后，再补法刮拭上述经络与对症选穴 5～10 次，以巩固疗效。

【注意事项】

（1）留意偏头痛诱因，如某种食物或者睡眠习惯等。同

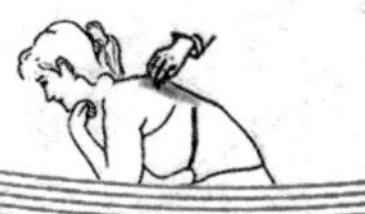

时，要注意观察偏头痛的发作频率。

(2)要防止过度紧张及精神刺激，如考虑为脑血管病变应及时做辅助检查，以便明确诊断，对症处理。

【附注说明】 偏头痛病发少阳，丝竹空属手少阳，率谷属足少阳，两穴相透，最能清肝胆之风火，疏局部之经气，为治偏头痛之要穴。肝胆互为表里，取胆经之输足临泣，平降肝胆之亢火，且临泣通于带脉而与阳跷脉汇合于目内眦，可止偏头痛；风池属胆经位于头部，取之以通络定痛。

(1)刮拭头部穴位，刮板要适当放低，大致与头皮呈 30°角。手法要轻重适中、快慢得当，以免损伤头皮。

(2)刮拭头部穴位，应从前到后、由上至下顺序进行。并尽量将刮道拉长、连线，如太阳、率谷、风池三穴就可连成一线刮拭。

四、支气管哮喘

支气管哮喘是由于外在或内在的过敏原或非过敏原等因素，致使气管发生可逆性阻塞为特点的疾病。临床上表现为反复阵发性支气管痉挛而致的气急、咳嗽、咳吐白沫痰和肺部哮鸣音。中医学认为哮喘的发生，其内因为素有伏痰，而痰的产生是由于脾虚失运，水谷不能化为精微，久之素痰内伏，亦即所谓之“伏饮”，后因感受外邪，或因其他诱因促使发作。西医学上的支气管哮喘、喘息性气管炎、嗜酸性粒细胞增多症(或其他急性肺部过敏性疾病)引起的患者，都可参照本部分辨证治疗。

【循经刮拭】 背部督脉、足太阳经、胸部任脉与肋间。

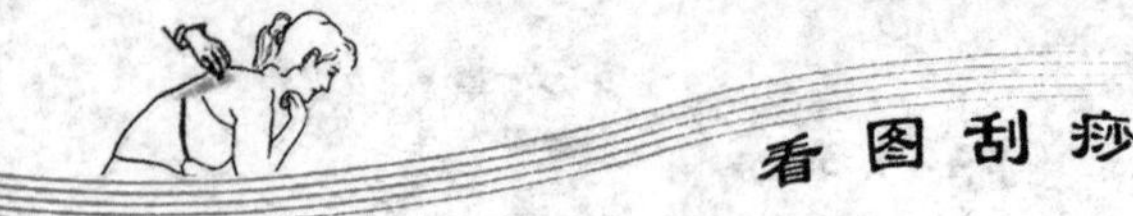

【刮拭取穴】 风门、定喘、身柱、天突、膻中、孔最、内关、足三里(图 6-9、图 6-10)。

【刮拭示图】

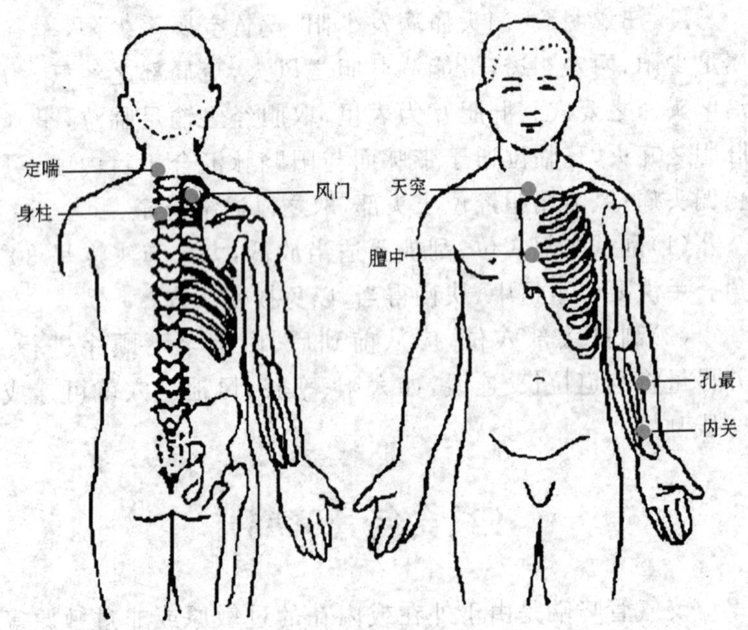

图 6-9 支气管哮喘刮拭部位①

【操作手法】

(1)患者取俯坐位或俯卧位。在施术部位抹上刮痧介质后,用泻法线状刮拭督脉(由上而下)、足太阳经(由下而上)并用泻法点状刮拭风门、定喘、身柱穴,至“痧痕”显现为止。

(2)患者改为仰坐位或仰卧位。在施术部位抹上刮痧介质后,用泻法线状刮拭胸部任脉(由上而下)、两侧肋间

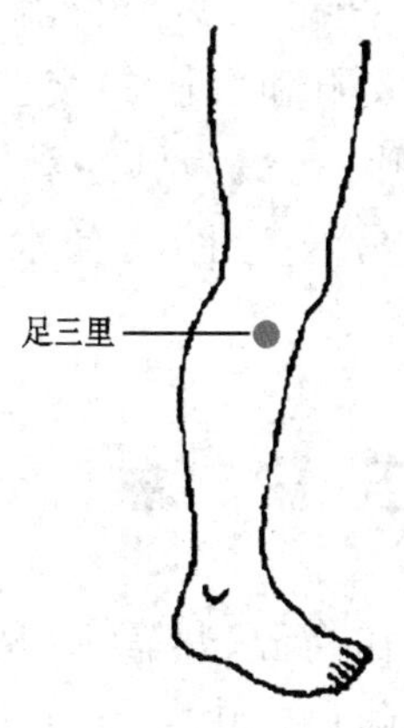

图 6-10　支气管哮喘刮拭部位②

(由内而外),并用泻法点状刮拭天突、膻中穴,均至痧痕出现为止。

(3)患者取端坐位。在施术部位抹上刮痧介质,再用泻法点状刮拭孔最、内关、足三里穴,至"痧痕"显现为止。

(4)每天刮拭 1 次,7 天 1 个疗程后,症状可望明显好转。继而改用补法刮拭上述经络腧穴 20 次,以巩固疗效。

【注意事项】　本病在发作时应配合其他疗法一同治疗;在缓解期,应坚持巩固治疗,适度加强体育锻炼,增强抗病能力,避免感冒。饮食宜清淡,忌肥甘厚味,戒烟酒,节房事。

【附注说明】　定喘穴是治喘要穴,具有止咳平喘,通宣理肺之功效,配肺俞、中府主治咳喘;膻中穴,是心包募穴(心包经经气聚集之处),是气会穴(宗气会聚之处),又是任脉、足太阴、足少阴、手太阳、手少阳经的交会穴,能理气活血通络，宽胸理气，止咳平喘，临床常配肺俞、丰隆、内关，治疗咳嗽痰喘；风门为足太阳和督脉的交会穴，可祛风解表；天突降逆顺气、祛痰利肺；孔最为肺经郄穴，主急性发作性疾病；足三里调和胃气，易滋生化源，使水谷精微上归于肺，肺气充能卫外。

五、中　暑

中暑是指因暴晒或在高温、热辐射、闷热等环境下体温调节困难而发生的循环障碍。中暑可分为暑闭与暑厥两种类型。

暑闭（过热型）多见于体质强壮的青壮年患者，由于在烈日下劳动、停留或高温作业所致，也有因产后感染，或产房气温过高及月子里关窗闭门，空气不流通所致。患者有高温接触史，起病前常有口渴、尿频、多汗、头晕、神疲、乏力、心慌等前驱症状，发病时突感高热、无汗、皮肤灼热干燥，部分患者全身皮肤布满痱子。重症者出现昏迷、谵语，甚至转筋、抽搐，舌红苔黄，脉象洪数。

暑厥（衰竭型）多见于体弱年迈者，由于感受暑热，肌肉和皮肤的血流量增大，超过了循环系统的维持能力，造成体内循环衰竭。患者有高温接触史，头痛头晕，身体软弱，嗜睡、昏厥，面色苍白，大量出汗，皮肤湿冷，血压下降，舌质淡，脉细数。严重者瞳孔散大，表情冷漠。

【循经刮拭】　背部督脉、足太阳膀胱经、胸部任脉及肋间。

【刮拭取穴】　水沟、大椎、大杼、膏肓、神堂、曲泽、内

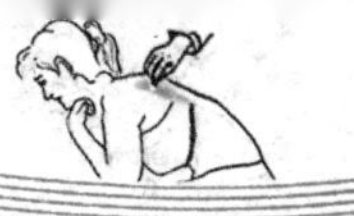

关、曲池、阳陵泉、委中(图 6-11,图 6-12)。

【刮拭示图】

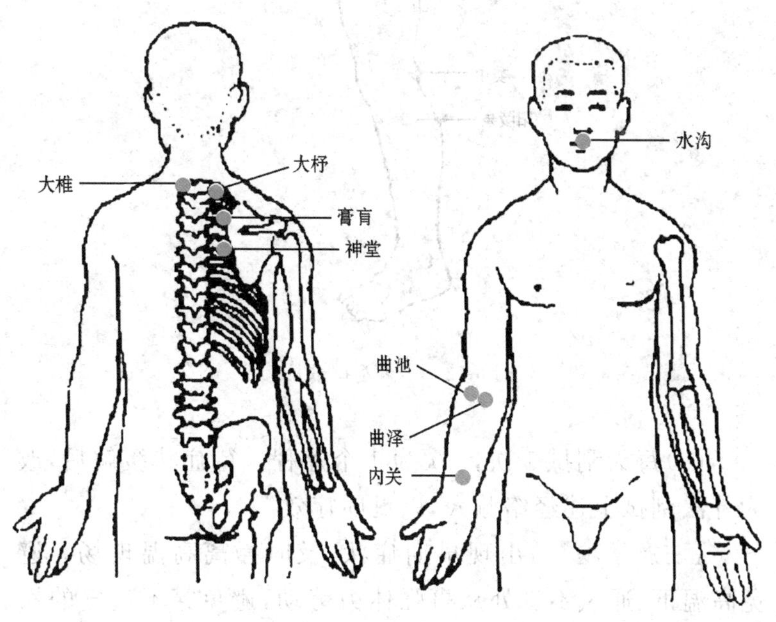

图 6-11 中暑刮拭部位①

(1)患者取俯坐位或俯卧位。在施术部位抹上刮痧介质后,用泻法线状刮拭背部督脉(由上而下)、足太阳经(由下而上),并用泻法点状刮拭大椎、大杼、膏肓、神堂穴至出现“痧痕”为止。

(2)患者改为仰坐位或仰卧位。在施术部位抹上刮痧介质后,用泻法线状刮拭胸部任脉(由上而下),两侧肋间(由内而外),继而用泻法点状刮拭头部水沟,上肢部曲泽、内关、曲池;下肢部阳陵泉、委中穴,均至“痧痕”显现为止。

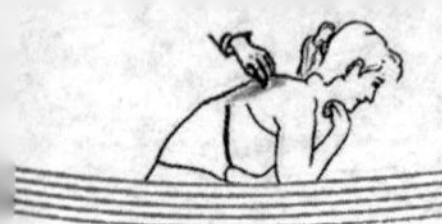

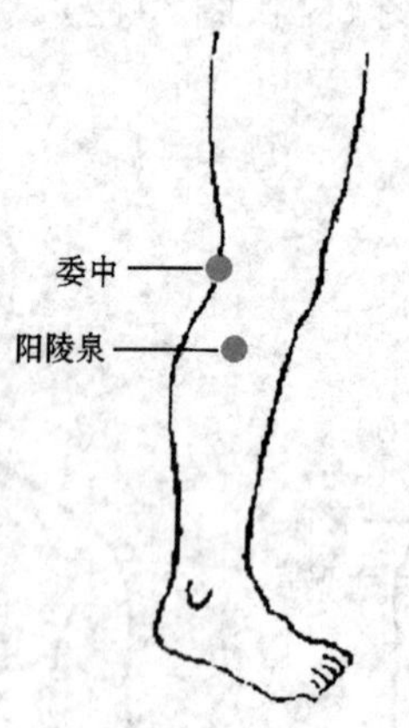

图 6-12　中暑刮拭部位②

(3)每天刮拭1次,7次为1个疗程。待症状缓解后,改为补法刮拭上述经络腧穴,以巩固疗效。

【注意事项】　出现早期症状,及时撤离高温现场。避免高温下、通风不良处从事强体力劳动,避免穿不透气的衣服劳动。进食含盐饮料,以不断补充水和电解质的丧失。当高温下作业无法避免时,需改善劳动条件,加强防护措施,尽可能补充丢失的水分和盐分。有易患倾向者应避免在高温下工作。

【附注说明】　暑热蒙心,清窍闭塞,取水沟以醒脑通闭。大椎位属督脉,又为诸阳之会,取之有清热之效;大杼、神堂清泻肺热;曲池善清卫分之热,辅以内关有益气扶正,防止暑邪内犯之功;曲泽、委中点刺浮络出血,可泻营血之暑热。

(1)对重症昏迷患者,当先救厥,可用三棱针快速点刺

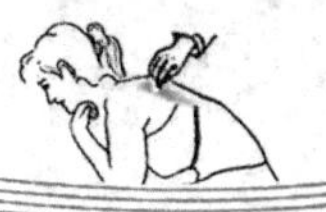

水沟、曲泽、委中等穴，使瘀血和痧毒从血液里放出。待清醒后，再施行刮痧术。同时，可给患者服用安宫牛黄丸或紫雪丹，内服甘寒清热解暑的中药，方用白虎汤加减知母、寒水石、玄参、淡竹叶、羚羊角(代)。

(2)中暑昏迷不醒者，须严防因痧毒聚于心腹胸膈，致经络不转，气血不运。因此，凡放血而血不流，刮痧而"痧"不显时，必须及时送医院救治。

六、外感发热

外感发热是指感受六淫之邪或温热疫毒之气，导致营卫失和，脏腑阴阳失调，出现病理性体温升高，伴有恶寒、面赤、烦躁、脉数等为主要临床表现的一类外感病证。外感发热，古代常名之为"发热""寒热""壮热"等。

外感发热的表现形式较多，但体温升高、身热、面红、舌红、脉数等是其基本临床特征。外感发热起病急骤，多有2周左右的中度发热或高热，也有少数疾病是微热者，热型有发热恶寒、但热不寒、蒸蒸发热、身壮热、身热不扬、寒热往来、潮热等。发热时间，短者几日即退，长者持续10余日或更长时间热势不解。最常伴见口干烦渴，尿少便秘，舌上少津等热伤津液之症。除发热外，必伴随有病变相关脏腑功能失调的症状，如咳嗽、胸痛、胁肋胀满、便秘、泄泻、小便频急等。

【循经刮拭】 足太阳膀胱经(图6-13)。

【刮拭取穴】 肺俞穴、三焦俞穴。

【刮拭示图】

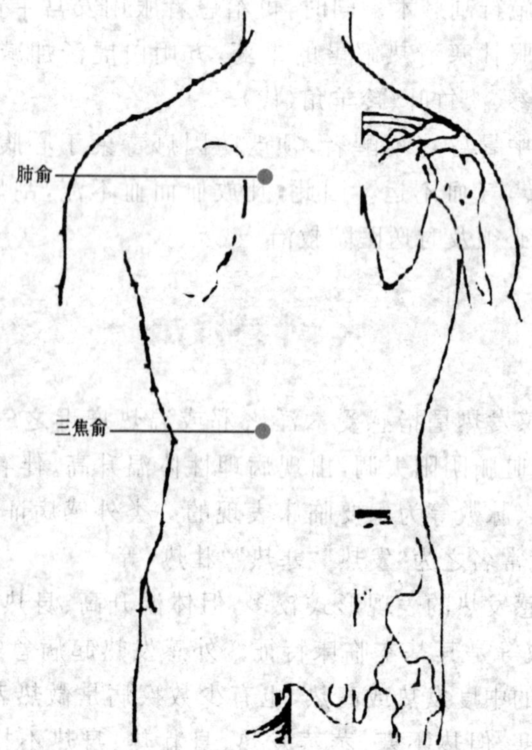

图 6-13 外感发热刮拭部位

【操作手法】

(1)病人俯卧坐位,暴露背部。

(2)消毒:用碘伏对患者刮拭的部位进行消毒,用棉球涂上 75%酒精,对应用的刮具进行消毒,保持皮肤和刮具的洁净,防止致病因素的侵袭,以免产生不良后果。

(3)施术:涂刮痧油,平均 3 滴面积为 3 厘米×3 厘米。

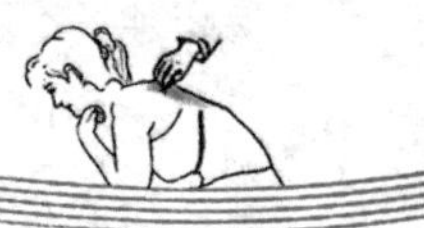

先上后下、先左后右依次刮痧。刮痧手法:用右手(左手也可以)拿住刮板,拇指放在刮板的一侧,其余四指放在刮板的另一侧。与体表成45°角左右,板薄的一面与皮肤接触,利用腕力多次由上向下刮拭。每个部位一般刮拭时间为3分钟。对一些不出痧或出痧较少的患者,不可强求出痧。还应根据患者的年龄、体质、病情、出痧程度、有否晕刮及刮痧的施术部位而灵活掌握刮拭时间。刮痧前5分钟及后30分钟、1小时、2小时、4小时分别测腋下温度5次。

(4)刮痧后处理:用干净纸巾或毛巾将刮拭部位擦拭干净,出痧后让患者饮40℃温开水250～500毫升。

【注意事项】 外感发热的预防在于注意生活起居,避免感受时邪疫毒。调摄方面,首先应严密观察病情的变化,如体温、神、色、肌肤、汗液、气息、脉象等。同时注意体温的护理,如高热时配合酒精擦浴等,热深厥深时,注意保温,汗出时及时擦汗并更换干燥衣服等。由于发热易伤阴,应注意养护阴津,鼓励病人多饮用糖盐水、果汁、西瓜汁、绿豆汤、凉开水等。饮食方面宜食用清淡流质或半流质,富于营养,但易于消化的食品。

【附注说明】 大椎是督脉的腧穴,又是手足三阳、督脉的交会穴,主要功用为振奋阳气,解表祛邪,主治一切外感表症;宣肺解表,祛痰止咳,化痰平喘。膀胱经自肺俞至三焦俞有10个腧穴(肺俞、厥阴俞、心俞、督俞、膈俞、肝俞、胆俞、脾俞、胃俞、三焦俞),是脏腑经气输注之处,主治伤寒病中的太阳经证。

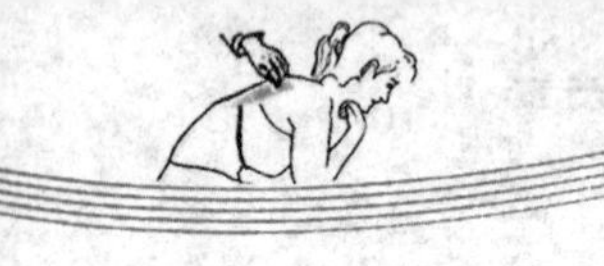
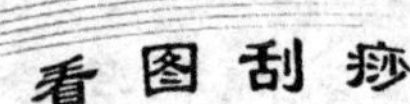

七、头面神经痛

头面神经痛，是指以头面神经分布区内出现疼痛为主要症状的一类疾病。临床上常见的有偏头痛，紧张性头痛，三叉神经痛，以及与脑血管病有关的头痛等。此病的发病年龄多在中年以后，女性患者较为多见。

本病多因风寒之邪袭于阳明经脉，寒主收引，凝滞筋脉，血气痹阻不通，遂致面痛；或因风热病毒，浸淫面部，阻滞经脉气血运行而致面痛。

【循经刮拭】 刮拭以取手足阳明经穴为主，配以活血疏风通络止痛之穴位（图 6-14）。

【刮拭取穴】

主刮经穴部位：大椎、风池、大杼、肩井、膏肓、神堂。

配刮经穴部位：四白至颧髎、迎香、上关至下关、颊车至承浆。

风寒加刮翳风经穴部位；风热加刮内庭经穴部位。

【刮拭示图】

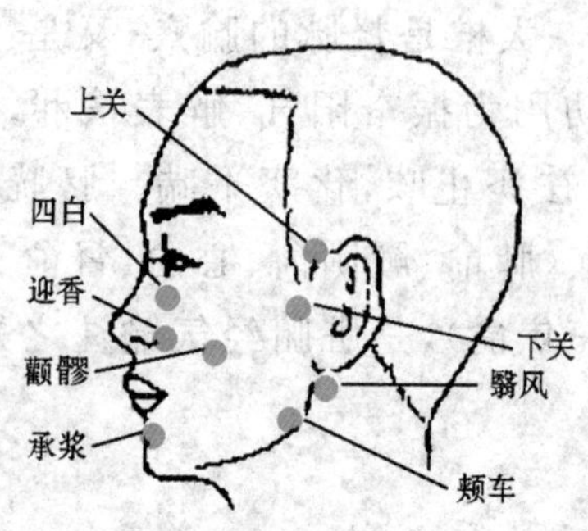

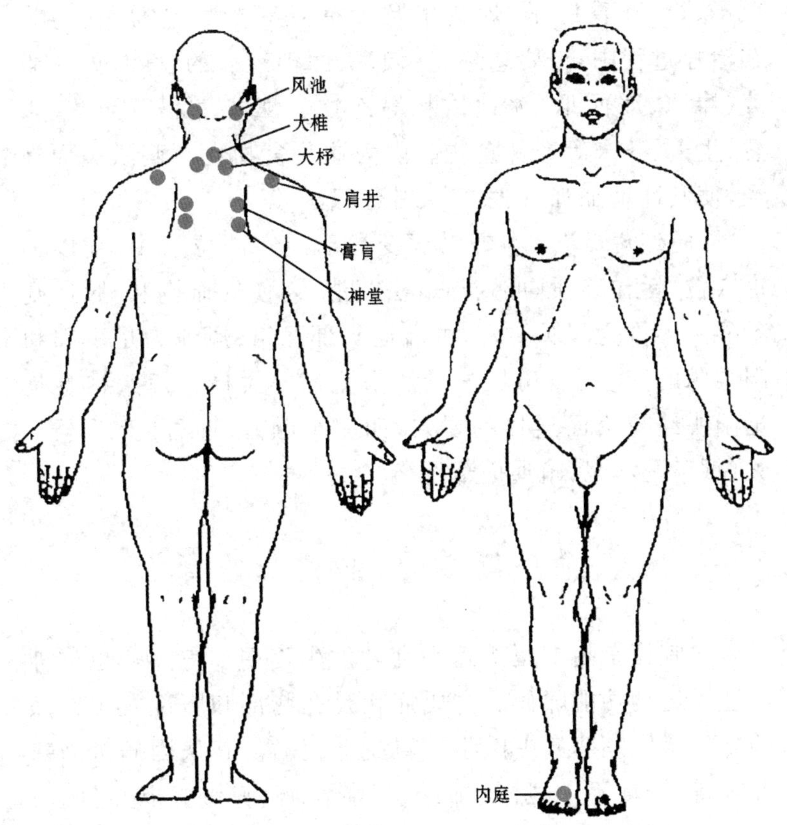

图 6-14 头面神经痛刮拭部位

【操作手法】 重刮主刮经穴部位 3～5 分钟，以局部出现痧点为好，轻刮其他各经穴部位 3 分钟左右，尤其面部诸穴在刮拭时注意不要损伤皮肤。

【注意事项】 由于坚果需要用力咀嚼，所以经常会诱发头面神经痛的症状发生。因此，坚果类食物，如小核桃、栗子、松子、香榧子、炒花生及炒蚕豆等要尽量避免食用。在治疗过程中，也要忌食能引起头面神经痛的食物，如冰激凌、棒冰、冰西瓜、冰镇饮料等冷饮。辣酱、大蒜、洋葱、京葱、生姜、芥末等辛辣食物。因为这些食物也会刺激头面神经，使其冲动加强，诱发三叉神经痛。

【附注说明】 本方以病变局部经穴部位为主，辅以远道穴位，旨在疏通面部筋脉，祛寒清热，使气血调和，脉通则不痛。大椎为督脉要穴，可疏通头部经络；风池为足少阳和阳维脉的交会穴，功长祛风活络止痛。大杼、膏肓、神堂是足阳明经与头面连接的要穴；四白至颧髎、迎香、上关至下关、颊车至承浆，疏通面部经络。

八、急性胃脘痛(急性胃痉挛)

胃脘痛是指上腹部近心窝处发生疼痛。胃痉挛也称神经性胃运动功能障碍。主要症状是在胸部和腹部发生剧烈的疼痛。胃痉挛属中医学的胃脘痛范畴。其病因病机为寒邪客胃，饮食不节，肝气郁结，气滞血瘀，脾胃虚弱，胃阴不足也可致胃痉挛作痛。

【循经刮拭】 腹部任脉、足阳明经、足少阴经(图 6-15)。

【刮拭取穴】 脾俞、胃俞、中脘、内关、合谷、足三里、公孙。

【刮拭示图】

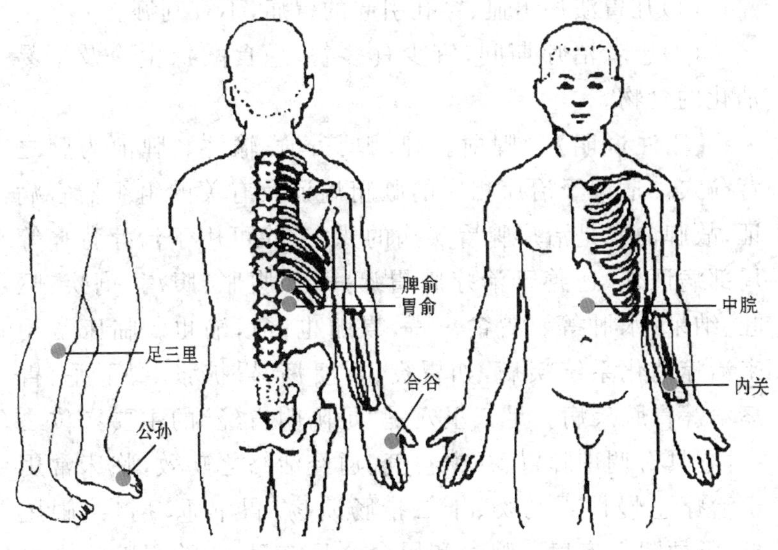

图 6-15　急性胃脘痛刮拭部位

【操作手法】

(1)患者取仰卧位，在施术部位抹上刮痧介质后，用泻法线状刮拭腹部任脉、足阳明经、足少阴经，至“痧痕”显现为止。继而用泻法点状刮拭中脘、内关、合谷、足三里、公孙穴，至“痧痕”显现为止。

(2)患者改为俯卧位。用泻法点状刮拭脾俞、胃俞穴，至“痧痕”显现为止。

(3)第二天根据症状是否缓解，决定补、泻手法。如已缓解，则用补法刮拭上述经络、腧穴。反之，则仍用泻法。

【注意事项】

(1)凡胃溃疡出血、穿孔引起的胃痛,不宜刮痧。

(2)患者治疗期间,宜少食多餐,忌食酸辣生冷及不易消化的食物。

【附注说明】 脾俞。脾,脾脏;俞,输注。脾俞为脾之背俞穴。适用于治疗相应的脏腑病证及有关的组织器官病证,故脾俞穴是治疗脾胃疾病的要穴,除可用于治疗背痛等局部病证外,还善于治疗脾胃疾病,如腹胀、腹泻、痢疾、呕吐、纳呆、水肿等。胃俞。胃,胃腑也;俞,输也。临床常用来治疗消化系统疾病,如胃炎、胃溃疡、胃扩张、胃下垂、胃痉挛等胃脘疾病。足三里穴是"足阳明胃经"的主要穴位之一,它具有调理脾胃、补中益气、通经活络之功效,临床常用于治疗急慢性胃肠炎、十二指肠溃疡、胃下垂、痢疾、阑尾炎、肠梗阻等疾病。脾俞和胃俞合足三里,是治胃腑病症之要穴,刮此能消散阴寒,通降胃气;中脘为胃之募穴,胃俞为胃之背输,输募相合,温中州,理气机,止胃痛。内关、公孙二穴为父母相配,内关通阴维而系胃,公孙络胃经而属于足太阴,且与"血海"冲脉相联。

九、呃　逆

呃逆以胃气上冲,喉间呃声连续不断,声短而频,令人不能自抑为主证。多由饮食不节,情志不和,正气亏虚所引起。

【循经刮拭】 膀胱经、心包经、肾经。

【刮拭取穴】 气喘、内关、太溪(图6-16)。

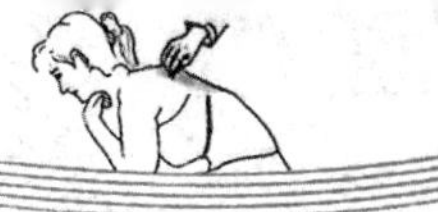

【刮拭示图】

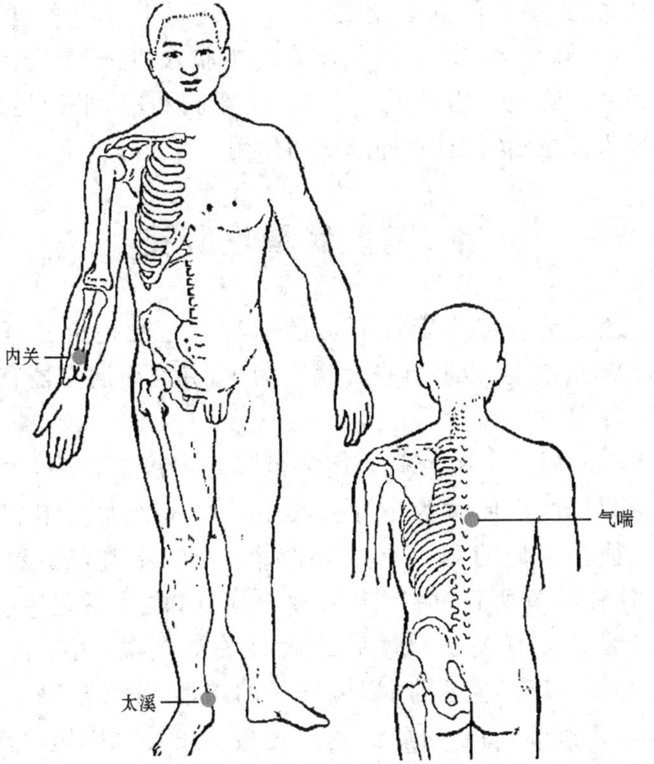

内关
太溪
气喘

图 6-16 呃逆刮拭部位

【操作手法】 重刮以上各经穴部位 3～5 分钟。

【注意事项】 对于功能性呃逆的患者，平时要注意寒温适宜，避免寒邪犯胃，忌食辛热煎炸之物，吃饭时宜细嚼慢咽。对于器质性病变所致呃逆，刮痧疗效欠佳，应以治疗

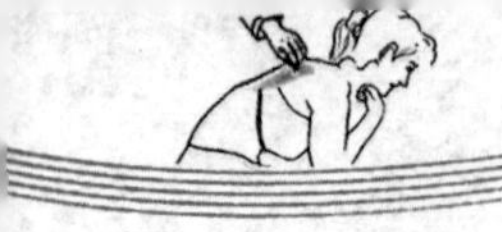

原发病为主。

【附注说明】 呃逆为胃气逆，如果是虚证，久病重病的呃逆，按太溪穴降其上逆之气。内关，属手厥阴心包经，是络穴、八脉交会穴之一。临床常配中脘穴、足三里穴治胃脘痛、呕吐、呃逆。内关通于阴维，能宽胸利膈，平冲逆之气。太溪为肾之腧穴，有平冲降逆的作用。

十、乙型病毒性肝炎

乙肝是乙型病毒性肝炎的简称。乙肝是由乙肝病毒(HBV)引起的、以肝脏炎性病变为主，并可引起多器官损害的一种疾病。

乙肝属于中医黄疸的病症范畴。中医学认为，黄疸以身黄、目黄、小便黄为主症。其中目睛黄染尤为本病的主要特征。黄疸的病因有内外两个方面，外因多由感受外邪，饮食不节所致；内因多与脾胃虚寒，内伤不足有关，内外二因又互有关联。黄疸的病机关键是湿，由于湿阻中焦，脾胃升降功能失常，影响肝胆的疏泄，以致胆液不循常道，渗入血液，溢于肌肤而发生黄疸。阳黄多因湿热蕴蒸，胆汁外溢肌肤而发黄；阴黄多因寒湿阻遏，脾阳不摄，胆汁外溢所致。

【循经刮拭】 刮拭足少阳、足太阴经穴部位为主。

【刮拭取穴】

主刮经穴部位：大椎、大杼、膏肓、神堂。

配刮经穴部位：阳陵泉、胆俞、阴陵泉、内庭、太冲、足三里。如有恶心呕吐，加刮公孙、内关经穴部位；腹张、便秘，加刮天枢、大肠俞经穴部位(图 6-17)。

【刮拭示图】

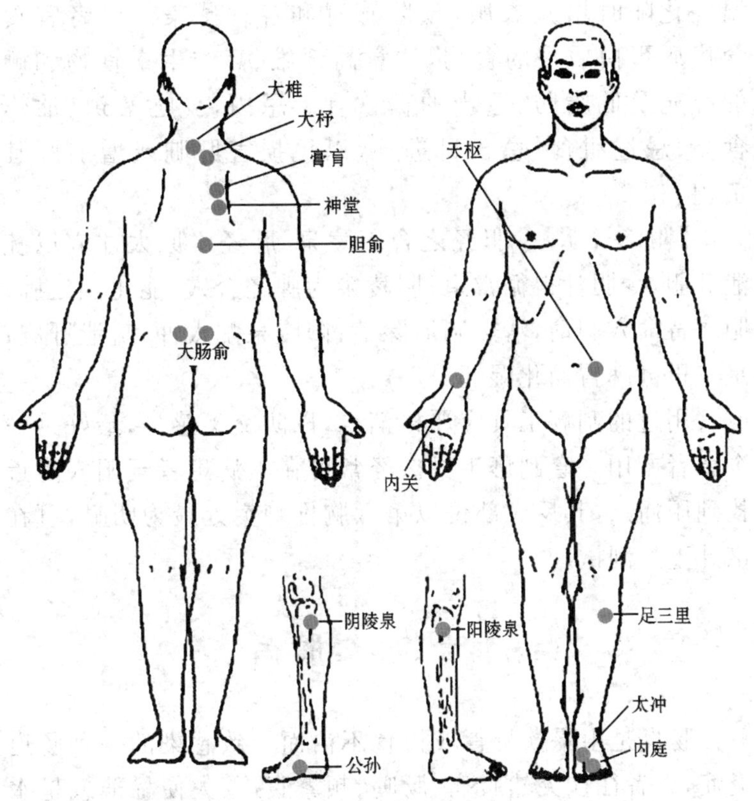

图 6-17　乙型病毒性肝炎刮拭部位

【操作手法】　重刮以上各经穴部位 3～5 分钟。

【注意事项】　慢性乙肝患者机体免疫功能低下,极易被各种病毒、细菌等致病因子感染,这样会使本来已经静止或趋于痊愈的病情再度活动和恶化。患者在饮食起居、个人卫生等方面都应加倍小心,要适当锻炼,根据气温变化随时增减衣服,预防感冒和各种感染。患者宜食含优质蛋白质高的食物,注意高纤维、高维生素食物和硒的补充及低脂肪、适当的糖饮食。忌酒,少吃辛辣、油炸食品;忌过甜食;忌盲目进补,以免损害肝脏或增加肝脏负担。

【附注说明】 胆经之合阳陵泉、肝经之原太冲穴以疏泄肝胆,令胆汁得循常道;阴陵泉为脾经合穴,能化湿健脾;胆之背俞穴胆俞,清热利湿除黄;阳陵泉配太冲,疏泄肝胆;足三里健脾胃而化湿邪。

用过的刮痧工具应严格消毒,以防交叉感染,最好是一个患者专用一套刮痧工具。经常可在本病患者至阳穴附近找到压痛点,其反应部位以第六胸椎棘突处最为明显,可在该处重点刮拭。

十一、肠炎腹泻

肠炎是由暴饮暴食或饮食不洁而导致感染的一种肠道炎症,患者往往突然腹痛、肠鸣、频繁腹泻、大便稀薄或呈水样,可伴有恶心、呕吐,发热与脐周压痛。常见的是痢疾杆菌引起的肠道炎症。痢疾杆菌随着患者及带菌者的粪便排出体外,通过苍蝇、水、手、食物、食具等由口腔进入人体,经过1～7天的潜伏期而发病。本病多发生于夏秋季。起病多数很急,先有发热怕冷、全身不适、食欲减退症状,接着出现腹泻,开始时粪便为水样或水糊状,很快转为带有黏液脓血

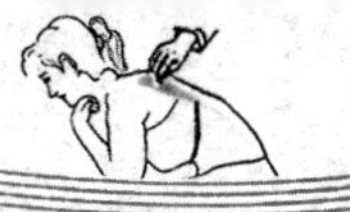

的粪便，每天十几次，甚至几十次，量很少，有时只有想大便的急迫感觉而无大便排出（医学上称为里急后重）。一般于1～2周症状就可以消退。如治疗不当或不及时可转为慢性，症状反复发作或持续不愈，超过2个月以上者称为慢性肠炎。遇到饮食不洁、受凉、疲劳过度时，又可引起急性发作。

【循经刮拭】 任脉、足少阴经、足阳明经。

【刮拭取穴】 天枢、气海、上巨虚、阴陵泉、委中、曲泽（图6-18，图6-19）。

【刮拭示图】

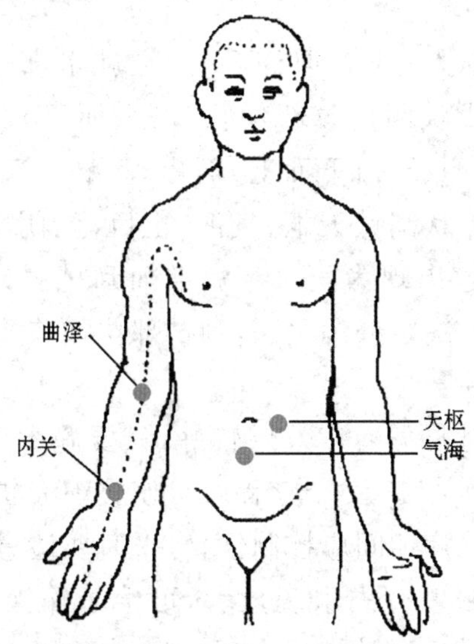

图6-18 肠炎腹泻刮拭部位①

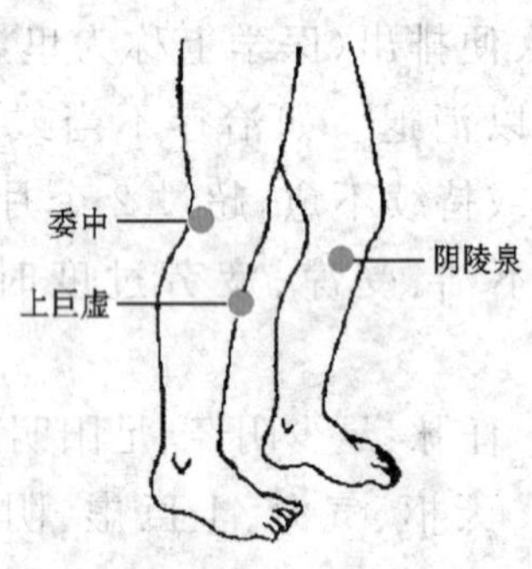

图 6-19 肠炎腹泻刮拭部位②

【操作手法】 患者取仰卧位，在施术部位抹上刮痧介质后，用泻法线状刮拭腹部任脉（由上而下）、足少阴经（由上而下）、足阳明经（由下而上）至出现"痧痕"。患者仍取仰卧位，用泻法点状刮拭天枢、气海、上巨虚、阴陵泉、委中、曲泽穴，至"痧痕"出现为止。对症增加刮拭腧穴。第二天视症状是否缓解，决定补泻手法，刮拭部位如前。

【注意事项】

(1)刮痧对肠炎治疗效果较好，只要施术手法正确，补、泻适宜，一般施术 1～2 个疗程就可使腹泻症状消失。

(2)肠炎治疗期间应控制饮食，平时要注意饮食卫生。

(3)腹泻频繁有失水现象者，可给予输液，或输液前多喝些淡盐水。如仍无缓解，出现电解质紊乱，则需根据病情纠正。

【附注说明】 天枢穴是临床常用穴位，其应用报道以治疗肠胃疾病为主。经临床摸索发现，天枢穴有其特殊的

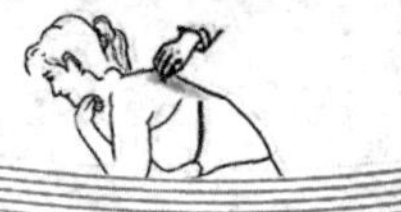

作用，天枢穴与胃肠道联系紧密，对调节肠腑有明显的双向性疗效，既能止泻，又能通便。按压天枢穴具有调理胃肠、理气消滞、消炎止泻、通利大便等功能。气海，气为气态物也；海，大也。气海之名意指任脉水气在此吸热后气化扩散。配足三里穴、脾俞穴、胃俞穴、天枢穴、上巨虚穴，治胃腹胀痛、呃逆、呕吐、水谷不化、大便不通、泄痢不止（脾气虚弱）。上巨虚为大肠下合穴，可运化湿滞；阴陵泉可健脾化湿。

十二、慢性结肠炎

慢性结肠炎是指排便次数增多、粪便稀薄，甚至泻下如水样或白冻便为主要症状的一种疾病，大多反复发作，病程多在 6 个月以上。胃肠道的分泌、消化、吸收和运动等任何一种功能失常都可引发结肠炎，但大多是由急性肠炎迁延而成。其腹泻等症状常出现在黎明之时，腹部隐隐胀病，辘辘鸣响，泻下如注，完谷不化，泻后则安。俗称“五更泻”。

中医学认为，本病属“泄泻”范畴，乃饮食不节或情志失调，或久病气虚损伤脾胃及肠而致清浊不分、升降失司。

【刮拭取穴】 脾俞、肾俞、大肠俞、中脘、天枢、足三里、二间、上巨虚（图 6-20）。

【刮拭示图】

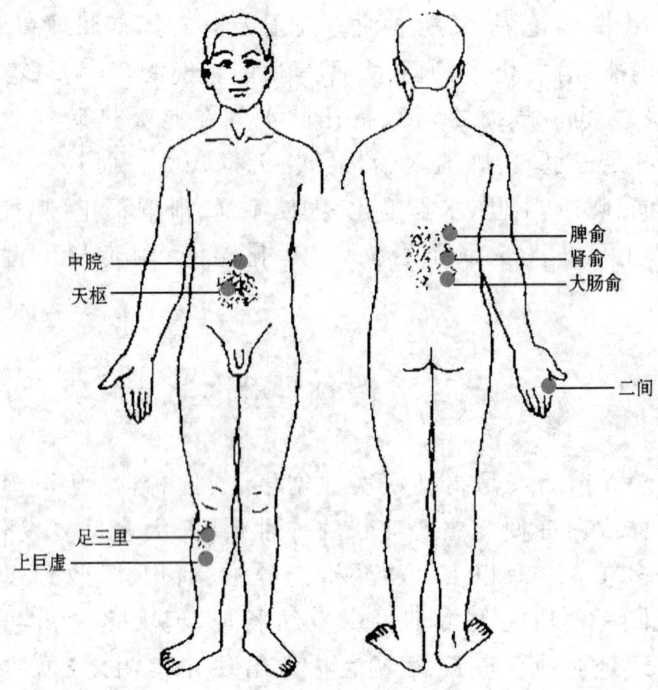

图 6-20 慢性结肠炎刮拭部位

【操作手法】 重刮脾俞、肾俞、大肠俞;点揉或刮中脘、天枢;刮足三里;刮二间、上巨虚。

【注意事项】 注意饮食卫生,不吃腐烂变质食物,生吃瓜果要洗净;饮食宜清淡易消化,忌食肥甘厚味食品;注意腹部保暖,避免感受寒凉。

【附注说明】 脾俞在第十一胸椎棘突下,旁开 1.5 寸。临床上常配胃俞、中脘、章门、足三里、关元俞主治泄泻等胃肠疾病。中脘,属奇经八脉之任脉腧穴。此穴的主治疾病

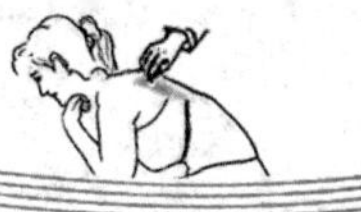

为消化系统疾病，如腹胀、腹泻、腹痛、肠鸣、吞酸、呕吐、便秘、黄疸等；对一般胃病、食欲不振、目眩、耳鸣等也有很好的疗效。上巨虚穴，在犊鼻穴下 6 寸，足三里穴下 3 寸。临床常用来治疗肠鸣、腹痛、腹泻、便秘、肠痈等肠胃疾病。

十三、腹　痛

腹痛是临床常见的症状，也是患者就诊的原因。腹痛是指胃脘以下、耻骨联合以上部位发生的以疼痛为主要表现的病症。腹部为诸多经脉所过之处，所以不论何种病因，如外邪、饮食、情志等，凡导致有关脏腑气机不利或经脉气血不通时，均可引起腹痛。腹痛可见于内科、外科、妇科等多种疾病中，以肠道疾病和妇科病引起腹痛较为多见。西医学的急、慢性肠炎，肠易激惹综合征等疾病也常引起腹痛。

【循经刮拭】 任脉、足阳明胃经。

【刮拭取穴】 中脘、天枢、关元、足三里（图 6-21）。

【刮拭示图】

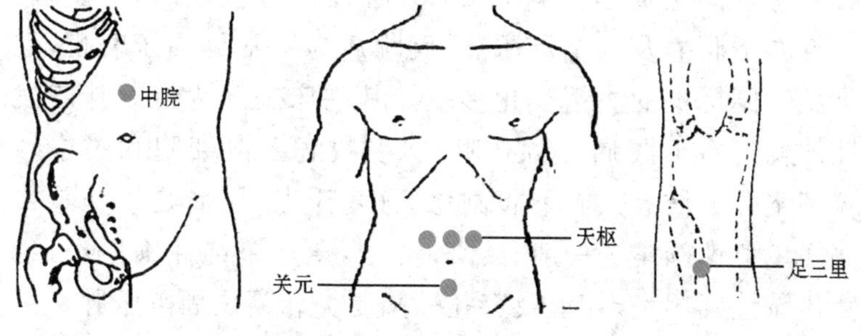

图 6-21　腹痛刮拭部位

【操作手法】 患者取俯卧位。在施术部位消毒、涂抹刮痧介质(油或者膏)后,沿腹部中线从上向下刮拭,从中脘到关元,经过天枢穴,然后点按足三里穴。

【注意事项】

(1)节饮食,适寒温,调情志;积极治疗原发病。

(2)寒痛者要注意保暖,虚痛者宜进食易消化食物,热痛者忌食肥甘厚味和醇酒辛辣,食积者注意节制饮食,气滞者要保持心情舒畅。

(3)急腹症引起的腹痛,在刮痧治疗的同时应严密观察,必要时应采取其他治疗措施或手术治疗。

【附注说明】 中脘在脐上,是胃经募穴、腑会,天枢在脐旁,为大肠募穴,关元在脐下,为小肠募穴,故不论何种腹痛,均可在局部选用上穴疏调胃肠气机;"肚腹三里留",腹痛应首选足三里。诸穴合用,相得益彰。

十四、急性阑尾炎

急性阑尾炎是外科常见病,居各种急腹症的首位。转移性右下腹痛及阑尾点压痛、反跳痛为其常见临床表现,但是急性阑尾炎的病情变化多端。其临床表现为持续伴阵发性加剧的右下腹痛、恶心、呕吐,多数病人白细胞和嗜中性粒细胞计数增高。右下腹阑尾区(麦氏点)压痛是该病重要体征。急性阑尾炎一般分 4 种类型:急性单纯性阑尾炎,急性化脓性阑尾炎,坏疽及穿孔性阑尾炎和阑尾周围脓肿。

急性阑尾炎属于中医肠痈范畴。多因恣食肥甘厚味,湿热蕴于肠间;或饱食后剧烈运动,或跌仆损伤,至肠腑血

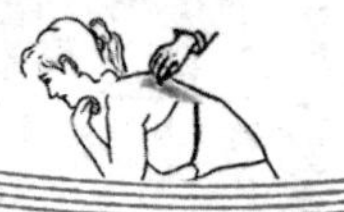

络损伤,瘀血凝滞,导致血败肉腐而成痈脓。

【循经刮拭】 刮拭手足阳明经穴部位为主。

【刮拭取穴】

主刮经穴部位:大椎、大杼、膏肓、神堂。

配刮经穴部位:足三里至上巨虚、天枢、曲池。

发热,加刮合谷、外关经穴部位;呕吐,加刮内关经穴部位;便秘,加刮支沟经穴部位(图 6-22)。

【刮拭示图】

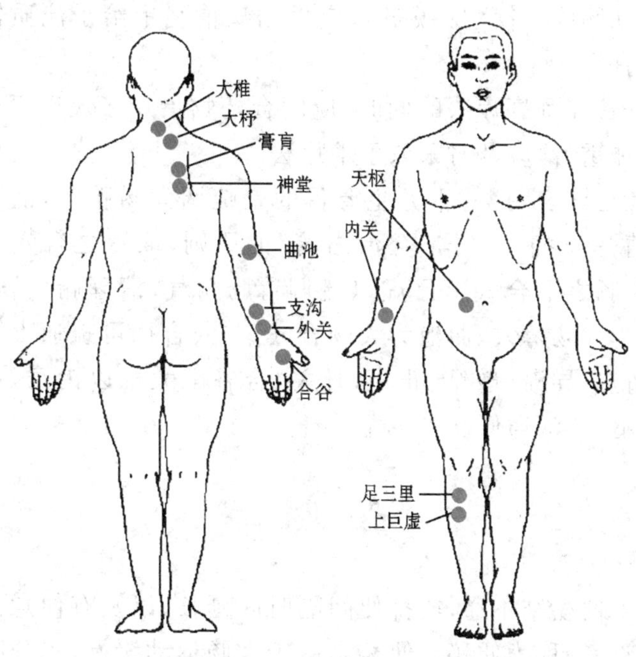

图 6-22 急性阑尾炎刮拭部位

【操作手法】 重刮以上各经穴部位3～5分钟。

【注意事项】

(1)饮食有节,勿暴饮暴食,勿嗜食膏粱厚味和辛辣刺激、醇酒生冷之品,以免肠道功能受损而诱发本病。

(2)起居有常,勿饱食后暴急奔走,寒温失摄,情志郁怒,以免气血失调而诱发本病。

(3)初期及酿脓期肠痈(急性单纯性、轻型化脓性阑尾炎和阑尾脓肿),可根据食欲情况给予流质或半流质饮食。溃脓期肠痈(并发腹膜炎),应根据病情轻重给予流质饮食或禁食。

(4)在刮痧疗法的同时,应配合药物治疗。效果不佳或病情加重者,应及时采取手术疗法。

【附注说明】 本方主要目的是疏调大肠腑气,活血祛瘀,清热止痛。根据“合治内腑”的原则,取胃之合穴足三里,大肠之下合穴上巨虚以疏调胃肠腑气,清理腑中积热;天枢为大肠募穴,曲池为大肠合穴,二穴合用可疏通大肠气血,清热、导滞、散结、止痛;外关、合谷配大椎以泻身热;内关止呕,支沟通便。

十五、便　秘

大便秘结不通,或排便间隔时间延长,以及有便意而排出困难者,称为便秘。便秘是由于大肠运动缓慢,水分吸收过多,干而硬的粪块堆积在大肠,不容易排出造成的。在正常情况下,食物经过胃肠道的消化吸收,最后排出糟粕(粪便)。正常排便时间一般在20～40小时,如超过排便时间无

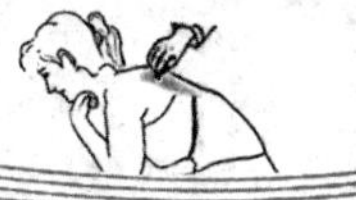

粪便排出，一般可视为便秘。有的人习惯于2～3天排便一次，而无便秘症状，不能视为便秘。反之，有时因排便困难，以致一日排便数次，但每次量少，部分粪便仍滞留肠内，也应视为便秘。另外，由于偏食，肠肌无力，骨盆底肌软弱或缺乏正常排便规律等引起的便秘，称为习惯性便秘。大部分人的便秘最主要原因是缺乏体力劳动，大便不定时，长期食用缺乏纤维素的食品，肠蠕动减弱，因而发生便秘。此外，部分性肠梗阻、肠道外疾病压迫肠道、直肠、肛门疾病时，也可引起便秘，

【循经刮拭】 腰部督脉、足太阳经及腹部任脉、足阳明经。

【刮拭取穴】 大肠俞、小肠俞、次髎、天枢、关元、公孙(图6-23)。

【刮拭示图】

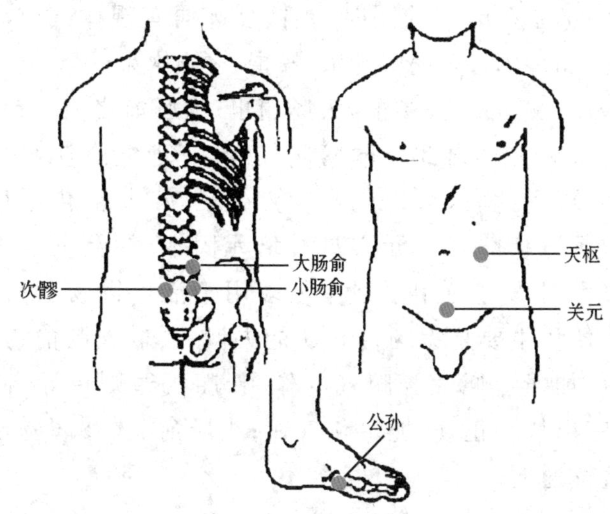

图 6-23 便秘刮拭部位

【操作手法】

(1)患者取俯卧位,施术者站于床前。在施术部位抹上刮痧介质后,自上而下用泻法线状刮拭腰部督脉,自下而上用泻法线状刮拭腰部足太阳经。

(2)点状泻法刮拭大肠俞、小肠俞和次髎穴。

(3)患者取仰卧位,施术者站于床前。在施术部位抹上刮痧介质后,自上而下用泻法线状刮拭腹部任脉;自下而上泻法线状刮拭腹部足阳明经。

(4)用点状泻法刮拭天枢、关元、足三里、公孙穴。

(5)患者排便后,改用补法刮拭上述经络、腧穴,坚持 1 个月。

【注意事项】

(1)刮痧对习惯性便秘有效,对其他疾病引起的便秘也能缓解其症状。但肿瘤诱发的便秘不属刮痧治疗范围。

(2)患者在治疗的同时,要饮食起居有规律,养成每天定时排便的习惯,多喝些开水、蜂蜜,多吃水果等。

【附注说明】 大肠俞,大肠腑也;大肠俞之名意指大肠腑中的水湿之气由此外输膀胱经,具有理气降逆,调和肠胃之功效,刮此穴,可以用来治疗便秘,小儿消化不良,肠炎等胃肠道疾病。关元穴具有培元固本、补益下焦之功,凡元气亏损均可使用。临床上多用于治疗胃肠及泌尿系疾病。便秘主要是大肠传导功能失调,故取大肠俞与募穴天枢,可加强疏通大肠腑气的作用,腑气通则传导自能恢复;足三里扶助正气,能生化气血;小肠俞、次髎润肠通便;公孙益气通便。

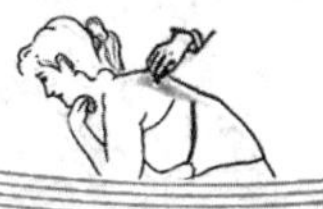

十六、高血压

高血压病又称原发性高血压，是以动脉血压增高，尤其是舒张压持续升高为特点的全身性、慢性血管疾病。若成人收缩压＞18.7千帕（140毫米汞柱），舒张压＞12千帕（90毫米汞柱），排除继发性高血压，并伴有头痛、头晕、耳鸣、健忘、失眠、心悸等症状即可确诊。晚期可导致心、肾、脑器官病变。现西医学认为，本病与中枢神经系统及内分泌、体液调节功能紊乱有关。其次，年龄、职业、环境，以及肥胖、高脂质、高钠饮食，嗜酒、吸烟等因素，也可促使高血压病发生。

中医学认为，本病属“头痛”“眩晕”范畴，其病因病机为情志失调，饮食不节和内伤虚损，使肝阳上亢、肝风上扰所致。

【循经刮拭】 颈部与背部的督脉、足太阳经。

【刮拭取穴】 印堂、人迎、风池、曲泽、曲池、合谷、太冲、丰隆（图6-24）。

【刮拭示图】

【操作手法】

（1）患者取端坐位，在头部施术部位抹上刮痧介质后，用泻法点状刮拭印堂、人迎、风池穴，至“痧痕”显现为止。

（2）患者取俯坐位或俯卧位，在背部施术部位抹上刮痧介质后，用泻法线状刮拭颈部与背部的督脉（由上而下）、足太阳经（由下而上），至“痧痕”显现为止。

（3）患者取端坐位或仰卧位，在上肢和下肢的施术部位抹上刮痧介质，用泻法点状刮拭曲泽、曲池、合谷、太冲、丰

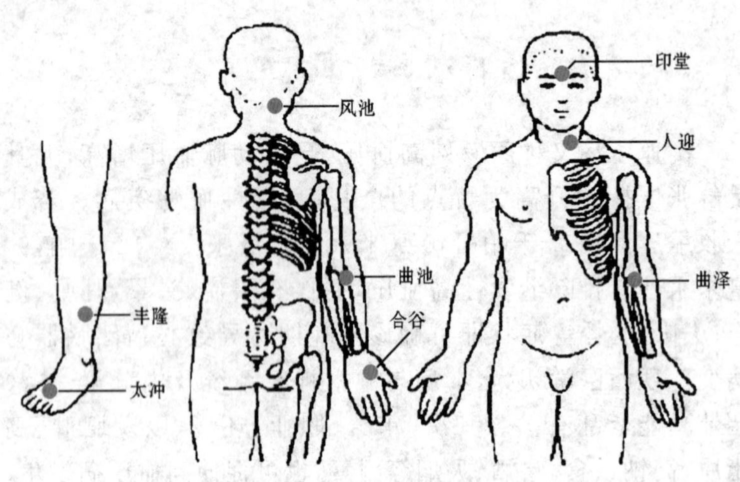

图 6-24　高血压刮拭部位

隆穴，至“痧痕”显现为止。

(4)对每一施术部位施术时间约 10 分钟，7 次为 1 个疗程。通常每日施术 1 次；症状轻微者可隔日 1 次；血压偏高、症状明显者可每日 2 次。至症状消失，一般 1～4 个疗程。血压趋于正常后可停止施术，以后偶尔出现血压升高时，可以补法刮拭 1～2 次。

【注意事项】　在高血压患者的饮食中，应少吃盐，高钠饮食可导致血压升高。患者应多补钾，因富含钾的食物可降低血压，含钾丰富的食物有黄豆、番茄酱、菠菜、比目鱼和小扁豆等。高血压患者的心理表现是紧张易怒、情绪不稳，这些又都是使血压升高的诱因。患者可通过改变自己的行为方式，培养对自然环境和社会的良好适应能力，避免情绪激动及过度紧张、焦虑，遇事要冷静、沉着。当有较大的精

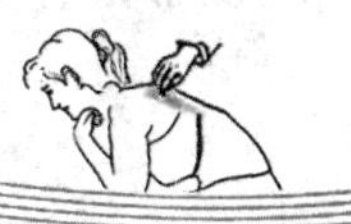

神压力时，应设法释放，向朋友、亲人倾吐，或参加轻松愉快的业余活动，将精神倾注于音乐或寄情于花卉之中，使自己生活在最佳境界中，从而维持稳定的血压。

【附注说明】 印堂、人迎有安神定惊、醒脑开窍、宁心益智、疏风止痛、通经活络之功；风池为阳维，足少阳之会，以潜清空浮越之阳；太冲属足厥阴肝经，以平肝息风；丰隆以化痰和中；百会居于巅顶，为诸阳之会，并与肝经相通，针之泻诸阳之气，平降肝火；曲池、曲泽、合谷清泻阳明，理气降压。

十七、低血压

低血压是体循环动脉压低于正常的总称。一般来说，按常规测量法，测得成人肱动脉血压低于90/60毫米汞柱(12.0/0.8千帕)时，可称为低血压。本病属于中医学"眩晕""虚损"的范畴。以气虚为本，涉及心、肺、脾、肾等脏器。心主血脉，肺朝百脉，心肺之气不足，不能推动血行脉中；脾气不足，无以化生气血；肾气亏虚，气血运行无力，均可导致血不充养于脉而生本病。低血压大致可分为体质性、体位性、继发性三类，体质性多与体质瘦弱和遗传有关，多见于20～50岁的妇女和老年人；体位性是患者长时间站立或从卧位到坐位、站立位时，突然出现血压下降超过20毫米汞柱，并伴有相应症状；继发性多由某些疾病或药物引起，如腹泻、大出血、风湿性心肌病、心肌梗死、中风、降血压药或抗抑郁药等。

【循经刮拭】 督脉、任脉、足太阳膀胱经、足阳明胃经。

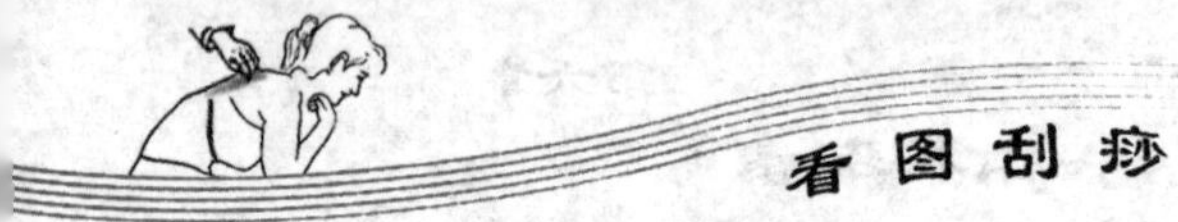

【刮拭取穴】　百会、气海、心俞、脾俞、肾俞、足三里(图6-25)。

【刮拭示图】

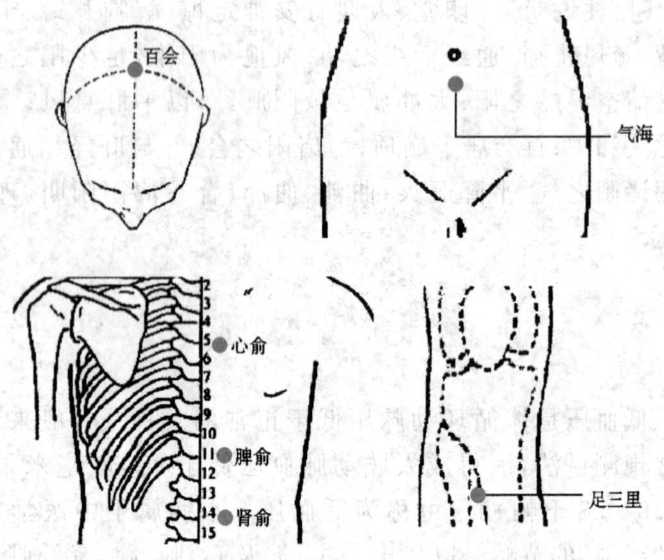

图 6-25　低血压刮拭部位

【操作手法】　患者取俯卧位，在施术部位消毒、涂抹刮痧介质(油或者膏)后，先点按百会，然后刮拭背部膀胱经，经心俞、肺俞、肾俞等穴，然后仰卧位刮拭气海穴。

【注意事项】

(1)晚上睡觉将头部垫高，可减轻低血压症状；早上起床时，应缓慢地改变体位，防止血压突然下降，起立时不能突然。

(2)通过适当参加体力活动来增强体质，增加营养，多

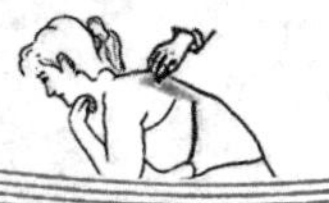

饮水，多吃汤类食品，提高对血压变化的调节能力。

【附注说明】 百会位于巅顶，属于督脉，为诸阳之会，内络于脑，可提升阳气；气海位于脐下，属于任脉，可补气升压；足三里补中健脾，化生气血；心俞、脾俞、肾俞调补心脾肾，益气养血升压。

刮痧对本病有较好的升压作用，但因低血压多伴有或继发于相关疾病，因此应明确诊断，积极治疗相关病症。血压过低、病情危急时，应做急救处理。

十八、眩　晕

眩晕是指病人自觉头昏眼花，视物旋转翻复，常伴有恶心、呕吐、胸闷、出汗等症。起病常见因素为体质虚弱，再加思虑过度，心脾两虚，气血生化不足，不能上冲头目；或房室不节，肾阴暗耗，不能生精补脑和益髓，髓海空虚；或情志失调，郁怒伤肝，肝阳偏亢，肝风内动；或阳虚体质，又过食肥甘厚腻，湿盛生痰，风痰上扰清窍，均可导致眩晕。

本证可见于高血压病、动脉硬化、内耳性眩晕、贫血、神经官能症等。

【循经刮拭】 刮拭督脉、足太阳、足阳明、足少阳经穴。

【刮拭取穴】

主刮经穴部位：大椎、大杼、膏肓、肩井。

配刮经穴部位：百会、风池、头维至率谷、足三里、太冲。气血不足，加刮脾俞、气海经穴部位；肾阴虚，加刮肾俞、太溪经穴部位；肝阳偏亢，加刮行间、太溪经穴部位；痰湿中

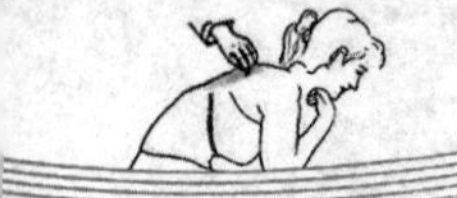

阻,加刮丰隆经穴部位(图 6-26)。

【刮拭示图】

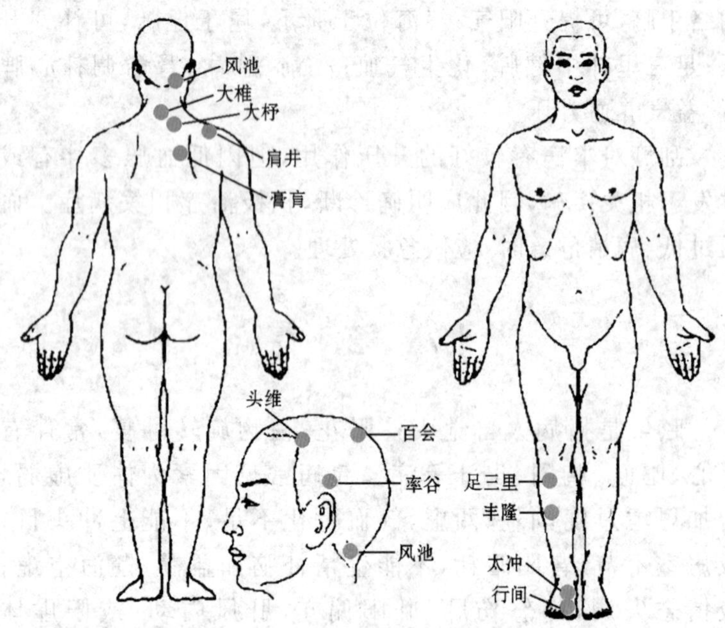

图 6-26 眩晕刮拭部位

【操作手法】 手持刮痧板(与皮肤呈 45°斜角),用重手法刮拭主刮经穴部位 3 分钟左右;重刮配穴部位及行间、丰隆 3~5 分钟;其他经穴部位轻刮 3 分钟左右。

【注意事项】 眩晕患者应积极参加体育锻炼。体质差者可提高身体素质,体胖者可增强气血运行,加速排泄水湿痰饮。饮食宜素净和容易消化。不宜食用烟、酒、浓茶、咖啡、韭菜、辣椒、大蒜等刺激性食物。卧室光线宜昏暗,环境要安静。保持心情舒畅,防止七情(喜、怒、忧、思、悲、恐、惊)过度。

【附注说明】 百会、头维至率谷、风池均位于头项部,重刮以疏风潜阳,清理头目;足三里配脾俞、气海能运化水谷,生精化血,以资生化之源;太溪、肾俞坚肾阴,使髓海得以充养;行间配太冲可平肝降逆;丰隆建中涤痰。

十九、失 眠

失眠通常指患者睡眠时间或质量不满足并影响白天社会功能的一种主观体验,包括入睡困难、时常觉醒及(或)晨醒过早。失眠又称"不寐""不得眠""不得卧""目不眠"。中医学认为本病的病位在心。凡思虑忧愁,操劳太过,损伤心脾,气血虚弱,心神失养;或房劳伤肾,肾阴亏耗,阴虚火旺,心肾不交;或脾胃不和,湿盛生痰,痰郁生热,痰热上扰心神;或抑郁恼怒,肝火上扰,心神不宁等,均可导致失眠。常见于西医学的神经衰弱、神经官能症及贫血等疾病。

【循经刮拭】 手少阴心经、手厥阴心包经、督脉、奇穴。

【刮拭取穴】 神门、内关、百会、安眠(图 6-27)。

【刮拭示图】

【操作手法】 患者取坐位,在施术部位消毒、涂抹刮痧介质(油或者膏)后,用刮痧板刮拭,点揉神门、内关、百会、安眠穴。

【注意事项】

(1)以清淡而富含蛋白质、维生素的饮食为宜。

(2)生活有规律,定时休息,晚餐不宜过饱,睡前不饮茶和咖啡等刺激性饮料。

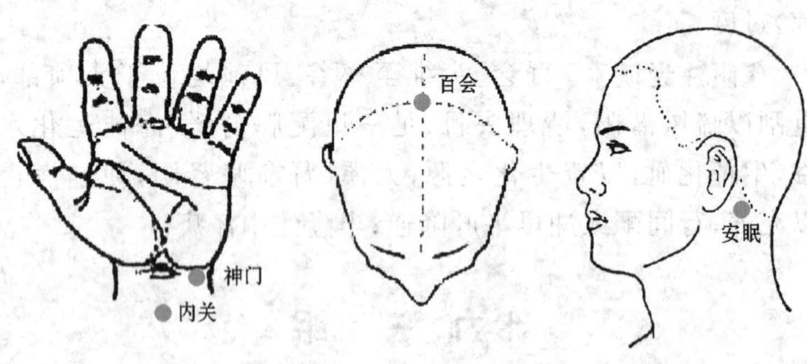

图 6-27 失眠刮拭部位

【附注说明】 失眠一症，主要因为心神不宁。治疗首选心经原穴神门，心包经之络穴内关宁心安神，为治疗失眠之主穴；百会穴位于巅顶，入络于脑，可清头目宁神志；安眠为治疗失眠的经验效穴。诸穴合用，养心安神，恰合病机。刮痧治疗失眠有较好的疗效，但在治疗前应做各种检查以明确病因。如由发热、咳嗽、疼痛等其他疾病引起者，应同时治疗原发病。

二十、老年性痴呆

大脑是容易疲劳的器官。痴呆是一种脑力衰弱，记忆力减退，遇事善忘的病症。尤其在脑力劳动者中为多见。其病因多由思虑过度，伤及心脾，或因心肾内耗，髓海空虚，脑失所养所致；也可因痰浊、瘀血扰心所致。症状多表现为记忆力减退，遇事善忘，精神倦怠，思维迟钝。但兼症不同，其证亦异。如心悸气短、纳呆腹胀为心脾两虚；腰膝酸软，精

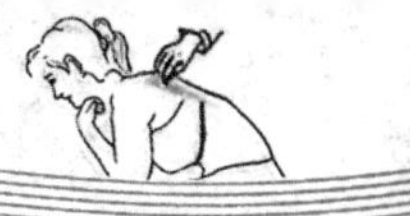

神恍惚为心肾不交；嗜卧、纳呆、头重胸闷为痰浊扰心；舌强语謇、舌紫脉涩为瘀血攻心等。

【循经刮拭】 刮拭脾经、肝经、心经、肾经。

【刮拭取穴】 分二组，第一组百会、膏肓俞、心俞、志室、次髎、足三里、复溜、中封。第二组中脘、内关、神门。并随症配穴。心脾两虚，配脾俞、膈俞、三阴交、神门；心肾不交，配肾俞、太溪、通里、风池；痰浊扰心，配脾俞、章门、阴陵泉、丰隆；瘀血攻心，配膈俞、肝俞、廉泉、大陵、太冲、大敦(图 6-28)。

【刮拭示图】

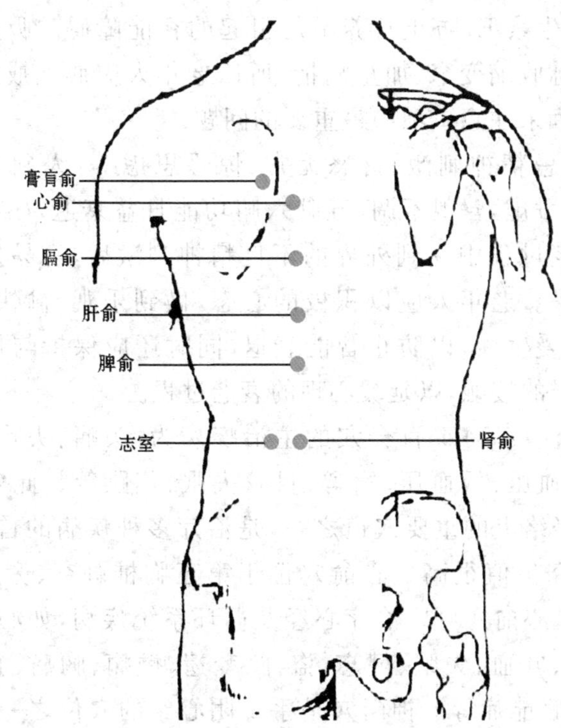

图 6-28　老年痴呆刮拭部位

【操作手法】 用刮痧点揉法。先刮一组穴至出现痧痕为止，并点揉二组穴，每日 1 次。再随证加刮配穴，心脾两虚的手法力度中等，操作范围宜局限；心肾不交的手法力度宜轻，操作范围较广泛；痰浊扰心的手法力度较重，操作范围较广泛。其中丰隆穴以针点刺。

【注意事项】

(1)老年痴呆与饮食有着很密切关系：研究发现牛奶、鸡蛋、鱼、肉、动物肝脏等优质蛋白食品对大脑功能有强化作用，大量的蔬菜、水果及豆制品可补充 B 族维生素、维生素 C、维生素 E，防止营养不足引起的智能障碍。吸烟使体内小动脉收缩变窄、加重病情，所以老年人应戒烟戒酒。这是老年痴呆注意事项中最重要的问题。

(2)忌精神刺激、喜怒无常、惊恐思虑等：人到老年之后，气血亏虚，营卫不调，五脏六腑功能日益衰退，如在这个自然衰老过程中受到外界的不良精神刺激后，容易发生老年性痴呆。老年人应以积极的心态，做到乐观、愉快、宽宏大量、热爱生活，以防止智能衰退，同时还应保持与周围环境及人群的接触，以延缓心理的衰老过程。

【附注说明】 百会穴的主治疾病为：头痛、头重脚轻、痔疮、高血压、低血压、宿醉、目眩失眠、焦躁等。此穴为人体督脉经络上的重要穴道之一，是治疗多种疾病的首选穴，医学研究价值很高。心俞穴位于第五胸椎棘突、旁开 1.5 寸。刮拭心俞穴可以治疗心经及循环系统疾病，如心痛、惊悸、咳嗽、吐血、失眠、健忘、盗汗、梦遗、癫痫、胸痛、心悸亢进、神经官能症等。神门穴是手少阴心经的穴位之一，可治疗心痛心烦，惊悸怔忡，失眠健忘，痴呆，癫狂痫等心与神志病证。中脘、内关健运脾胃，化痰降浊；足三里益脾胃以资气血化生之源。

二十一、面　瘫

颜面神经麻痹又称“面瘫”“吊线风”。多因受风寒或痰湿阻滞经络，气血运行不畅，经脉失养而得本病。患者往往晨间起床后，发现一侧眼睑不能闭合，流泪，不能皱眉，口角向一侧歪斜，说话漏气，流口水，食物停留在瘫痪一侧，不能咽下。

【循经刮拭】　刮拭以手足阳明经穴部位为主。

【刮拭取穴】　阳白、听会、颊车、地仓、内庭、翳风、睛明、太阳(图 6-29)。

【刮拭示图】

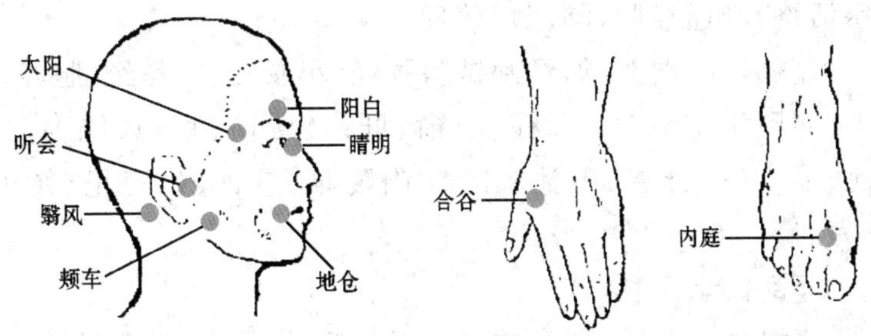

图 6-29　面瘫刮拭部位

【操作手法】　用刮痧和点揉法。先刮风池，再点揉睛明、太阳、阳白、地仓、颊车、翳风等穴，然后点揉或刮合谷、内庭，每日1次。

【注意事项】 锻炼身体，提高身体素质，避免过劳，减轻工作压力。患感冒、牙痛或中耳炎等疾病时应及时治疗。

【附注说明】 本方重点刮拭病变局部之经穴，目的在于疏通阳明、太阳经气，以祛风散寒除湿，从而调和气血，使筋肉得以濡养，则面瘫自可痊愈。面部腧穴可疏调局部经络气血，活血通络。内庭为循经远端选穴，急性期用泻法可祛除阳明经络邪气，祛风通络。

二十二、中风后遗症

中风后遗症是中风经过救治后，病情好转，但留有半身不遂、语言不利、口眼歪斜等后遗症。采用刮瘀疗法，以祛瘀活络，舒通经脉，临床疗效理想。

【循经刮拭】 循经刮拭膀胱经、小肠经、三焦经、胆经。

【刮拭取穴】 天柱、心俞、肝俞、肾俞、秩边、膈俞、曲池、手三里、合谷、阳池、环跳、阳陵泉、悬钟、足三里（图6-30）。

【刮拭示图】

【操作手法】 刮痧的部位及顺序为头部、背部督脉，以及两旁的膀胱经，上下肢阳经经脉。刮痧的部位先涂以活血剂，医者右手持刮痧板，与皮肤之间成45°角，利用腕力由上向下反复刮拭，直至皮肤出现红色斑点或瘀血瘀块现象为止。

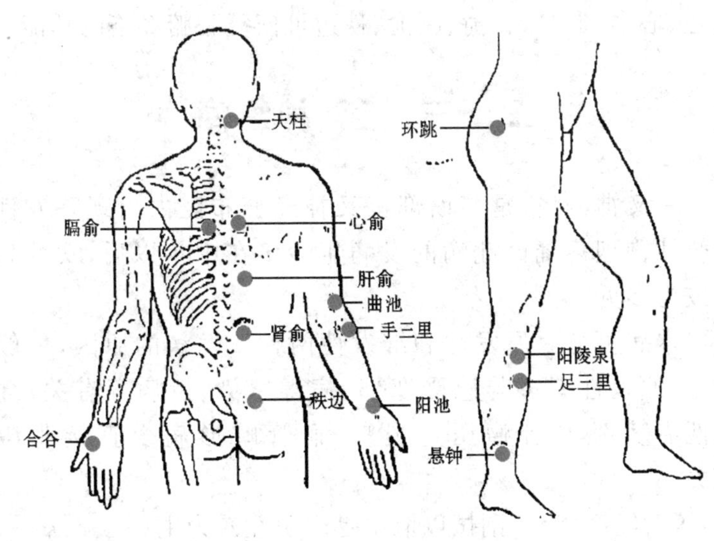

图 6-30　中风后遗症刮拭部位

【注意事项】　刮痧是治疗本病的辅助方法，常配合功能锻炼、针灸、按摩等综合疗法。宜保持情志平稳，饮食得当，并尽早治疗。

【附注说明】　曲池是手阳明大肠经的合穴，临床上常配肩髃、外关等治疗上肢痿痹；手三里具有通经活络，清热明目，调理肠胃的作用，常配曲池穴治上肢不遂；环跳具有祛风化湿、强健腰膝的作用，临床常用来治疗坐骨神经痛，下肢麻痹，脑血管病后遗症，腰腿痛，髋关节及周围软组织疾病。阳明为多气多血之经，气血旺盛，疾病易于恢复，故取曲池、手三里、合谷、足三里以通调上肢、下肢及头面之气血，祛风化痰；少阳为枢，主持全身之运动，取悬钟、环跳、阳陵泉、阳池各穴以舒筋通络，恢复肢体的运动功能。膀胱经

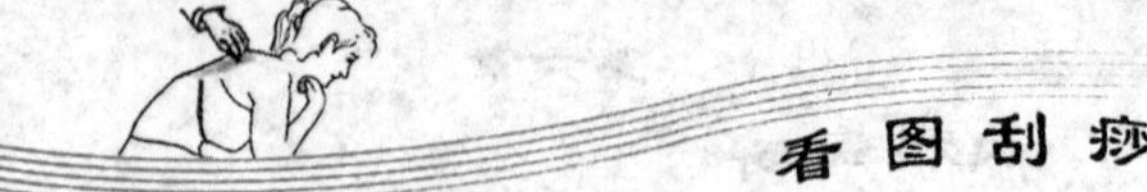

天柱、心俞、肝俞、肾俞、膈俞、秩边可恢复脏腑经络的功能。

二十三、三叉神经痛

三叉神经痛，是指面部三叉神经分布区内出现阵发性短暂性剧烈疼痛。此病的发病年龄多在中年以后，女性患者较为多见。

本病可分为原发性和继发性两种。发病的原因，一般认为，原发性者多与感受寒邪、病毒感染、齿病等有关；继发性者大致与肿瘤压迫炎症、血管畸形病变直接刺激相关。

【循经刮拭】 刮拭以取手足阳明经穴为主。

【刮拭取穴】

主刮经穴部位：风池、大椎、大杼、膏肓、神堂。

配刮经穴部位：阳白、四白、巨髎、颧髎、夹承浆、颊车、下关、合谷、内庭(图 6-31)。

【刮拭示图】

【操作手法】 泻法，以中等强度手法刮拭以上各经穴部位各 3～5 分钟。其中面部诸经穴部位，用刮板边角刮拭，

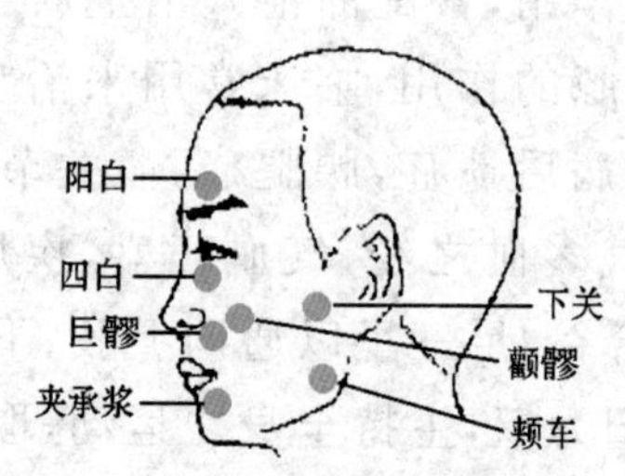

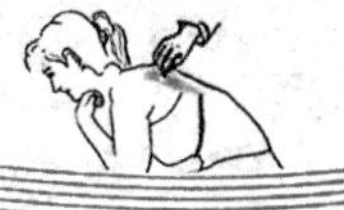

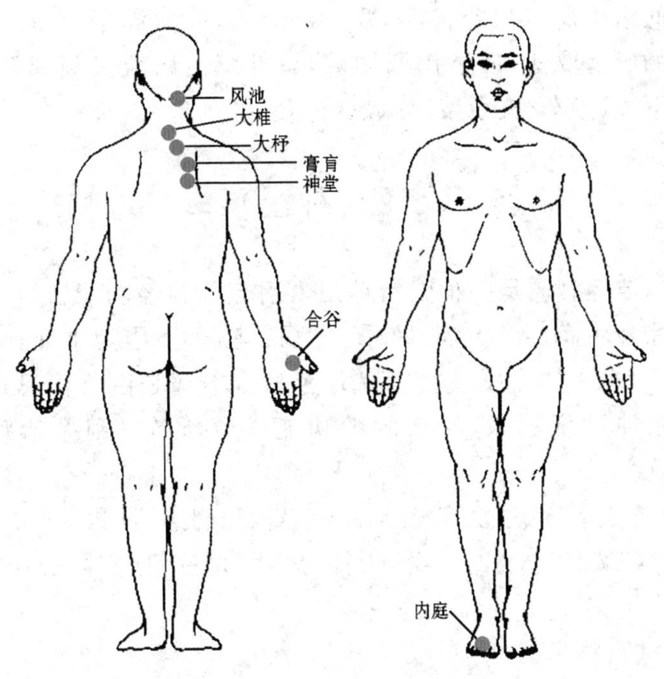

图 6-31　三叉神经痛刮拭部位

注意手法不要太重，以免造成伤害。

【注意事项】　刮痧治疗应坚持较长时间。手法多用泻法，平时应注意尽量避免或减少疼痛的诱发因素。

【附注说明】　三叉神经痛属中医面痛范畴，足阳明经分布于面，故取四白、巨髎、颊车、下关、合谷、内庭等阳明经穴，以疏风通络止痛；配四白、颧髎、夹承浆等三叉神经分布范围的穴位，以活血通络止痛；主刮经穴：风池、大椎、大杼、膏肓、神堂等以宁神安志。风池为足少阳与阳维脉的交会穴，功长祛风活血；大椎祛风退热止痛；大杼、膏肓、神堂祛

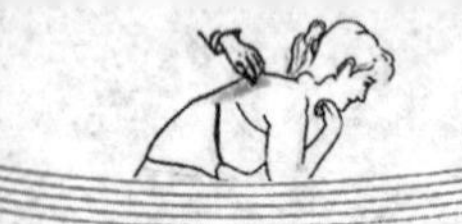

风通络止痛。刮合谷，为循经远取法，以清泻阳明；针内庭为循经远取法，以清泻阳明邪热；针阳白以疏泄额部经气；刮下关、颊车、夹承浆以疏风清热通络。

二十四、神经衰弱

神经衰弱是一种因精神因素引起的神经功能暂时失调的综合病症。以头痛、眩晕、失眠、健忘、心悸为主症，属中医学“不寐”“惊悸”、“健忘”等范畴。本病是由于忧思过度或精神过度紧张，导致脏腑功能失调所致。刮痧治疗有显效。

【循经刮拭】 膀胱经、胆经、胃经、脾经、督脉。

【刮拭取穴】 百会、天柱、风池、足三里、三阴交（图6-32）。

【刮拭示图】

【操作手法】 中等强度刮拭上述经穴部位3分钟左右。

【注意事项】 在刮痧的同时，必须配合精神安慰，做好思想工作，多加解释和鼓励，使病人树立起战胜疾病的信心，并适当参加体力劳动及体育锻炼。

【附注说明】 百会位置在头顶正中线与两耳尖连线的交点处，首见于《针灸甲乙经》，归属督脉，别名“三阳五会”。《采艾编》云：“三阳五会，五之为言百也”，意为百脉于此交会。百脉之会，百病所主，故百会穴的治病颇多，为临床常用穴。治疗神经衰弱最有效的是指压颈部左右2厘米处的天柱穴。指压时先放松身体，用手刀在左右天柱穴交换强劈10下，每天重复5～10次。百会、天柱镇惊安神；足三里

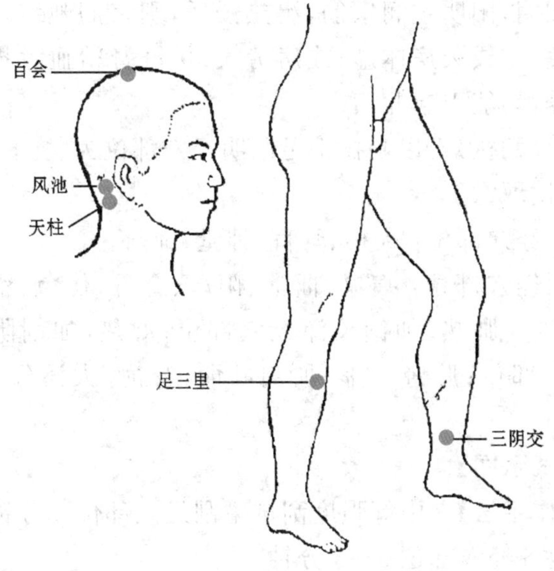

图 6-32　神经衰弱刮拭部位

益气血；配以三阴交以益气养血，调理脾胃；风池祛风通络，舒筋活血。

二十五、小脑萎缩

小脑萎缩属中医“痿证”范畴，中医学认为肾藏精，主骨，生髓，通脑，肾虚则脑髓失充，筋骨失养，骨摇肢颤。本病起因由先天肾阳不足，后天气血失养致髓海空虚，损及神明，伤及筋脉，致运动功能失调有关。

致病原因，多由外感温热毒邪，侵袭于肺，肺受灼热，耗伤津液，津伤则筋脉不得润养，以致筋脉弛缓；或由湿热之邪蕴蒸阳明，阳明主润宗筋，湿热浸淫，则宗筋弛缓，不能束筋骨利关节；或久病体虚；或房劳大过，肝肾精血亏损，筋脉失其濡养，均能引起此病。

【循经刮拭】 以刮拭手足阳明经穴部位为主。

【刮拭取穴】

主刮经穴部位：大椎、膏肓、神堂、肺俞。

配刮经穴部位：肩髃、曲池、阳溪、合谷、伏兔、梁丘、足三里、解溪。肺热，加刮尺泽经穴部位；湿热，加刮阴陵泉、脾俞经穴部位；肝肾亏虚，加刮肝俞、肾俞、太溪经穴部位（图 6-33）。

【刮拭示图】

【操作手法】 中等强度刮拭主刮经穴部位 3 分钟左右；轻刮其他各经穴部位 3～5 分钟。

【注意事项】 痿证的发生常与自身摄护不慎有关。诸如自然界的湿、寒、热、暑等六淫邪气乘机而入，侵害身体而发生痿证。现代医学多责之于细菌、病毒感染。因此，预防痿证必须顺应四时气候变化，御寒保暖，避暑防热，谨防湿气。日常生活中，常参加一定的体育锻炼，能使气血流通，关节疏利，筋骨强健，肌肉发达，肢体活动有力，脏腑功能旺盛，不致痿证发生。养成良好的体育锻炼习惯，常做体操，打太极拳、练“五禽戏”、八段锦，以及跑步、打球等，都对痿证的预防具有积极意义。

【附注说明】 大椎、膏肓、神堂、肺俞可调脏腑阴阳，通行气血；肩髃、阳溪分属手足少阳经，辅佐阳明经通行气血。阳明经多气多血，选上、下肢阳明经穴位，如合谷、伏兔、梁

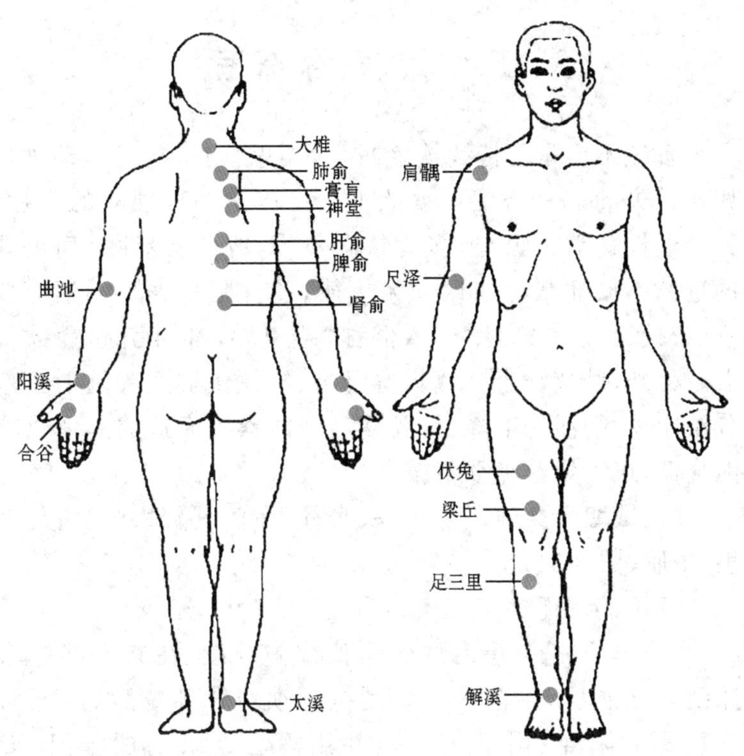

图 6-33　小脑萎缩刮拭部位

丘、足三里可疏通经络，调理气血，取“治痿独取阳明”之意。本方根据《内经》“治痿独取阳明”的原则，以取手足阳明经穴部位为主，旨在阳明为多气多血之经，又主润宗筋；尺泽配大椎、肺俞清宣肺热；阴陵泉、脾俞健中焦、化湿热，以清上源；肝肾阴亏，当取肝俞、肾俞、太溪，调益二脏精气以补肝肾。

二十六、食欲不振

食欲不振是指持续饮食减少，不思饮食，甚至主动进食愿望消失的一种病症。食欲不振可以是一种独立的病症，如神经性食欲不振，但多为饮食不当，或急、慢性疾病出现的食欲不振症状。如饮食无规律，过食肥甘、黏腻、生冷食物，或处于夏季暑湿季节（俗称"疰夏"），都可引起食欲不振。另外，结核病、佝偻病、胃肠炎、缺铁性贫血等因消化液分泌减少、酶活性下降、胃肠蠕动功能紊乱而造成的消化功能降低，也可导致食欲不振。

【刮拭取穴】 哑门、天柱、身柱、命门、膈俞、肾俞、足三里、中脘（图6-34）。

【刮拭示图】

【操作手法】 患者取俯坐位或俯卧位，在施术部位涂抹刮痧介质后，用泻法线状刮拭颈项与背部督脉（由上而下）、足太阳经（由下而上），并用泻法点状刮拭哑门、天柱、身柱、命门、膈俞、肾俞及足三里穴，均至"痧痕"显现为止。

患者改为仰卧位，在施术部位涂抹刮痧介质后，用泻法线状刮拭腹部任脉（由上而下），并用泻法点状刮拭中脘，每天施术1次，7天为1个疗程。症状缓解后，可改用补法刮拭上述经络、腧穴，直至症状完全消失。

【注意事项】

(1)刮痧术对治疗食欲不振有良好的效果。但在治疗的同时，应改善饮食，以引起患者食欲。

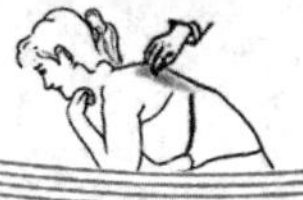

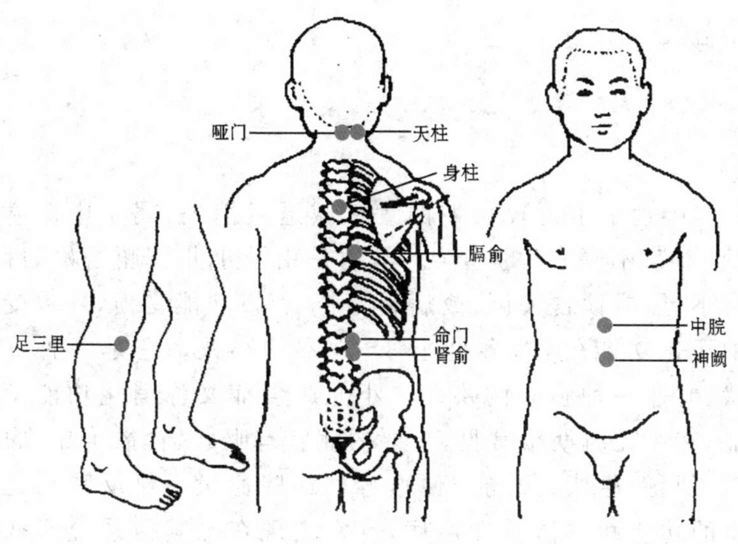

图 6-34 食欲不振刮拭部位

(2)应减轻或消除患者的精神负担。如因疾病引起的食欲不振,则需在施行刮痧术的同时,治疗疾病。

【附注说明】 身柱,身,身体也;柱,支柱也。该穴名意指督脉气血在此吸热后化为强劲饱满之状。临床上刮痧此穴位,可以调理胃肠疾病。膈俞,膈,心之下、脾之上也,膈膜也;俞,输也。因本穴靠近胸膈,因此具有利气、开胸膈的作用,对于腹胀引起的食物不振,有一定的治疗效果。足三里,是“足阳明胃经”的主要穴位之一,是一个强壮身心的大穴,中医学认为,按摩足三里有调节机体免疫力、增强抗病能力、调理脾胃、补中益气、通经活络、疏风化湿、扶正祛邪的作用。隐白与中脘相伍,有经络联系。故有健脾益胃,补中益气。

二十七、厌 食

厌食是小儿较长期的食欲减退或消失,属于中医学"恶食""不嗜食"的范畴。本病是由于小儿脏腑娇嫩,脾常不足,或饮食失调,或病后失养,脾胃功能受损,导致受纳运化功能失常,多见于3～6岁的小儿。它是一种症状,并非一种独立的疾病。小儿厌食症又称消化功能紊乱,在小儿时期很常见,主要的症状有呕吐、食欲不振、腹泻、便秘、腹胀、腹痛和便血等。这些症状不仅反映消化道的功能性或器质性疾病,且常出现在患其他系统疾病时,尤其多见于中枢神经系统疾病或精神障碍及多种感染性疾病。

【循经刮拭】 任脉、足阳明胃经。

【刮拭取穴】 中脘、建里、梁门、足三里(图6-35)。

【刮拭示图】

【操作手法】 患者取仰卧位,在施术部位消毒、涂抹刮痧介质(油或者膏)后,沿腹部中线由上向下刮拭,从中脘到建里,用刮痧角点揉梁门、足三里。可用手掌腹部沿肚脐周围顺时针按摩。

【注意事项】

(1)就餐环境要舒适、清洁、空气新鲜,餐室、餐桌要洁净,餐具要卫生。有意识地培养孩子做家务,提高进餐的积极性。

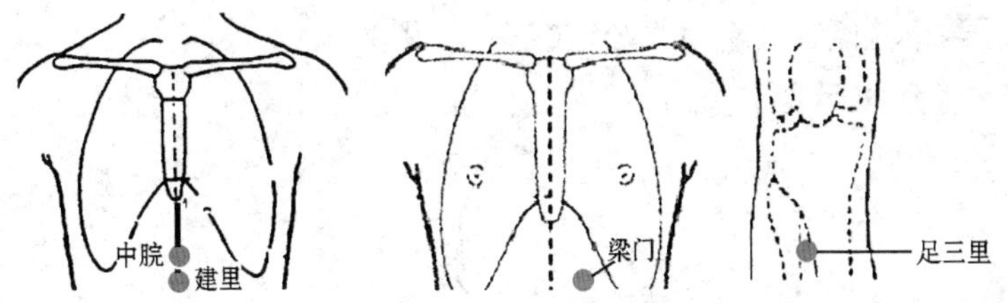

图 6-35　厌食刮拭部位

(2)父母情绪平静、和气，不可采取训斥、恐吓、惩罚等强制性手段，否则会使孩子产生畏惧逆反心理。

【附注说明】　中脘、建里、梁门疏调脘腹经气，以助胃纳和脾之运化；足三里是足阳明胃经合穴，可和胃健脾，补养气血。

刮痧治疗小儿厌食效果满意，但应当积极寻找厌食的病因，采取相应的措施。纠正不良的饮食习惯，保持良好的生活规律，有助于纠正厌食症状。

二十八、老年人慢性腰痛

慢性腰痛是指腰部长期疼痛，可表现在腰部的一侧或两侧疼痛。腰为肾之府，故腰痛与肾的关系最为密切，腰痛可见于脊柱、软组织损伤等多种疾病。

【循经刮拭】　刮拭足太阳、督脉、足少阴经穴部位为主。

【刮拭取穴】　主刮经穴部位：大椎，天柱至大杼，天柱至魄户、至膏肓、至神堂。配刮经穴部位：命门至腰阳关，肾

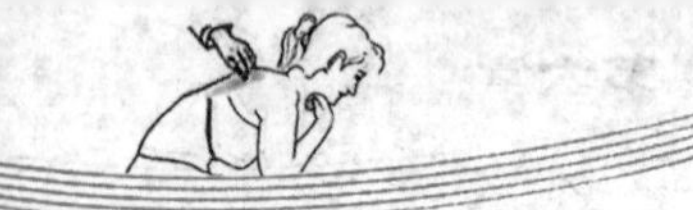

俞至腰眼、委中。劳损腰痛,加刮膈俞、三阴交经穴部位;肾虚腰痛,加刮志室、太溪经穴部位(图 6-36)。

【刮拭示图】

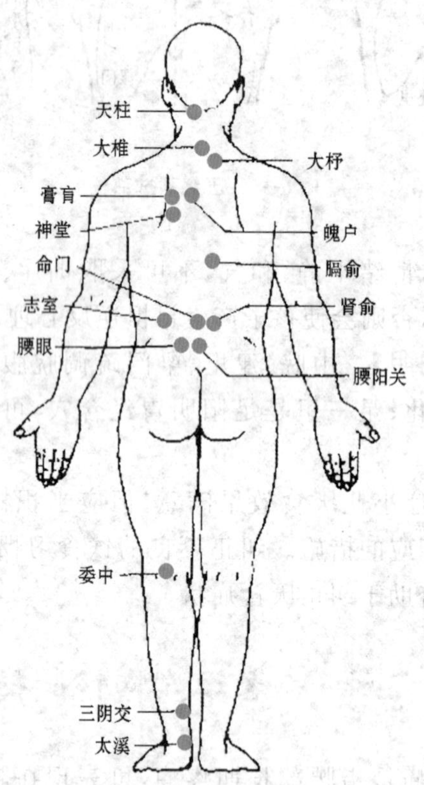

图 6-36 腰痛刮拭部位

【操作手法】 大椎,天柱至大杼,天柱至魄户、神堂,委中经穴部位重刮 3 分钟左右;命门至腰阳关、肾俞至腰眼经穴部位重刮 3～5 分钟;膈俞、三阴交经穴部位中等强度刮拭

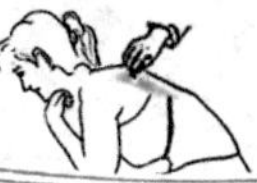

3分钟;太溪、志室经穴部位轻刮2～3分钟。

【注意事项】

(1)保持良好的生活习惯,防止腰腿受凉,防止过度劳累。

(2)站或坐姿要正确。脊柱不正会造成椎间盘受力不均匀,是造成椎间盘突出的隐伏根源。

(3)锻炼时压腿弯腰的幅度不要太大,否则不仅达不到预期目的,还会造成椎间盘突出。

(4)提重物时不要弯腰,应该先蹲下拿到重物,然后慢慢起身,尽量做到不弯腰。

【附注说明】 命门至腰阳关为督脉经穴部位,位于腰正中部,刮之既可疏通局部经气,又可助阳散寒化湿;肾俞至腰眼为足太阳经穴部位,位于腰之两侧,具有补肾强腰,通络止痛的作用;委中为足太阳膀胱经远道经穴部位,可疏通足太阳经气,为治疗腰痛要穴;膈俞为血会穴,三阴交为"血穴",均有活血祛瘀之功;志室、太溪补肾,为肾虚腰痛之配穴;大椎可祛寒除湿;天柱至大杼、天柱至魄户、至膏肓、至神堂为膀胱经穴能疏通经络,补益肝肾脏腑,强筋健骨;命门至腰阳关、肾俞至腰眼可疏通局部经脉、络脉及经筋之气血,通经止痛。

二十九、糖尿病

糖尿病的中医病名为消渴,是一种常见的内分泌代谢性疾病。其基本病理改变是由于胰岛素绝对或相对不足,引起糖、脂肪、蛋白质代谢紊乱。其主要特点是高血糖及糖尿。临床表现早期无症状，发展到症状期可出现多尿、多食、多饮、消瘦、疲乏等症群。严重时可发生酮症酸中毒。

中医学认为，本病乃因脾肾阳虚、痰湿不化所致。故有“瘦人多火，肥人多痰湿、多气虚”之说。

【循经刮拭】 膀胱经、任脉、三焦经、胃经、足阴经。

【刮拭取穴】 脾俞、三焦俞、肾俞、中脘、水分、气海、阳池、足三里、三阴交（图 6-37）。

【刮拭示图】

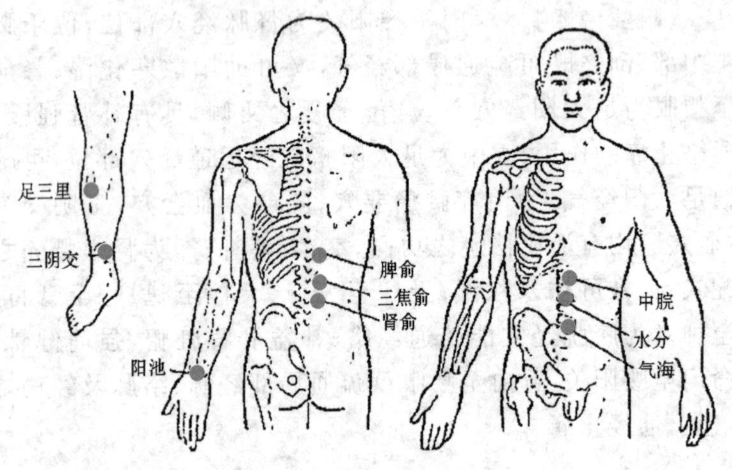

图 6-37 糖尿病刮拭部位

【操作手法】 中等强度刮拭上述诸穴 5～10 分钟。

【注意事项】 刮痧治疗本病能收到较好的疗效，若能结合节制饮食，特别是节制脂肪及糖类的摄入，再参加一定

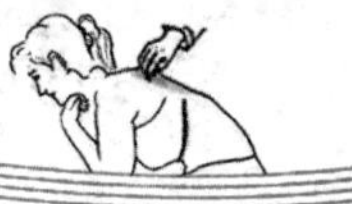

的体力活动，则收效会更为理想。节食须注意切勿过度。在刮痧治疗的同时，应配合药物治疗。

【附注说明】 三焦俞穴在背部。此线正好通过第四腰椎骨，然后从此骨往上的第二个凸骨即第二腰椎骨，第三个凸骨是第一腰椎骨，三焦俞穴就从这两块凸骨的中央起，往左右各二指宽处。三焦俞穴临床常用来治疗糖尿病、腹胀、肠鸣、呕吐、水肿、遗尿等。足三里穴足阳是明胃经的主要穴位之一，它具有调理脾胃、补中益气、通经活络、疏风化湿、扶正祛邪之功能。在循环系统、血液系统方面，可以改善心功能，调节心律，增加红细胞、白细胞、血红蛋白和血糖，刮拭此穴位，有利于血糖的控制。

水分、气海穴益气生津，津液生，烦渴自除。取脾俞、胃俞、中脘以调节脾胃功能，清热生津。胃与大肠均属阳明，故方中取足三里、中脘以清泄胃肠燥热，以致善中消症状。肾阴亏损，固摄元权，则水谷精微下泄。方中以肝、肾之背俞穴补益肾阴，用三阴交调和足三阴经之气，取肾经太溪、然谷益肾阴、降虚火。

三十、肾绞痛

肾绞痛是由于结石长久停留于肾、输尿管致使尿路不通，影响气血、水液的正常运行，从而形成气滞、血瘀，湿阻的病机，气、血、水相互影响，既能郁而化热，灼伤阴津，又能痹阻脉络，不通则痛。肾绞痛为肾及输尿管结石的主要症状之一，临床以其发病急促、腹部剧痛、放射性疼痛，伴恶心呕吐、肉眼血尿为特征。现代医学认为，本病是由于某种病因使肾盂、输尿管平滑肌痉挛或管腔的急性部分梗阻所造成的，它的发生与身体是否强壮无关。

【循经刮拭】 足太阳膀胱经、足太阴脾经、足少阴肾经。

【刮拭取穴】 肾俞、志室、三阴交、太溪(图 6-38)。

【刮拭示图】

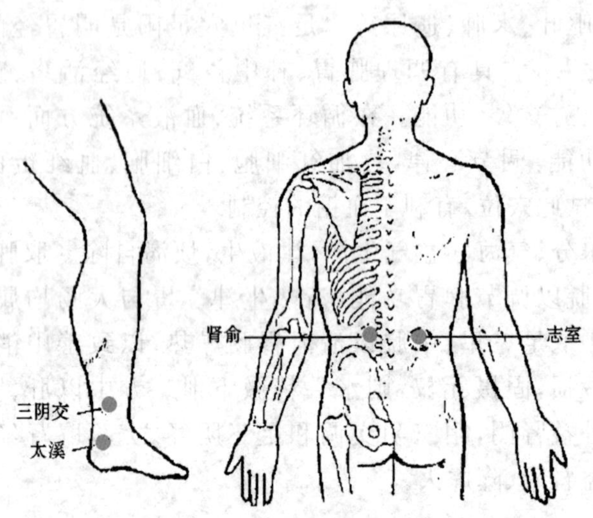

图 6-38 肾绞痛刮拭部位

【操作手法】

(1)取穴肾俞、志室、三阴交、太溪。患者取坐位，先在刮痧部位涂上植物油或清水，用刮痧板与皮肤呈 45°角，从上向下依次刮颈椎(督脉穴)；腰部肾俞、志室；小腿内侧三阴交、太溪等穴。

(2)每组刮痧 3 分钟，用泻法或平补平泻法，由轻到重

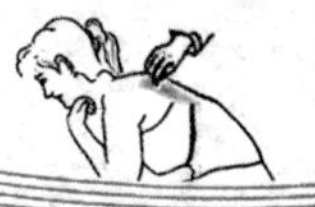

(以患者能耐受为度),在同一经脉上刮至皮肤发红,出现紫红色斑片(出痧)为度。

(3)刮时宜避风保暖,刮后饮一大杯温开水帮助新陈代谢,刮出痧后30分钟内忌洗冷水澡。有皮肤感染及血肿者禁刮。

【注意事项】

(1)刮痧法有明显的止痛作用,复发时再用仍有效,但此法仅为治标之法,如根治仍宜配合汤剂内治。

(2)在用刮痧法治疗的同时,可配合中药利尿排石,并进行跳跃活动,有助于结石的排出。

【附注说明】 肾绞痛的发生责之于经络阻滞、气血运行不畅,急性起病时多为实证,痛势较剧。根据“经络之所过,主治之所及”的理论,循经选穴肾俞、志室可助膀胱气化,清理下焦湿热,调气止痛之目的。三阴交为肝脾肾三经之交会,鼓舞肾气,利尿通淋;太溪滋阴益肾,壮阳强腰。施以泻法或平补平泻可加强局部血液循环,调整经脉脏腑功能,使紧张的肌肉松弛,提高痛阈,使经脉通利,气血和调,疼痛即止。

临证中认为该方法具有止痛快、疗效高、痛苦小、操作简便的特点,充分发挥了经络治疗的止痛功效,如能坚持治疗,可助肾石排出。

三十一、慢性前列腺炎

慢性前列腺炎属中医白浊,是小便频数短涩,滴沥刺痛,欲出未尽,小腹拘急,或痛引腰腹的病症。此病多因嗜酒过度，或多食肥甘食品，造成湿热，或情绪不好，郁怒伤肝所致。慢性细菌性前列腺炎是多种原因和诱因引起的前列腺的炎症、免疫、神经内分泌参与的错综复杂的病理变化，导致以尿道刺激症状和慢性盆腔疼痛为主要临床表现的疾病。前列腺炎的临床表现多样化，可出现会阴、耻骨上区、腹股沟区、生殖器疼痛不适；尿道症状为排尿时有烧灼感、尿急、尿频、排尿疼痛，可伴有排尿终末血尿或尿道脓性分泌物；急性感染可伴有恶寒、发热、乏力等全身症状。

【循经刮拭】 任脉、足太阳膀胱经、足太阴脾经、手太阳小肠经、足厥阴肝经、足阳明胃经。

【刮拭取穴】 中极、会阴、气海、关元、肾俞、膀胱俞、三阴交、后溪、曲泉、行间、足三里(图 6-39)。

【刮拭示图】

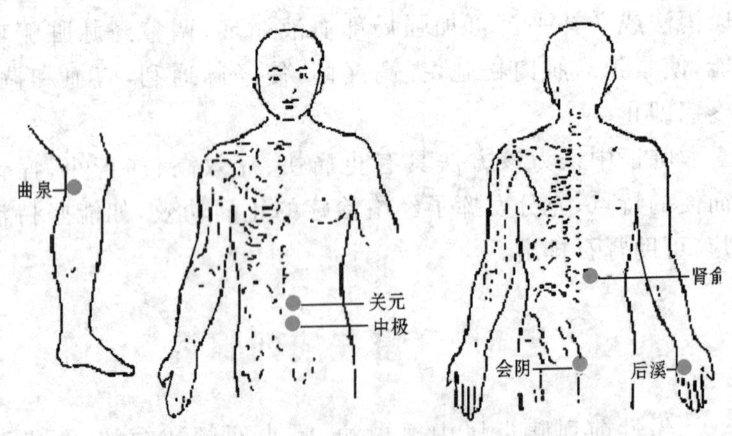

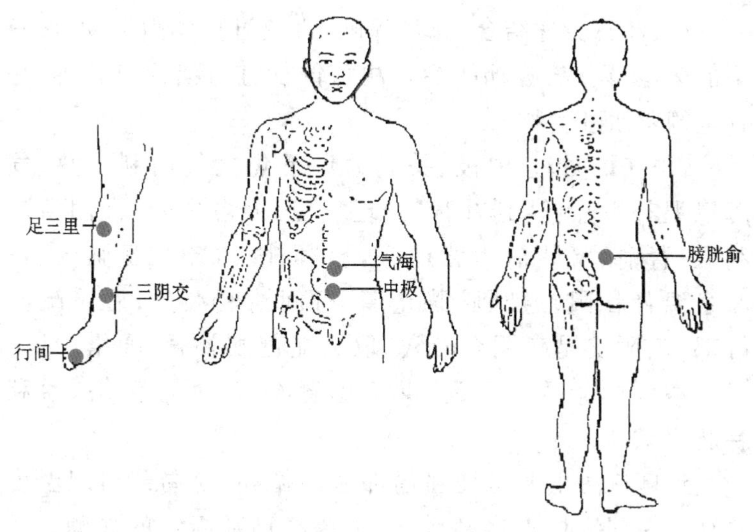

图 6-39　慢性前列腺炎刮拭部位

【操作手法】

(1)将刮痧油涂抹穴位范围的经脉线上，刮拭面尽量拉长。刮痧板以 45°角斜度，平面朝下，按血液循环方向(由上向下，由内向外)顺序刮拭。宜先刮拭背部的肾俞、膀胱俞、会阴，再刮腹部的中极、会阴、气海、关元，然后刮拭下肢三阴交、后溪、曲泉、足三里；最后刮拭足部的行间，直至痧斑出现。

(2)第二次刮痧待患处无痛感时再实施(3～7 天)，直刮至患处清平无黑块，则病症自然消除，疗程 1 个月。

【注意事项】

(1)患者应保持乐观情绪，消除不必要的思想顾虑和对某些症状的误解，增强治愈疾病的信心。预防感冒及会阴损伤，避免长时间骑自行车、摩托车等。

(2)注意劳逸结合、充足睡眠,避免过重体力活动,注意不能久坐、熬夜、吸烟酗酒。注意饮食宜清淡而有营养,忌食辛辣刺激性食物。

【附注说明】 中极、关元通调下焦之气而利湿热;气海以温补下焦,达到补肾气、理三焦、通淋之效;会阴清热利湿;肾俞、膀胱俞为背俞穴,温肾补气,疏利膀胱气机;曲泉温肾壮阳,通利膀胱止痛;行间清利湿热;后溪疏肝解郁;三阴交是三阴会交穴,取之能健脾补肾、通络;足三里补益肺脾。数穴相配,共奏温肾补气,通经活络,通利膀胱之效。

刮痧疗法主要是增强局部血液循环,使局部组织温度升高。在刮痧板直接刺激下,可提高局部组织的痛阈。通过刮痧板的作用使紧张或痉挛的肌肉得以舒展,从而消除疼痛。

三十二、抑郁症

抑郁症又称郁证,是由于情志不舒,肝气郁滞而引起的一类病症。以心情抑郁,情绪不宁,胸部满闷,胁肋胀痛,或易怒易哭,或咽中如有异物梗阻、失眠等为主要临床表现的一类病症。郁字有积滞、蕴结等含义。以此命名为“郁证”者,其临床表现极为复杂,广而言之,泛指由外感六淫、内伤七情引起的脏腑功能不和,从而导致多种病理产物的滞塞和郁结之证。现代医学认为,抑郁症是躁狂抑郁症的一种发作形式,以情感低落、性情抑郁、多愁善感、思维迟缓、易怒欲哭、心疑恐惧、失眠及言语动作减少,迟缓为典型症状。

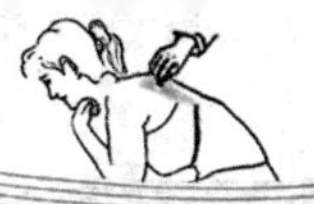

【循经刮拭】 足太阳膀胱经、手厥阴心包经、手少阳三焦经、足阳明胃经、足少阳胆经、足厥阴肝经。

【刮拭取穴】 肝俞、胆俞、内关、支沟、足三里、阳陵泉、丰隆、太冲（图 6-40）。

【刮拭示图】

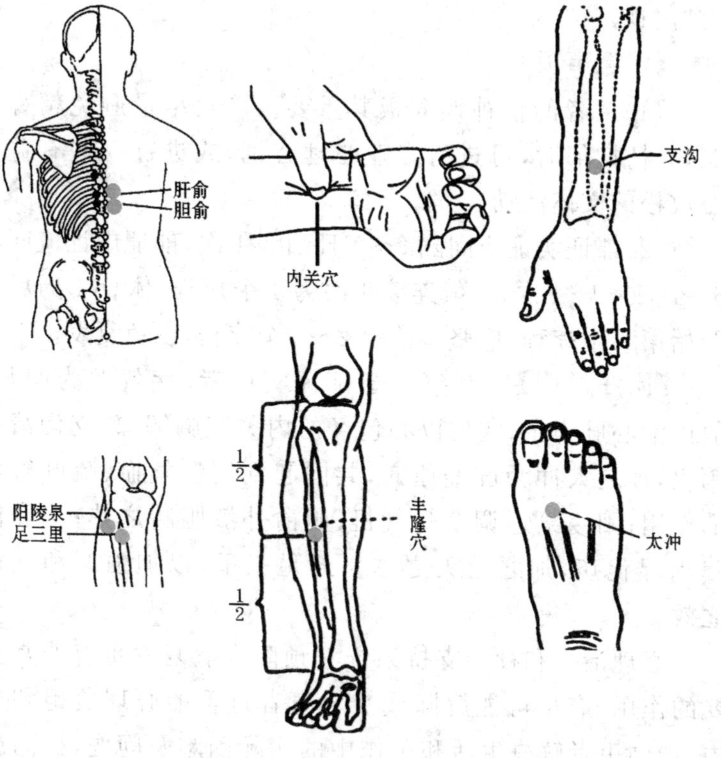

图 6-40　抑郁症刮拭部位

【操作手法】

(1)患者取俯卧位,在施术部位消毒、涂抹刮痧介质(油或者膏)后,用刮痧板平刮背部的肝俞、胆俞,然后刮前臂内关、支沟穴,由上而下,均至“痧痕”显为止。

(2)患者取仰卧位。取胃经和胆经下肢部、肝经的足部,刮拭由上而下,重刮足三里、阳陵泉、丰隆、太冲,至“痧痕”出现。

【注意事项】

(1)患者的精神调养极其重要。平素尽量避免精神刺激,心情抑郁时,可进行专业心理咨询,或进行一些有益身心放松的文体活动。

(2)郁证实证应间隔 3~5 日刮痧 1 次,郁证虚证应间隔 6~7 日刮痧 1 次,一般连续 4 次为 1 个疗程,休息 1 周后再开始第二个疗程,应坚持治疗 2~3 个疗程,以免复发。

【附注说明】 刮痧对于郁证实证者,疗效尤为明显。故以治心肝为主,穴位以心包经的内关宽胸解郁,支沟清肝泻火,加之太冲为肝经原穴,共同起到调畅气血、疏肝解郁的作用;阳陵泉通调全身气机;胆俞外散胆腑之热;丰隆健脾利湿化痰,加之后天之本胃经足三里,以加强调和气血之效。

心理治疗和社会支持系统对预防本病复发也有非常重要的作用,应尽可能解除或减轻患者过重的心理负担和压力,帮助患者解决生活和工作中的实际困难及问题,提高患者应对能力,并积极为其创造良好的环境,以防复发。

三十三、梅尼埃综合征

梅尼埃综合征又称眩晕，是以目眩、头晕为主要表现的一种病症。临床头晕、目眩二者常同时并见，故统称“眩晕”。多为肝阳上亢，脑神受扰，或痰气上扰，清阳不升所致。轻者闭目即止，重者如坐车船，旋转不定，不能站立，或伴有恶心、呕吐、耳鸣、汗出，甚则昏倒等症状。本病的发生属于虚者居多。梅尼埃综合征是以膜迷路积水的一种内耳疾病，以突发性眩晕、耳鸣、耳聋或眼球震颤为主要临床表现，眩晕有明显的发作期和间歇期。本病也可见于高血压病、脑动脉硬化、贫血、内耳性眩晕、神经衰弱、脑桥衰弱、脑桥小脑角血管瘤等多种疾病。

【循经刮拭】　督脉、足少阳胆经、手太阳小肠经、手厥阴心包经、手少阳三焦经、足太阳膀胱经、足阳明胃经。

【刮拭取穴】　百会、风池、听宫、翳风、肾俞、间使、足三里(图 6-41)。

【刮拭示图】

【操作手法】

(1)患者取坐位或者俯卧位。在施术部位消毒、涂抹刮痧介质(油或者膏)后，用刮痧板平刮头顶的百会，后发际风池穴，耳屏前听宫至耳垂后翳风穴，由上而下，均致“痧痕”显现。

(2)患者取俯卧位。刮拭腰部肾俞穴，前臂的间使穴，下肢的足三里穴，由上而下，至“痧痕”出现为止。

连续 4 次为 1 个疗程，休息 2 周后再开始第二个疗程，

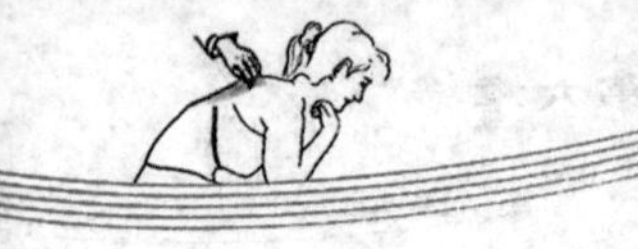

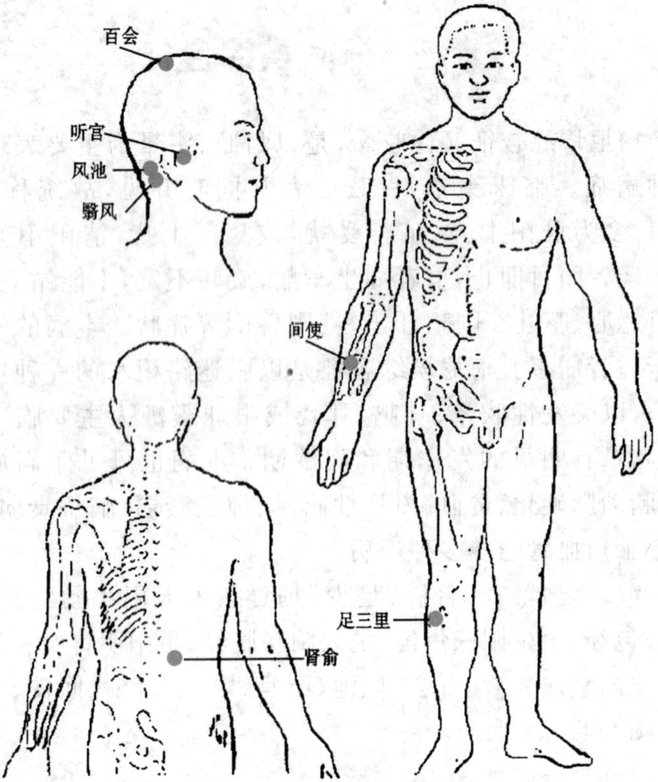

图 6-41　梅尼埃综合征刮拭部位

应坚持治疗 2～3 个疗程，以免复发。

【注意事项】

(1)本病是一种发作性疾病，可以在无明显诱因及先兆的情况下突然发生，因此患者平时生活工作宜注意安全，不要登高，不要在拥挤的马路上及江河塘水边骑车。

(2)平日里患者应保持乐观的情绪、舒坦的心情，并适

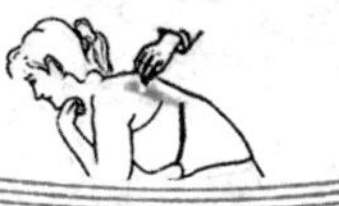

当多参加文娱活动，多与亲戚朋友及同事交往，以消除自己的紧张心理。

【附注说明】 听宫疏经止耳鸣，气通耳内为治耳疾要穴；风池、翳风平肝潜阳，息风止晕；百会补气升清，安眠镇静以止头晕；间使补益心气，除烦止呕；足三里健脾以化湿；肾俞滋水涵木，育阴潜阳。刮痧治疗眩晕有较好的疗效，特别对于高血压、低血压、梅尼埃综合征所致眩晕有较好的疗效。

三十四、帕金森病

帕金森病又称震颤麻痹，是指手足颤动，或头部摇晃不能自主的症状，多因年老体衰，或由劳欲过度，肾虚精亏，水不涵木，阴虚动风，筋脉肢体失荣；或因脾虚生化不足，气血乏源，筋肉肢体失养等所致。现代医学认为，本病是因为脑内的黑质、尾状核、壳核中的多巴胺含量减少，引起肌肉震颤、强直、运动缓慢及姿势障碍等表现的疾病。其起病缓慢，呈进行性加重，本病与神经元的老化、环境中的有害物质、感染、一氧化碳中毒及遗传倾向等因素有关。

【循经刮拭】 督脉、手阳明大肠经、手少阳三焦经、手厥阴心包经、足阳明胃经、足厥阴肝经、足少阳胆经。

【刮拭取穴】 风府、身柱、风池、肩井、阳陵泉、肩髃、手三里、手五里、外关、内关、伏兔、足三里、条口、太冲、行间（图 6-42）。

【刮拭示图】

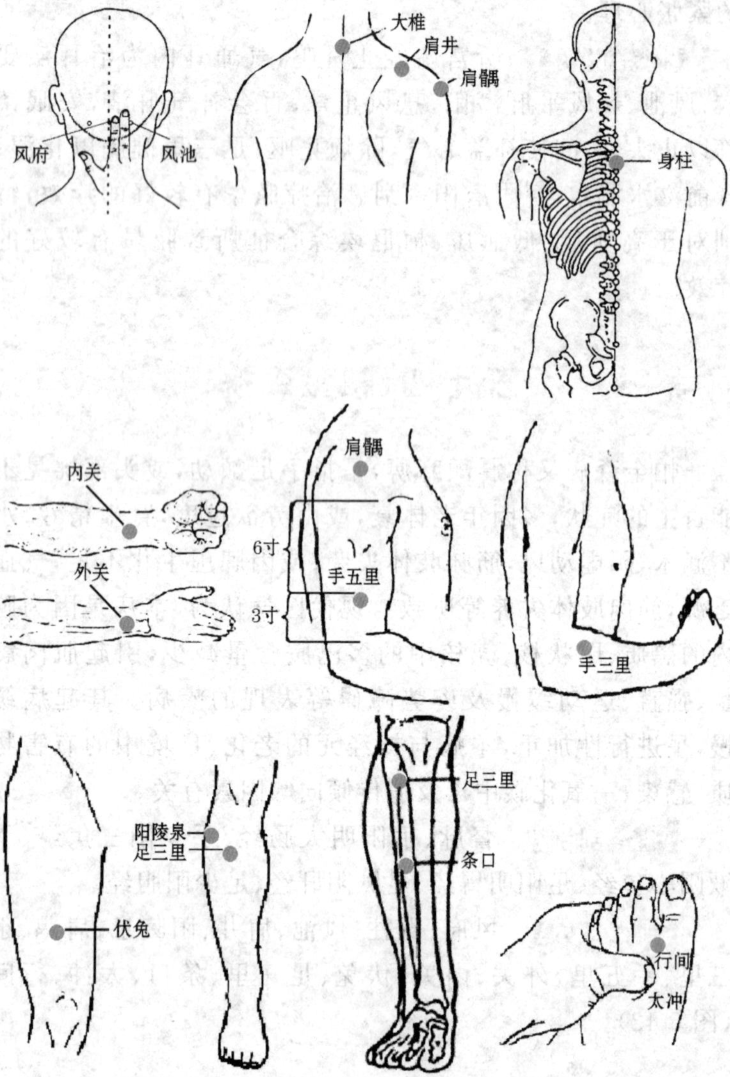

大椎
肩井
肩髃
风府
风池
身柱
内关
外关
肩髃
6寸
手五里
3寸
手三里
足三里
阳陵泉
足三里
条口
伏兔
行间
太冲

图 6-42　帕金森病刮拭部位

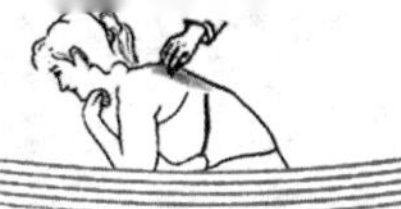

【操作手法】

(1)患者取俯卧位。在施术部位消毒、涂抹刮痧介质(油或者膏)后，用刮痧板平刮头部风池、风府穴，肩背部肩井、肩髃，腰部身柱穴，由上而下，均至“痧痕”显现为止。

(2)患者取仰卧位。刮拭手前臂及腿下肢段，由上而下，取穴上肢的外关、内关、手五里、手三里；下肢的伏兔、阳陵泉、足三里、条口、太冲、行间，至“痧痕”出现。用力稍轻，局部出现淡紫色痧斑即可。不宜点按，以免加重痉挛。

【注意事项】

(1)多吃谷类和蔬菜瓜果或蜂蜜，防止便秘；经常适量吃奶类和豆类、限量吃肉类，以及补充足量的水分。不吃肥肉、荤油和动物内脏，避免刺激性食物、烟、酒等。

(2)对晚期卧床的病人，应帮助其勤翻身，在床上多做被动运动，以防止关节固定、压疮和坠积性肺炎的发生。

【附注说明】 风府、身柱均在巅顶部，通过督脉内入络脑，乃局部取穴以醒脑、宁神、定痉；风池祛风、宁神定痉；肩髃、手三里、手五里为手阳明经，所谓“治痿独取阳明”；肩井、外关可治疗肩臂屈伸不利，手臂不举；阳陵泉为筋之会穴，可养血揉筋，疏经通络；内关宁心安神，理气止痛 ；太冲乃肝经原穴，配合行间可平肝息风，清热利湿；伏兔、足三里、条口益气养血，舒筋活络。诸穴合用，共奏柔肝息风，宁神定颤之效。

帕金森病属疑难杂症，目前尚无特效治疗。刮痧治疗对病程短者有一定疗效，但需配合部分药物治疗，并要坚持长期治疗，方可取得效果。同时应注意调理情志，避免忧思恼怒，劳逸结合，起居有节。

第七章　外科疾病

一、痔　疮

所谓痔疮，就是直肠下端黏膜下和肛管或肛缘皮下的静脉纡曲、扩大所形成的静脉团。本病的发生与慢性便秘、久坐、久站、怀孕、气喘、喝酒、吃辛辣刺激性食物等因素有关。痔疮按其发生的部位不同，一般分为内痔、外痔、混合痔3种。内痔发生在直肠齿线以上，表面是直肠黏膜。主要症状是大便时出血，但无疼痛的感觉，血色鲜红，不与粪便混合，出血量一般不多，便后出血可自行停止；外痔发生在齿轮线以下，表面是肛管皮肤，一般无明显症状，有时会发痒，但有血栓形成的肉团发炎时，则疼痛较为剧烈；内、外痔连成一个痔时，称为混合痔，上述两者的症状都可出现。痔疮严重时，会造成贫血。

【循经刮拭】　腰部督脉、足太阳膀胱经。

【刮拭取穴】　百会、长强、肾俞、次髎、孔最、足三里、承山（图7-1）。

【刮拭示图】

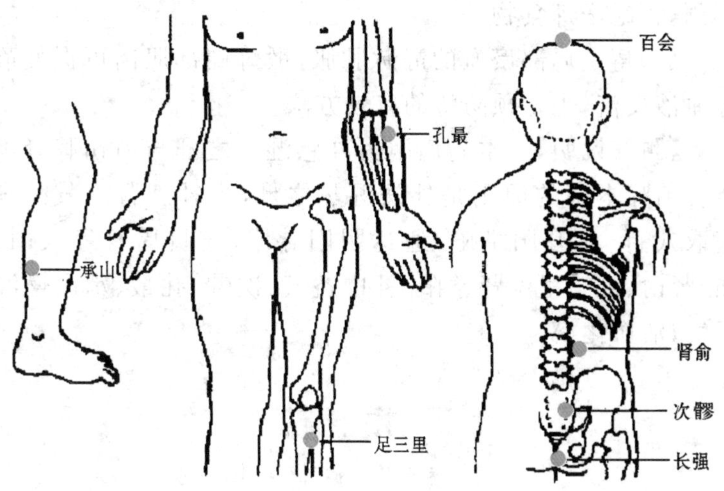

图 7-1　痔疮刮拭部位

【操作手法】

(1)患者取俯卧位。在施术部位抹上刮痧介质后，用泻法线状刮拭腰部督脉(由上而下)、足太阳经(由下而上)；继而泻法点状刮拭长强、肾俞、次髎穴，至“痧痕”显现为止。

(2)患者仍取俯卧位或改为端坐位。在施术部位抹上刮痧介质后，用泻法点状刮拭百会、孔最、足三里、承山穴，至“痧痕”显现为止。

(3)患部疼痛和出血诸症状改善后，改用补法刮拭腰部督脉(由下而上)、足太阳经(由上而下)和上述诸腧穴。隔天 1 次，坚持 1 个月以巩固疗效。

【注意事项】

(1)在刮形治疗痔疮的同时，应积极消除致病因素，如不坐冷的座位，常常走动；多吃水果蔬菜，保持大便通畅；不喝酒，不吃辛辣食物等。

(2)痔是局部瘀血的静脉肿胀，锻炼腿部肌肉可促使静脉血液反流，也是预防痔的有效方法。

【附注说明】 本病病因为外感湿热之邪与内伤脾肾不足。治疗本病的原则是外祛湿热之邪，内补脾肾之气。本病取穴百会，升阳举陷，通达阴阳脉络，连贯周身经穴；长强、肾俞、足三里温肾益阳、补中益气；次髎、孔最、承山燥湿行气，活血化瘀。

二、落 枕

落枕多由睡眠时头部姿势不当，局部受风寒或轻度损伤引起。临床表现为一侧颈部疼痛，转动不便，甚则牵动背部。病机为外感风寒或风湿侵入太阳经之脉络，使气血凝滞，经络壅塞，气血失于调畅而经脉拘急。

【循经刮拭】 督脉、膀胱经颈项部，以及肩部手少阳、手太阳经。

【刮拭取穴】 天柱、大椎、风池、肩井、后溪、落枕(图 7-2)。

【刮拭示图】

【操作手法】

(1)患者取俯卧位。在施术部位消毒、涂抹刮痧介质(油或者膏)后，用刮痧板平刮或斜刮颈部或督脉及足太阳膀胱经，由上而下，取穴阿是穴、天柱、大椎，均至“痧痕”显现为止。

(2)患者取端坐位。刮拭手少阳三焦经，手太阳上肢

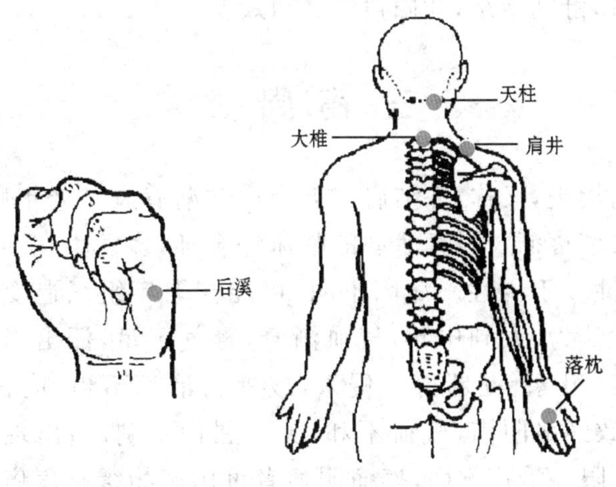

图 7-2　落枕刮拭部位

段，由上而下，取穴阿是穴、风池、肩井、曲池、外关、后溪、落枕，至"痧痕"出现为止。

【注意事项】

(1)施术者注意患者的保暖，操作室温度适宜，谨防再次感冒，尽量使患者少暴露身体，并且缩短刮痧时间。

(2)经刮痧症状减轻时，患者不宜立即洗浴，以免受凉复发。

(3)治疗期间禁食辛辣刺激等食物。

【附注说明】　风池、大椎、天柱舒筋通络，壮益阳气，祛风散寒；天柱，小肠经气血由此气化上行。肩井，疏导水液，通利经络；后溪，为手太阳小肠经的输穴，又为八脉交会之一，通于督脉小肠经，有舒经利窍、宁神之功。落枕、阿是穴均为活血通络、祛风寒止痛之穴位。诸穴合用共奏祛风散寒利湿，舒筋活络，壮阳益气之功效。

三、肩周炎

肩周炎，又称“冻结肩”“五十肩”“漏肩风”“老年肩”等，是肩关节疼痛及强直活动的临床综合征，多发生在50岁左右，女性多于男性。病因不明，可能与老年组织退变有关。中医学认为，人到中年，气血渐衰，肾气不足，汗出当风，睡卧露肩，风寒、湿邪得以侵入，或外伤治疗不当，或积劳成疾，以致经络阻滞，气血不和，关节屈伸不利，而出现疼痛，活动受限。治疗方面，疼痛明显者可用药物缓解疼痛，以控制肌肉痉挛，并鼓励患者积极进行肩关节各个方向的运动锻炼。

【循经刮拭】 督脉颈项段、手阳明大肠经、手太阴肺经。

【刮拭取穴】 大椎、肩井、肩贞、天宗、中府、云门、肩髎、臂臑、合谷、曲池、足三里(图7-3)。

【刮拭示图】

【操作手法】

(1)患者取坐位或俯卧位。在施术部位消毒、涂抹刮痧介质(油或者膏)后，用刮痧板平刮或斜刮颈部或督脉，由上而下，取穴大椎，均致“痧痕”显现为止。

(2)患者取端坐位。刮拭手太阴肺经、手阳明大肠经上肢段，由上而下，取穴肩贞、天宗、中府、云门、肩髎、臂臑、合谷、曲池、足三里，至“痧痕”出现为止。

【注意事项】

(1)刮痧治疗肩关节周围炎，手法是关键，操作要认真。

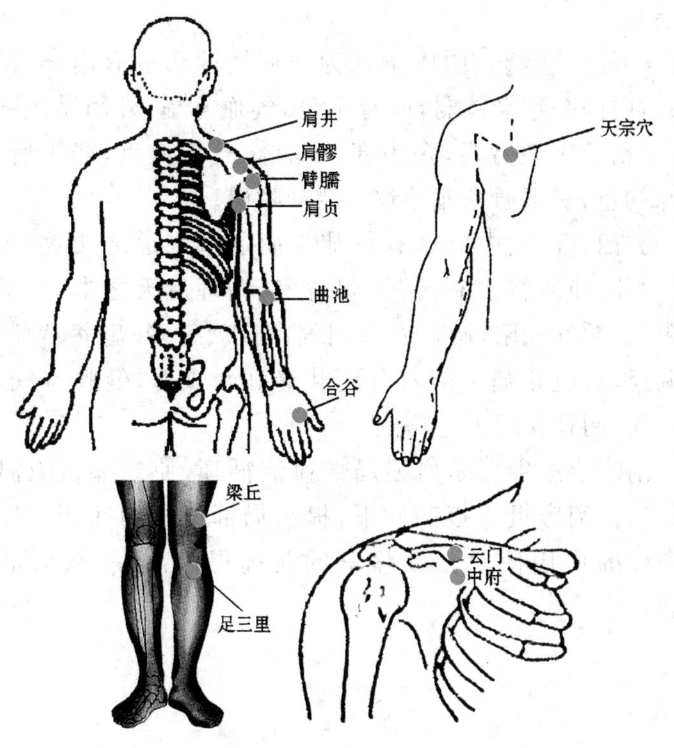

图 7-3 肩周炎刮拭部位

对早期疼痛剧烈者,手法宜轻,不宜过猛;晚期以功能障碍为主者,手法宜深透。

(2)嘱患者朝夕坚持功能锻炼:①伸臂,手指做爬墙运动。②甩手,患肢伸直做大幅度旋转运动。③体后拉手向上做托运动。④健臂内收跨肩做牵耳运动。

(3)本病须与肩部其他疾病相鉴别,如肩关节化脓性关节炎、肩关节结核、骨肿瘤、肩关节骨折与脱位等,应对

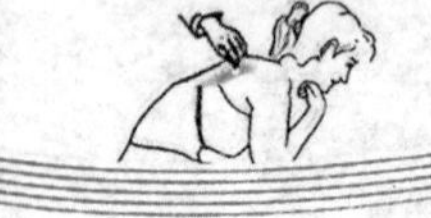

症治疗。

【附注说明】 中医学认为肩周炎的形成有内、外两个因素,内因是年老体弱,肝肾不足,气血亏虚;外因是风寒湿邪,外伤及慢性劳损,多为寒凝筋脉,气滞血瘀,筋失所养,筋脉拘急,属不通则痛导致的活动障碍。

云门、合谷、中府具有行肺气而通调水道之功效;足三里、肩井、曲池行水利湿,健脾益气,调理后天之本;大椎收引阳气,益气壮阳,调补先天阳气;肩贞、天宗、肩髎、臂臑通络调经,活血止痛。诸穴合用共奏利水燥湿,健脾益气,活血止痛,调补先后天之功效。

刮痧疗法主要是增强局部血液循环,使局部组织温度升高。在刮痧板直接刺激下,提高局部组织的痛阈。通过刮痧板的作用使紧张或痉挛的肌肉得以舒展,从而消除疼痛。

四、颈椎病

颈椎病又名颈椎综合征,是中老年人常见病,多发病,现趋于年轻化。本病是由于颈椎骨质增生刺激或压迫颈神经根、颈部脊髓、椎动脉或交感神经而引起的综合症候群。患者早期常感到颈部难受、僵硬、酸胀、疼痛,有时伴有头痛、头晕、肩背酸痛。以后出现头部不能向某个方向转动,当颈部后仰时可有窜电样的感觉放射至手臂上,手指麻木,视物模糊等症状。重者可致肢体酸软无力,甚至大小便失禁,瘫痪。

颈椎病发病机制复杂多变,中医学认为本病属“痹证”

范畴，风寒湿邪杂合而袭发为痹证。本病治标则在于祛风湿，行气活血；治本则在补肝肾，调理脾胃。

【循经刮拭】 督脉颈段、足太阳膀胱经头颈项段、手阳明大肠经上肢段。

【刮拭取穴】 百会、大椎、肩井、风池、天宗、肩髃、曲池、手三里、外关（图 7-4）。

【刮拭示图】

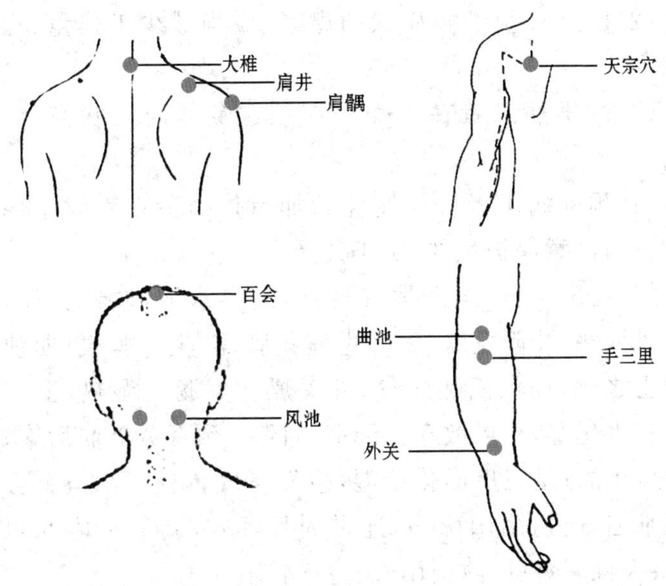

图 7-4 颈椎病刮拭部位

【操作手法】

(1)患者取坐位或者俯卧位。在施术部位消毒、涂抹刮痧介质（油或者膏）后，用刮痧板平刮或斜刮颈部或督脉及足太阳膀胱经，由上而下，取穴百会、大椎、颈百劳、天宗，均至“痧痕”显现为止。

(2)患者取端坐位。刮拭手阳明大肠经上肢段，由上而下，取穴风池、肩井、肩髃、曲池、手三里、外关、足三里，至“痧痕”出现为止。

【注意事项】

(1)颈椎病患者需定时改变头颈部体位，注意休息，劳逸结合。

(2)已经有颈椎病症状的患者，应当减少工作量，适当休息。

(3)颈椎病患者在工作中应该避免长时间吹空调、电风扇。

(4)颈椎病患者应当避免参加重体力劳动，提取重物，平常应当注意保护颈部，防止其受伤。

【附注说明】 本病取穴肩井，疏导水液，调经止痛；风池祛风散寒，壮阳益气；手三里润化脾燥，生发脾气；曲池转化脾土之热，提供阳热之气；外关燥化大肠经湿热，上穴合用可利水化湿，祛风散寒。天宗、肩髃、颈百劳舒筋活络，调血通经止痛；足三里燥化脾湿，生发胃气，调补后天；百会能升阳举陷，通达阴阳脉络，连贯周身经穴，调节机体的阴阳平衡；大椎属督脉，收引阳气，益气壮阳。

以上诸穴合用，或补或泻，共奏祛风除痹，燥湿化痰，调补先后天，标本兼治之功效。

五、胸椎小关节紊乱

胸椎小关节紊乱，是指胸椎小关节在外力作用下发生解剖位置的改变，表现为关节囊滑膜嵌顿而形成的不全脱位，且不能自行复位而导致的疼痛和功能受限等症状的一种病症。临床又称为胸椎错缝、胸椎小关节脱位、胸椎小关节滑膜嵌顿、胸椎小关节功能紊乱等。本症多见于女性或体力工作者，好发于第 3～6 胸椎，是引起胸背痛的常见原因，亦或伴有不同程度的急慢性肋间神经痛和胸腹脏器功能紊乱等症状，易被误诊为心血管系统、呼吸系统及消化系统的"神经官能症"等。

【循经刮拭】 足太阳膀胱经及督脉胸背段。

【刮拭取穴】 阿是穴、天宗、肺俞、膈俞(图 7-5)。

【刮拭示图】

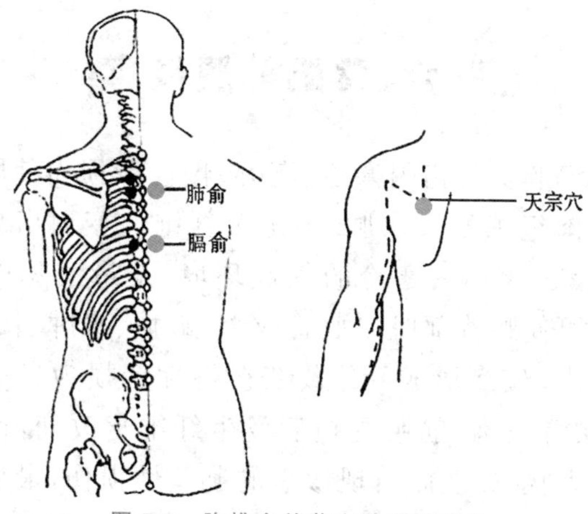

图 7-5　胸椎小关节紊乱刮拭部位

【操作手法】 患者取坐位或者俯卧位。在施术部位消毒、涂抹刮痧介质(油或者膏)后,用刮痧板平刮或斜刮足太阳膀胱经及督脉胸背段,由上而下,取穴阿是穴、天宗、肺俞、膈俞,均至"痧痕"显现为止。

【注意事项】

(1)施术者注意患者的保暖,操作室温度适宜,谨防再次感冒,尽量使患者少暴露身体,并且缩短刮痧时间。

(2)经刮痧症状减轻时,患者不宜立即洗浴,以免受凉复发。

(3)患者平时应注意保持正确坐姿,同时应加强肌肉功能锻炼,防止复发。

【附注说明】 本病多因劳累,体位姿态不正确,感受外邪而发病。针对本病,多采用行气活血化瘀之方法。本病选穴天宗,舒筋活络,活血止痛;肺俞、膈俞活血化瘀,行气止痛。诸穴合用直达病灶。

六、背肌筋膜炎

背肌筋膜炎是指因寒冷、潮湿、慢性劳损而使腰背部肌筋膜及肌肉组织发生水肿、渗出及纤维性变而出现的一系列临床症状。潮湿、寒冷的气候环境,是最多见的原因之一。湿冷可使腰背部肌肉血管收缩,缺血、水肿引起局部纤维浆液渗出,最终形成纤维织炎。慢性劳损为另一重要发病因素,腰背肌肉,筋膜受损后发生纤维化改变,使软组织处于高张力状态,从而出现微小的撕裂性损伤,最后又使纤维样组织增多、收缩,挤压局部的毛细血管和末梢神经而出

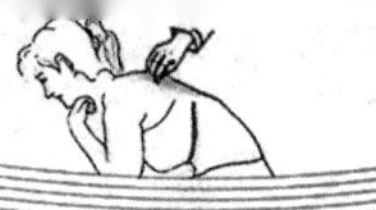

现疼痛。其他如经常一个姿势坐着、缺少相应的活动，以及病毒感染、风湿症的肌肉变态反应等都是诱因。

中医学认为，筋膜炎是在外感受风寒湿邪、外伤劳损等，导致筋膜受损、瘀血凝滞、肌肉痉挛、经络阻闭、气血运行不畅；在内则因肾气亏损，肝失所养，内外交迫，因而发病。中医治疗讲究标本同治：一则局部治疗，一则滋阴补肾、调和阴阳、行气活血。

【循经刮拭】 足太阳膀胱经及督脉腰背段。

【刮拭取穴】 夹脊穴、大椎、肺俞、膈俞、肝俞、天宗（图7-6）。

【刮拭示图】

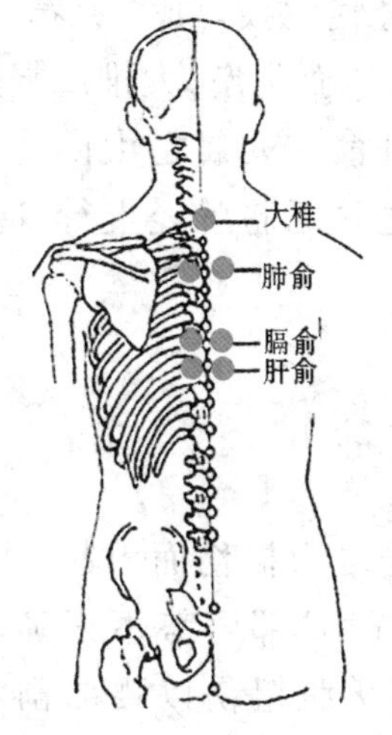

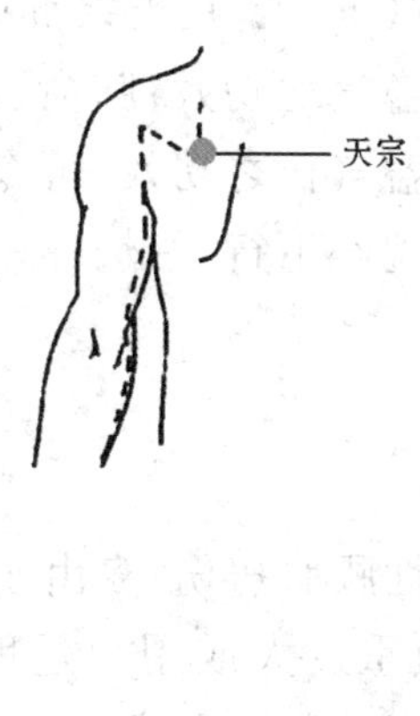

图 7-6 背肌筋膜炎刮拭部位

【操作手法】 患者取坐位或者俯卧位。在施术部位消毒、涂抹刮痧介质（油或者膏）后，用刮痧板平刮或斜刮足太阳膀胱经及督脉腰背段，由上而下，取穴夹脊穴（C1～L4）、大椎、肺俞、膈俞、肝俞、天宗，均至“痧痕”显现为止。

【注意事项】

（1）施术者注意患者的保暖，操作室温度适宜，谨防再次感冒，尽量使患者少暴露身体，并且缩短刮痧时间。

（2）勿久坐，适当休息，加强腰背肌功能锻炼，能有效预防背肌筋膜炎的发生。

（3）注意防寒防潮，注意减肥，控制体重。

（4）节制房事，“腰为肾之府”，房事过频必然有损于肾，肾亏则腰痛。

【附注说明】 本病病机属不通则痛，不荣则痛。致病因素在外则为感受外邪，在内则肾气亏损，肝失所养。选穴夹脊穴（C1～L4）、天宗舒筋活络，活血化瘀；大椎属督脉，具有补肾益气之功效；肺俞、膈俞、肝俞三穴属足太阳膀胱经，多具补益气血之功效，可令外散之热循膀胱经上行，冷降之液循膀胱经下行。

七、急性腰扭伤

急性腰肌扭伤，多由于突然受暴力损伤而引起，或搬运重物，负重过大或用力过度，劳动时腰部姿势不正确，以及跌仆或直接打击腰部而致。急性腰肌扭伤以腰部剧痛，活动不便，坐、卧、翻身都有困难，甚则不能起床，连咳嗽、深呼吸都加重疼痛为主症。也有部分患者，在扭、闪腰时，腰部疼痛并不剧烈，还能连续工作，数小时或1～2日后，腰痛才逐渐加剧。

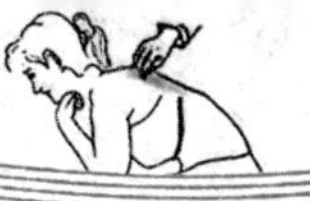

【循经刮拭】 足太阳膀胱经及督脉。

【刮拭取穴】 膈俞、肾俞、委中、环跳、血海、腰痛点（图7-7）。

【刮拭示图】

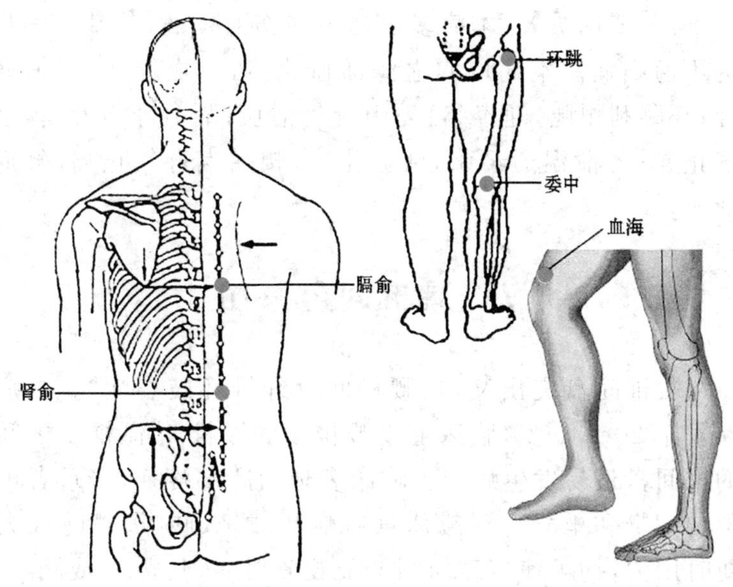

图 7-7 急性腰扭伤刮拭部位

【操作手法】 患者俯卧位。在施术部位消毒、涂抹刮痧介质（油或者膏）后，用刮痧板平刮或斜刮督脉及足太阳膀胱经，由上而下，取穴膈俞、肾俞、委中、环跳、血海、腰痛点，均至“痧痕”显现为止。

【注意事项】

（1）刮痧对急性腰扭伤的治疗效果显著，一般经过 1 个

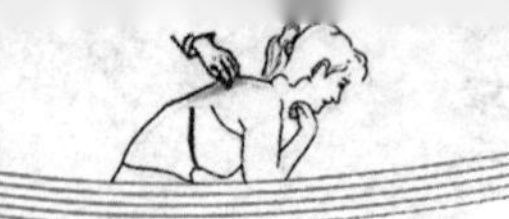

疗程的治疗后，均能获愈。对伴有筋腱撕裂者，应给予适当的固定包扎并制动，以促进其修复。

(2)对关节新扭伤伴皮下血肿甚者，可先在患部采取加压包扎，待血肿减退吸收后，再进行刮痧治疗，不宜过早施行刮痧疗法。

【附注说明】 本病多由暴力损伤而发病，其基本病机为不通则痛。本病取穴血海活血化瘀，补血养血，引血归经；环跳利腰腿，通经络；委中行气活血；膈俞养血和营，理气止痛；肾俞温通经络，活血化瘀；腰痛点行气止痛，舒筋活血。

八、腰椎间盘突出

腰椎间盘突出又名“腰椎间盘纤维环破裂症“。本症易发于 20～40 岁，临床上以腰椎 4 和腰椎 5、骶椎 1 之间的椎间盘最易发生病变。临床表现为腰部疼痛，严重者可影响翻身和坐立。一般休息后症状减轻，咳嗽、喷嚏或大便时用力，均可使疼痛加剧。下肢放射痛，凡腰$_{4\sim5}$或腰$_5$—骶$_1$椎间盘突出者，均可有一侧下肢坐骨神经区域放射痛，腰部活动障碍，以后伸障碍为明显，脊柱侧弯，侧弯的方向表明突出物的位置和神经根的关系，主观有麻木感，患肢温度下降等表现。

中医学没有腰椎间盘突出症的病名，但在发病及临床表现上，可归属于“腰痛”“痹证”“腰腿痛”等病。腰腿痛的主要外因为风寒湿邪引起，内因则为肝肾亏虚。

【循经刮拭】 足太阳膀胱经及督脉胸腰背段。

【刮拭取穴】 膈俞、肾俞、大肠俞、次髎、委中、殷门承山、环跳、血海、三阴交(图 7-8)。

【刮拭示图】

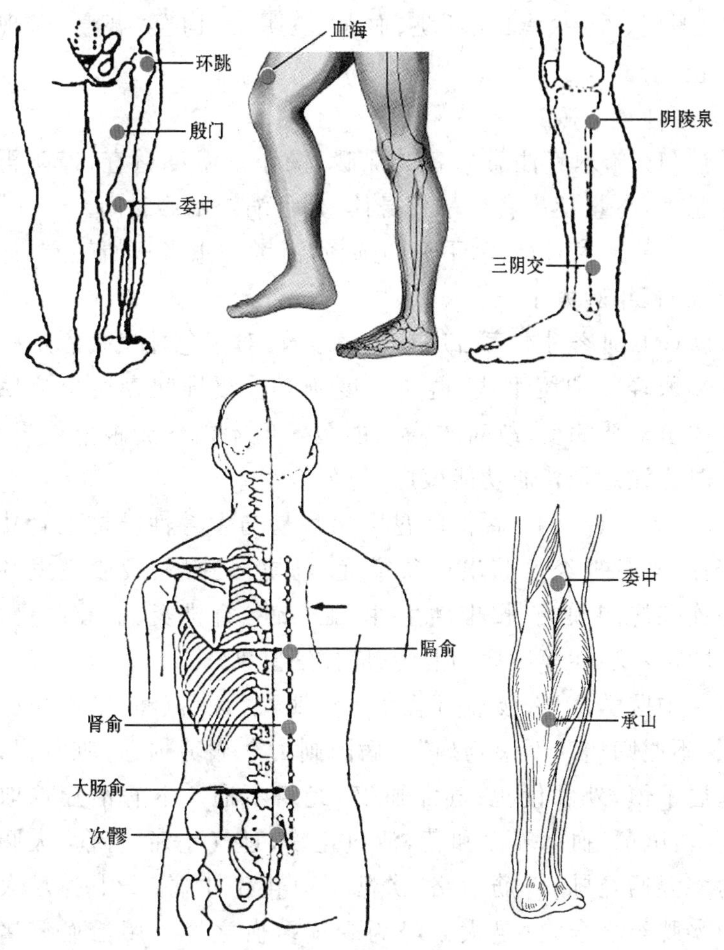

图 7-8 腰椎间盘突出刮拭部位

【操作手法】 患者俯卧位。在施术部位消毒、涂抹刮痧介质(油或者膏)后,用刮痧板平刮或斜刮督脉,以及足太阳膀胱经胸腰背段,由上而下,膈俞、肾俞、大肠俞、次髎、殷门、委中、承山、环跳、血海、三阴交,均至“痧痕”显现为止。

【注意事项】

(1) 施术者注意患者的保暖,操作室温度适宜,谨防再次感冒,尽量使患者少暴露身体,并且缩短刮痧时间。

(2) 施术对补、泻手法的选择,需考虑患者病情轻重、体质强弱、年龄大小。

(3) 刮痧对本病治疗有显著疗效,对于急性发病者治疗应采取轻柔和缓手法,避免重度刺激。腰椎间盘突出症属于关节器质病变,故对本病只能缓解但不能达到根治效果。平时应注意腰背肌功能锻炼,勿久坐。

【附注说明】 腰椎间盘突出症易与发育性腰椎椎管狭窄症、坐骨神经盆腔出口狭窄症、马尾部肿瘤、腰段继发性粘连性蛛网膜炎、腰椎增生性(肥大性)脊椎炎、盆腔肿瘤、下腰椎不稳症等病症相混淆,应仔细鉴别。

中医学认为,腰椎间盘突出症属“痹证”范畴,基本病机属“不通则痛”“不荣则痛”。病因则为久病劳损,肾脏亏损;起居不慎,外邪侵犯;气滞血瘀,经络不通。本病治疗选取诸穴:膈俞、血海养血和营,活血化瘀,理气止痛;肾俞、大肠俞多温通经脉,舒筋活络;次髎活血化瘀止痛;委中为足太阳膀胱经之合穴(足太阳经为少气多血之经),用治血瘀诸症多有奇效;殷门、承山、环跳运化水湿,固化脾土,燥湿生气;三阴交为足三阴交汇处,其将足三阴经气血重组后再行

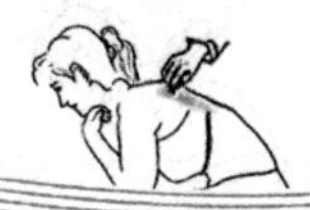

分流，具有调和气血之功效。以上诸穴合用具有标本兼治之功效。

九、腰肌劳损

腰肌劳损主要是指腰骶部肌肉、筋膜等软组织慢性损伤。在慢性腰痛中，本病占有相当的比重。常因劳动中姿势不良，或急性腰部软组织损伤后未及时治疗或反复多次损伤，或由先天性畸形所致。临床表现以腰骶部一侧或两侧酸痛不舒，时轻时重，缠绵不愈，劳损部位可有较广泛的压痛，压痛一般不甚明显，酸痛在劳累后加剧，休息后减轻，并与气候变化有关。在急性发作时，各种症状均显著加重，并可有肌痉挛，腰脊柱侧弯，下肢牵扯作痛等症状出现。

属于中医学"筋伤""腰痛""痹证"等范畴。中医学认为，引起该病的原因很多，常虚实并见。《素问·宣明五气篇》说："久视伤血，久卧伤气，久坐伤肉，久立伤骨，久行伤筋，是谓五劳所伤。"指明了劳逸不当，气血失调，可造成软组织劳损。若长期用腰失度，可引起腰背部筋膜、肌肉劳损或松弛，导致腰痛不愈。腰部急性外伤后，如未获及时、有效的治疗，可迁延而成慢性腰痛。

【循经刮拭】 足太阳膀胱经及督脉腰背段。

【刮拭取穴】 肝俞、肾俞、大肠俞、八髎、秩边、委中、承山、足三里、三阴交(图 7-9)。

【刮拭示图】

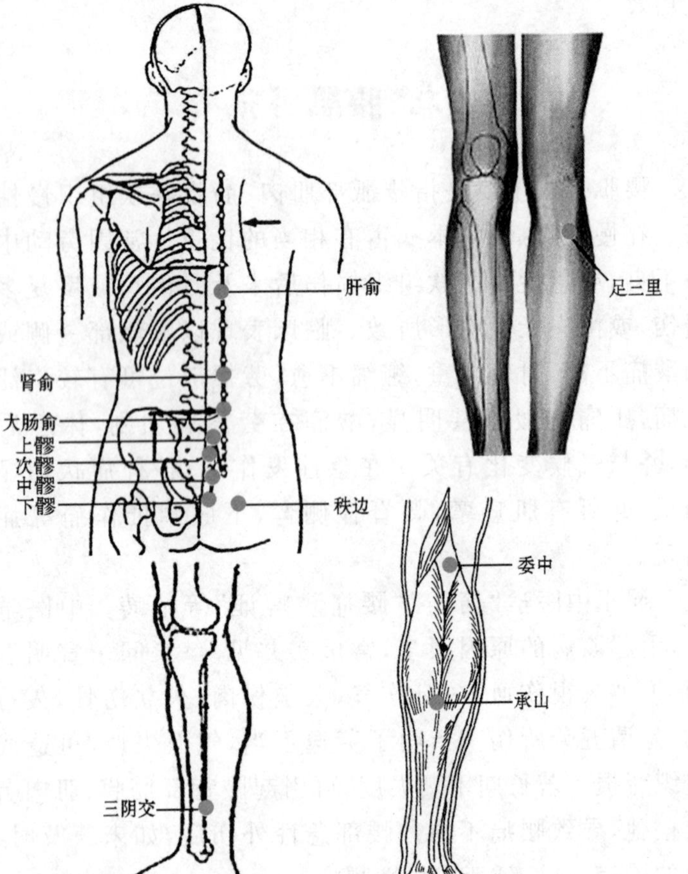

图 7-9　腰肌劳损刮拭部位

【操作手法】　患者俯卧位。在施术部位消毒、涂抹刮痧介质(油或者膏)后,用刮痧板平刮或斜刮督脉及足太阳

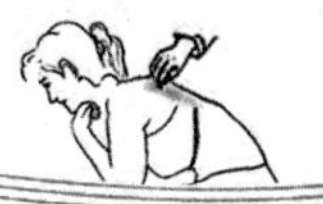

膀胱经，由上而下，取穴肾俞、大肠俞、八髎、秩边、委中、承山、足三里、三阴交，均至“痧痕”显现为止。

【注意事项】

(1)施术者注意患者的保暖，操作室温度适宜，谨防再次感冒，尽量使患者少暴露身体，并且缩短刮痧时间。

(2)勿久坐、久蹲，适当休息，应有目的地加强腰背肌肉的锻炼，如做一些前屈、后伸，左右腰部侧弯，回旋及仰卧、起坐的动作，使腰部肌肉发达有力，韧带坚强，关节灵活，减少本病的发生。

(3)避风寒，控制体重。

(4)节制房事，“腰为肾之府”，房事过频必然有损于肾，肾亏则腰痛。

【附注说明】 腰肌劳损是局部软组织的损伤，而腰椎间盘突出症是的突出腰椎间盘压迫神经导致的症状，鉴别这两种疾病，最简单的就是前者疼痛局限在腰部，后者会有疼痛放射到臀部、大腿、小腿或是脚的症状；轻微的腰椎间盘突出症，可能只会痛到臀部，卧床休息，睡硬板床，理疗热敷就可以了，最多做做牵引，而腰肌劳损只是休息就可以缓解。

中医学认为，腰肌劳损的病因不外乎以下 3 条：①感受外邪。②长期腰部积损或腰部软组织急性损伤迁延失治。③肝肾脾胃亏虚，气血运行失调。基本病机为不通则痛，不荣则痛。

本病选穴：肝俞、肾俞、大肠俞调补肝肾，温通经络；八髎、秩边活血止痛；委中通调膀胱经气血，活血化瘀；承山、足三里补气健脾燥湿；三阴交调和气血。另可根据具体病

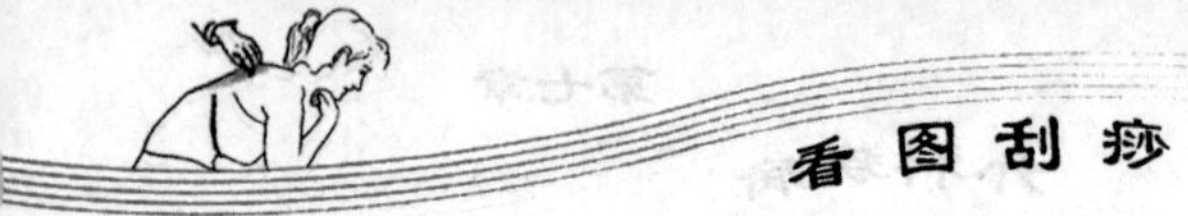

情选取穴位。

十、踝关节损伤

踝关节伤筋以关节扭伤为常见，多因在不平的路面行走、跑步、跳跃，或下楼梯时，踝跖屈位足突然向内或向外翻转，踝外侧或内侧韧带受到强大的张力作用所致。临床以踝部出现明显肿胀疼痛，不能着地，内、外踝前下方均有压痛，皮肤呈紫色为特点。外踝扭伤者，将其踝关节内翻则外踝部疼痛加剧；内踝扭伤时，可能伴有外踝骨折，因此内、外踝均肿胀疼痛，应仔细检查（若有骨折，需由骨科医生按踝部骨折处理）。

【循经刮拭】 足太阳膀胱经、足阳明胃经及足太阴脾经。

【刮拭取穴】 足三里、解溪、昆仑、申脉、金门、风市、丘墟、照海、商丘（图 7-10）。

【刮拭示图】

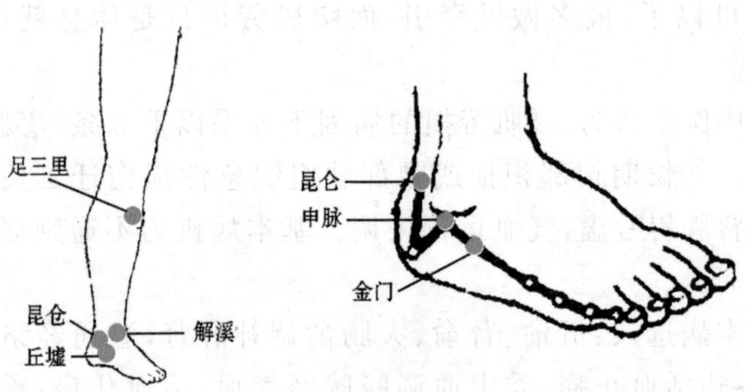

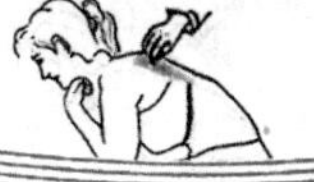

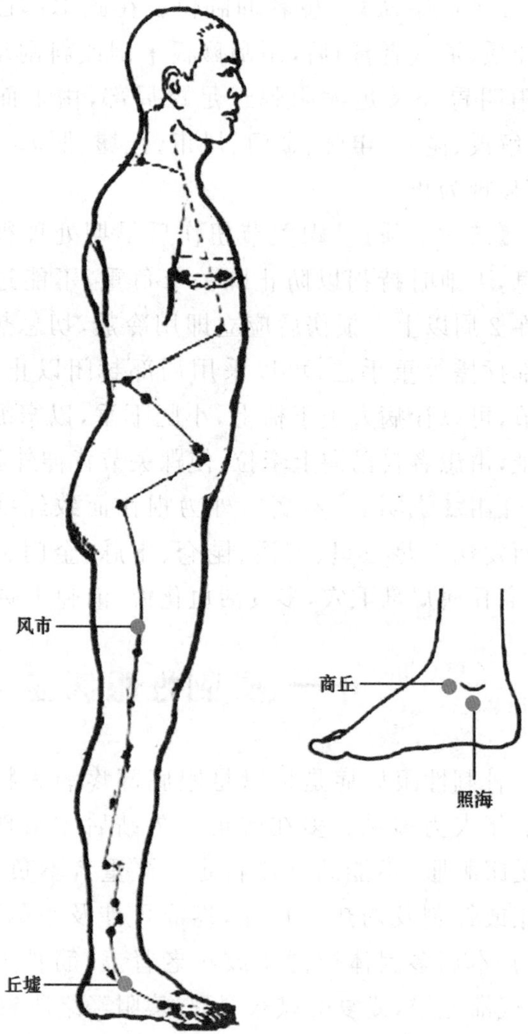

风市

丘墟

商丘

照海

图 7-10　踝关节损伤刮拭部位

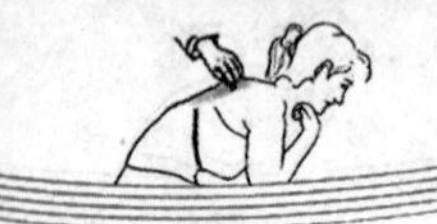

【操作手法】 患者仰卧位。在施术部位消毒、涂抹刮痧介质(油或者膏)后，用刮痧板平刮或斜刮足太阳膀胱经、足阳明胃经及足太阴脾经足踝局部，由上而下，取穴足三里、解溪、昆仑、申脉、金门、风市、丘墟、照海、商丘，均至“痧痕”显现为止。

【注意事项】 踝关节扭伤后早期处理很重要，宜卧床休息，下地时持拐以防止踝关节负重，不能过早活动，休息应在2周以上。损伤后应立即用冷敷，切忌热敷，不能使用局部揉搓等重手法，可以采用局部封闭以止痛。为了稳定关节，可以让病人坐于椅上，小腿下垂，以窄绷带套住第四、五趾，由患者自己向上牵拉，使踝关节背伸外翻。

【附注说明】 本病因外力损伤而致经络不通，血瘀气滞而发病。足三里、解溪、昆仑、申脉、金门、风市、丘墟、照海、商丘属局部取穴，多具活血化瘀，消肿止痛之功效。

十一、骨刺性跟痛症

骨刺性跟痛症是指以足跟底部疼痛为特征的病症，以中老年人为多见。多在行走或久站后才出现疼痛，甚则引起足跟肿胀，不能站立或行走。严重者不负重时亦有持续酸胀或针刺及灼热样疼痛，疼痛可涉及小腿后侧。中医学认为，本病多因体质虚弱或年老肾虚，筋骨失养，或劳损过度，气滞血瘀，或复受风寒湿邪，痹阻经络所致。

【循经刮拭】 足厥阴肝经及足少阴肾经下肢段。

【刮拭取穴】 太溪、阿是穴、水泉、照海、昆仑、解溪、太冲、涌泉、足三里、复溜、阴陵泉、血海(图7-11)。

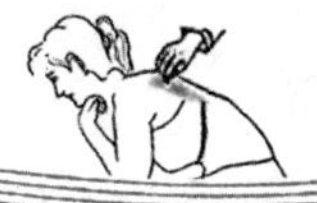

【刮拭示图】

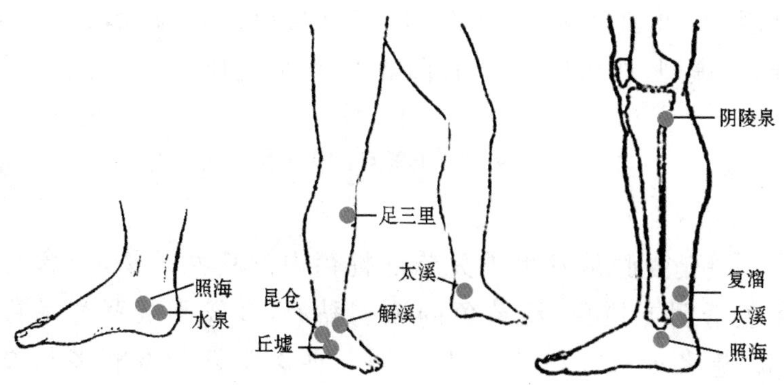

图 7-11 骨刺性跟痛症刮拭部位

【操作手法】 患者仰卧位。在施术部位消毒、涂抹刮痧介质(油或者膏)后,用刮痧板平刮或斜刮足厥阴肝经及足少阴肾经下肢段,由上而下,取穴太溪、阿是穴,水泉、照海、昆仑、解溪、足三里、复溜、阴陵泉。均至"痧痕"显现为止。

【注意事项】

(1)患者应避免久站、久行,选取鞋底厚度适应的鞋子,防止足底脂肪垫炎症的发生,可选取骑自行车出行。

(2)患者需减轻体重。

【附注说明】 类风湿关节炎和痛风是足跟痛的其他原因。这些关节痛常有中度至重度的发热和肿胀,可与局部原因所致的跟骨骨刺综合征相区别。

跟痛症病因主要为肾虚和外邪侵袭,所以本病分型主要有肾虚型和痹阻型。本病选穴:太溪、阿是穴、照海、昆仑、解溪、太冲、复溜诸穴具有活血化瘀，行气止痛之功效。痹阻型，可加阴陵泉、血海、足三里祛湿健脾益气，调血止痛；肾虚型，加水泉、涌泉补阳益气，活血止痛。

十二、腱鞘囊肿

腱鞘囊肿是发生于关节部腱鞘内的囊性肿物，内含有无色透明或橙色、淡黄色的浓稠黏液，多发于腕背和足背部。患者多为青壮年，女性多见。西医学认为本病多与关节或腱鞘部的慢性劳损、机械性刺激、外伤等有关。中医学认为本病属“筋结”“筋瘤”范畴。

【循经刮拭】 手少阳三焦经、足厥阴肝经、足阳明胃经。

【刮拭取穴】 局部阿是穴、外关、解溪（图 7-12）。

【刮拭示图】

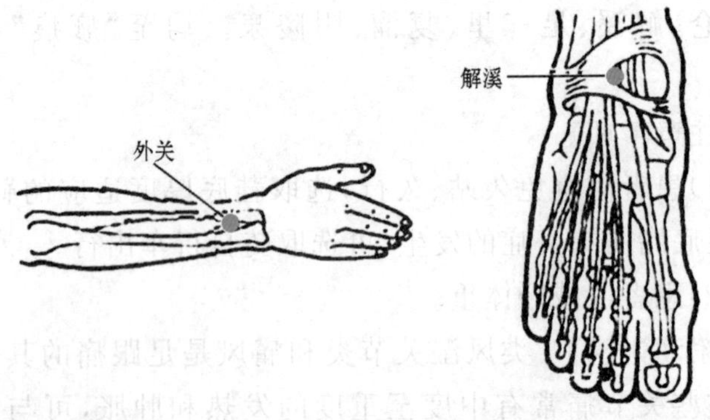

图 7-12 腱鞘囊肿刮拭部位

【操作手法】 患者仰卧位。在施术部位消毒、涂抹刮

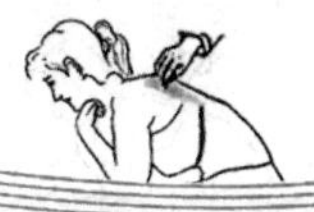

痧介质(油或者膏)后,用刮痧板平刮或斜刮手少阳三焦经、足阳明胃经及足厥阴肝经,由上而下,取穴局部阿是穴、外关、解溪,均至"痧痕"显现为止。

【注意事项】

(1)应避免过度劳累,机械性刺激等。

(2)若从事工作宜重复活动手腕部、足踝部,应注意保持强度,不应时间过长。

(3)若囊肿过大,可考虑手术切除。腱鞘囊肿术后,多食新鲜蔬果,如油菜、青菜、橘子、苹果、生梨、山楂、芹菜等,多食富含蛋白质及钙质食物如瘦肉、鸡肉、蛋、豆浆等。

【附注说明】 中医学认为,本病多因患部关节过度活动、反复持重、经久站立等,劳伤经筋,以致气津运行不畅,凝滞筋脉而成。治疗应活血散结,疏调经筋。选穴:囊肿局部阿是穴为主;若发于腕部加外关,发于足背部加解溪。

十三、延迟性肌肉酸痛

延迟性肌肉酸痛是指在锻炼 24 小时后出现的肌肉酸痛的症状,在运动医学上称为"延迟性肌肉酸痛症"。锻炼后 24~72 小时酸痛达到顶峰,5~7 天后的疼痛基本消失。除酸痛外,还有肌肉僵硬,轻者仅有压痛,重者肌肉肿胀,妨碍活动。任何骨骼肌在剧烈运动后均可发生延迟性肌肉酸痛,尤其长距离跑后更容易出现。长跑者可出现髋部、大腿部和小腿部前侧伸肌和后侧屈肌的疼痛,在肌肉远端和肌腱连接处症状更明显。

【循经刮拭】 足少阴肾经、足厥阴肝经、足太阴脾经、足阳明胃经和足太阳膀胱经的下肢段、督脉。

【刮拭取穴】 足三里、血海、关元、膈俞、肝俞、脾俞、肾俞、环跳、委中、承山(图 7-13)。

【刮拭示图】

【操作手法】

(1)患者俯卧位。在施术部位消毒、涂抹刮痧介质(油或者膏)后,用刮痧板平刮或斜刮督脉,以及足太阳膀胱经、足少阴肾经下肢段,由上而下,取穴膈俞、肝俞、脾俞、肾俞、环跳、委中、承山、殷门,均致“痧痕”显现为止。

(2)患者仰卧位,依法刮拭足厥阴肝经、足太阴脾经、足阳明胃经下肢段,由上而下,取穴关元、血海、足三里均致“痧痕”显现为止。

【注意事项】

(1)锻炼安排要合理:经过一段时间锻炼后,原先出现的肌肉酸痛症的运动量,就较少出现症状了。并且表现有特异性。例如,下坡运动锻炼一段时间后能减轻下坡锻炼带来的肌肉酸痛症。

(2)局部温热和涂搽药物:锻炼后用温热水泡洗,可减轻肌肉酸痛;局部涂搽油剂、糊剂或按摩擦剂也可减轻疼痛。

(3)牵伸肌肉的运动可减轻酸痛:牵伸肌肉可加速肌肉的放松和拮抗肌的缓解,有助于紧张肌肉的恢复。这种肌肉牵伸练习也为预防锻炼时的拉伤打下基础。

(4)做好锻炼时的准备活动和整理活动:准备活动做得充分和整理运动做得合理有助于防止或减轻肌肉酸痛。

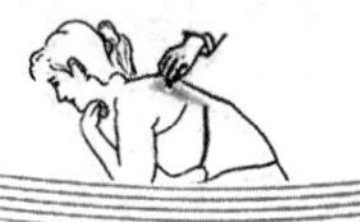

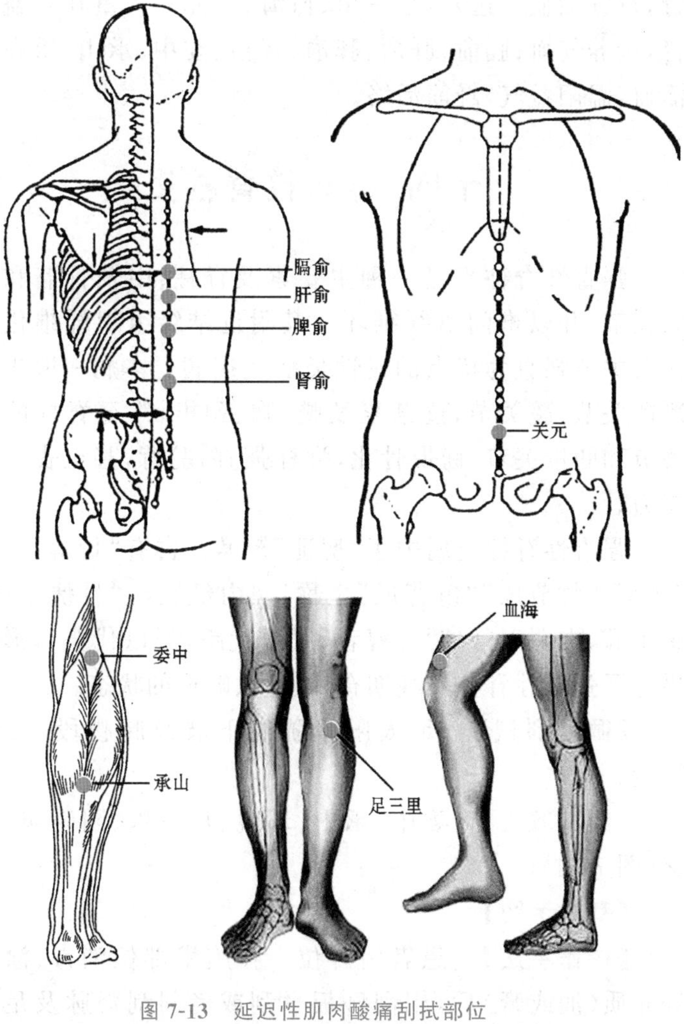

膈俞
肝俞
脾俞
肾俞
关元
委中
承山
血海
足三里

图 7-13　延迟性肌肉酸痛刮拭部位

【附注说明】　延迟性肌肉酸痛属于气血耗伤引起的虚实夹杂证，且与肝、脾、肾密切相关。本病治疗应补益肝脾肾，行气活血。选穴：足三里、血海、关元三穴重在补益肝脾肾，调养气血；膈俞、肝俞、脾俞、肾俞、委中、承山、重在行气活血，温阳益气，舒筋活络。

十四、强直性脊柱炎

强直性脊柱炎是一种主要累及脊柱、中轴骨骼和四肢大关节，并以椎间盘纤维环及其附近结缔组织纤维化和骨化及关节强直为特点的慢性炎症性疾病。本病一般先侵犯骶髂关节、髋关节，逐渐累及腰、胸、颈椎，终至脊柱的椎间关节和肋椎关节、韧带骨化，脊柱强直，驼背，甚至丧失劳动能力。

强直性脊柱炎属中医“痹证”范畴。古有“骨痹”“肾痹”“腰痹”“竹节风”“龟背风”之称。《内经》云：“骨痹不已，复感于邪，内舍于肾。”“肾痹者，尻以代踵，脊以代头”，形象地描述了强直性脊柱炎晚期脊柱强直、畸形的状态。

【循经刮拭】 足太阳膀胱经下肢及胸腰段、督脉胸腰段。

【刮拭取穴】 委中、承山、环跳、足三里、阴陵泉、三阴交（图 7-14）。

【刮拭示图】

【操作手法】 患者俯卧位。在施术部位消毒、涂抹刮痧介质（油或膏）后，用刮痧板平刮或者斜刮督脉及足太阳膀胱经胸腰段，足太阳膀胱经下肢段，可着重刺激夹脊穴及椎旁腧穴，由上而下，取穴委中、承山、环跳、足三里、阴陵泉、三阴交，均至“痧痕”显现为止。

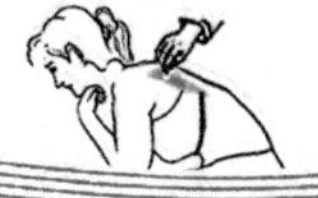

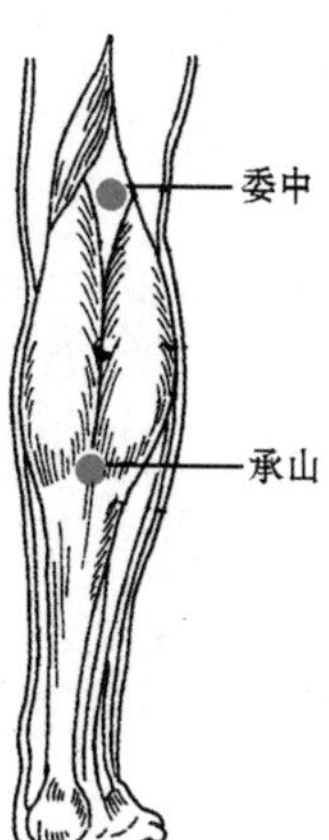
委中
承山

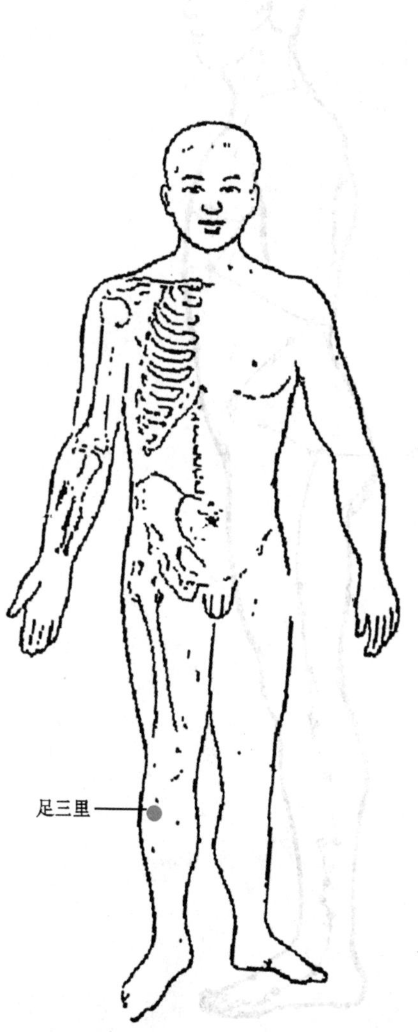
足三里

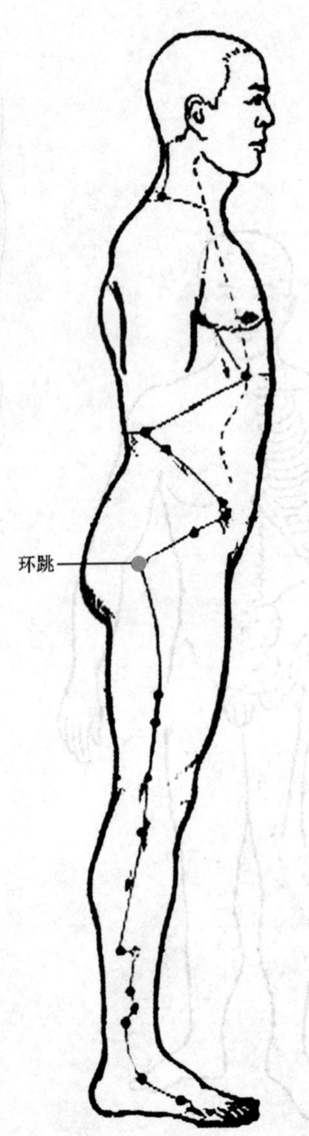
环跳

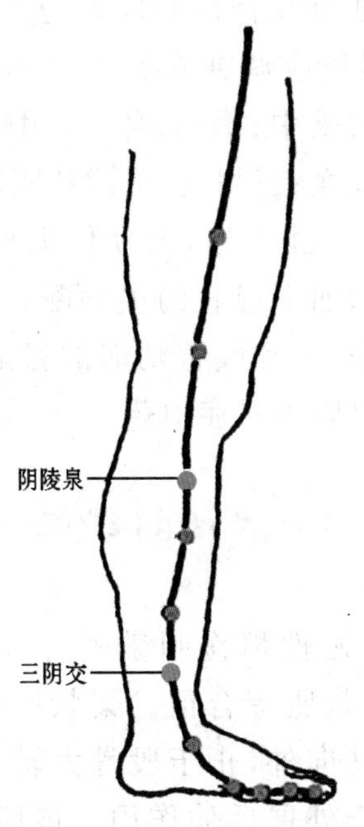

图 7-14　强直性脊柱炎刮拭部位

【注意事项】

（1）施术者应注意患者的保暖，操作室温度适宜，谨防再次感冒，尽量使患者少暴露身体，并且缩短刮痧时间。

（2）对施术补、泻手法的选择，需考虑患者病情轻重、体质强弱、年龄大小。

【附注说明】　强直性脊柱炎应与腰骶关节劳损、骨关节炎、Forestier 病（老年性关节强直性骨肥厚）、结核性脊椎炎、类风湿关节炎、肠病性关节病、Reiter 综合征和银屑病关节炎、肿瘤、结核病等疾病做详细鉴别 。

中医学认为,强直性脊柱炎病因为先天禀赋不足,后天调摄失宜。治疗本病应调补先后天之本,扶正祛邪。在刮督脉的基础上,取穴委中、承山、环跳、阴陵泉、足三里,以健脾燥湿行气,活血调血;三阴交,可调和阴阳。

本病属自身免疫性疾病,至今仍无根治办法,但及时、积极和妥善的治疗,加上患者的主动配合,可以达到稳定病情、缩减疗程、减少病残和改善功能的目的。患者在接受刮痧疗法的同时,可以服用对症中药。

十五、梨状肌综合征

由于梨状肌急慢性损伤刺激坐骨神经、臀下神经,引起腰腿痛者称为梨状肌综合征。梨状肌位于臀部,起自骶骨前面,经坐骨大孔向外,止于股骨大转子内上方,是髋关节外旋肌,并有助于外展后伸作用。该肌受骶 1、2 神经支配。多数病人有扛抬重物或“闪”“扭”的外伤史或受凉史。伤后臀部后部及大腿后侧疼痛,疼痛可放射至整个下肢。偶有小腿外侧发麻。重者行走困难伴跛行,腹压增高时疼痛可明显加重,局限性压痛明显,髋内旋、内收受限并加重疼痛。

中医学认为,梨状肌综合征属中医学“筋伤”“痹证”“腰腿痛”的范畴,为本虚标实之证。《济生方·痹》:“皆因体虚,腠理空疏,受风寒湿气而成痹也。”本病多以肝脾肾不足,气血亏虚,血不养筋,筋脉失养为本;以外伤、复感外邪,痹阻经络,经脉不通为标。《医宗金鉴·正骨心

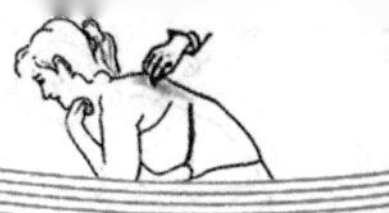

法要旨》曰："胯骨，即髋骨也，又名髁骨。若素受风寒湿气，再遇跌打损伤，瘀血凝结，肿硬筋翻，足不能直行，筋短者，脚尖著地，骨错者，臀努斜行。"说明该病与外伤和感受外邪关系密切。

【循经刮拭】 足太阳膀胱经下肢段、足少阳胆经下肢段。

【刮拭取穴】 八髎、委中、承山、环跳、阳陵泉、悬钟、血海、足三里(图 7-15)。

【刮拭示图】

【操作手法】 患者取俯卧位。在施术部位消毒、涂抹刮痧介质(油或者膏)后，用刮痧板平刮或斜刮足太阳膀胱经及足少阳胆经，由上而下，取穴八髎、委中、承山、环跳、阳陵泉、悬钟、血海、足三里，均至"痧痕"显现为止。

【注意事项】

(1)施术者注意患者的保暖，操作室温度适宜，谨防再次感冒，尽量使患者少暴露身体，并且缩短刮痧时间。

(2)经刮痧症状减轻时，患者不宜立即洗浴，以免受凉复发。

【附注说明】 梨状肌综合征应与腰椎椎管狭窄症、腰椎间盘脱出症、腰椎椎管内肿瘤、盆腔疾患等病做详细鉴别。

本症属本虚标实之证，多以肝脾肾不足，气血亏虚，血不养筋，筋脉失养为本；以外伤、复感外邪，痹阻经络，经脉不通为标。针对本病治疗多以补养肝肾，益气养血，扶正驱邪。选穴：八髎、阳陵泉、悬钟行气活血止痛；血海、足三里补肝养血，健脾益气，补后天养先天；委中、承山、环跳燥湿

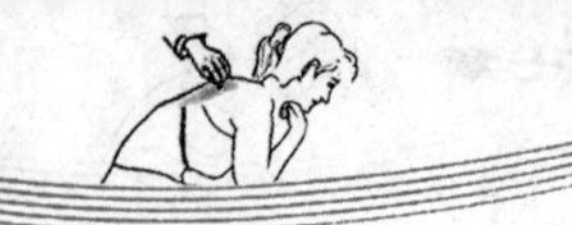

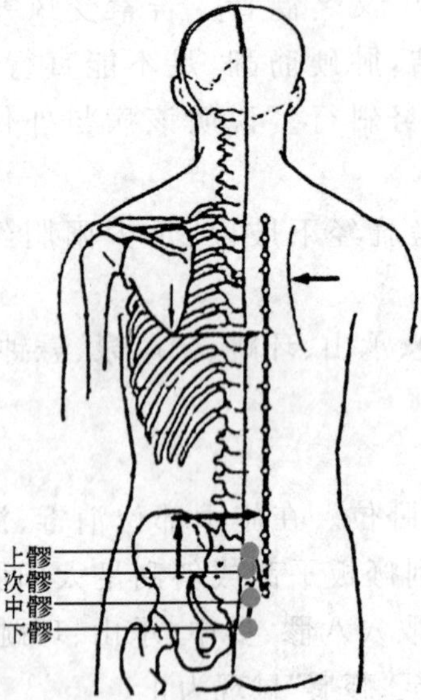

上髎
次髎
中髎
下髎
委中 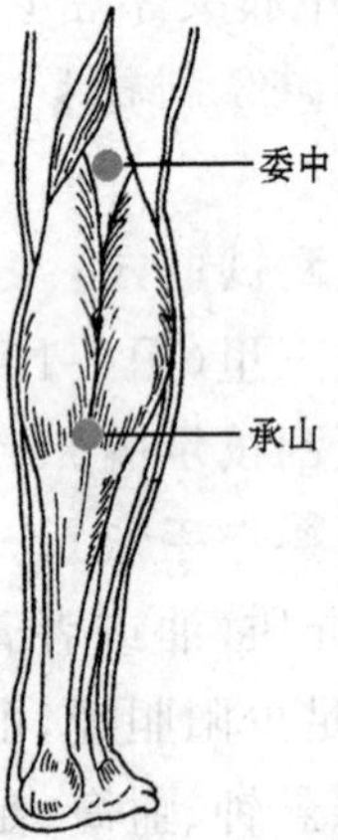
承山
足三里 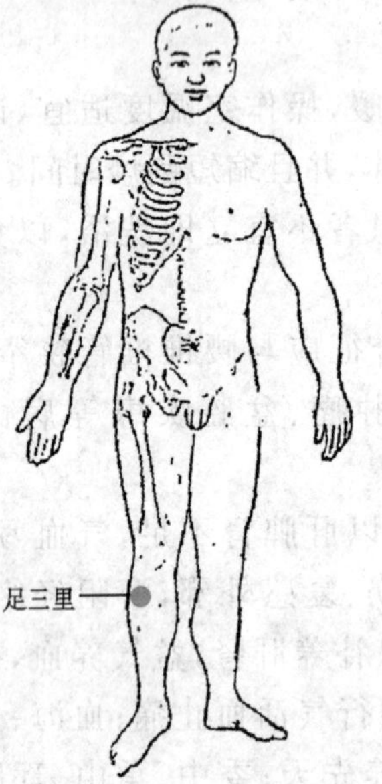
血海

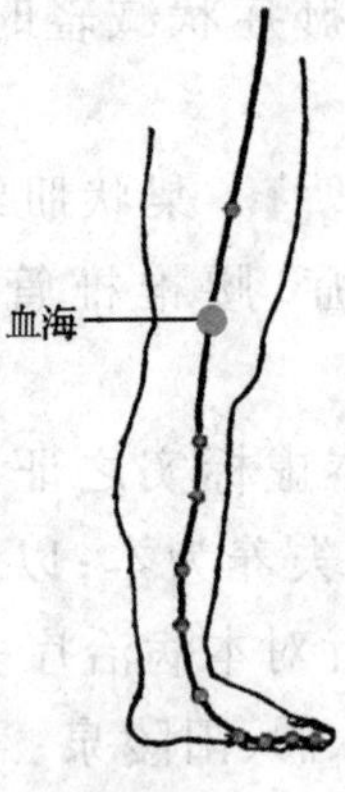

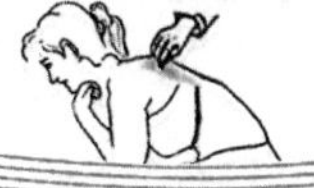

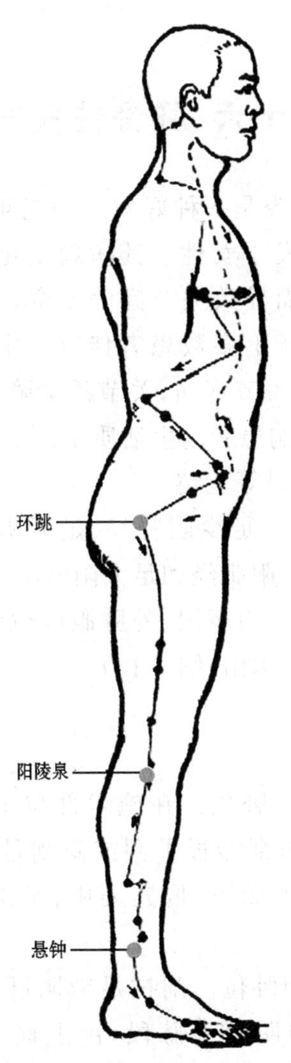

图 7-15　梨状肌综合征刮拭部位

行气，活血化瘀。

十六、膝骨性关节炎

膝骨性关节炎是一种好发于中老年人的慢性骨关节退行性疾病，且多发于女性。其病理变化主要是由于关节软骨破坏变形，继而导致关节间隙变窄，关节周围骨质增生、骨赘形成等，临床上多数患者伴有一定的滑膜炎症状。其主要临床表现为关节疼痛，关节活动障碍等，严重者导致关节畸形，甚至影响患者的生活质量。本病属中医学痹证、痛风、鹤膝风、历节风等范畴。

【循经刮拭】 足少阴肾经、足厥阴肝经、足太阴脾经、足阳明胃经、足少阳胆经和足太阳膀胱经的膝段。

【刮拭取穴】 内膝眼、外膝眼（犊鼻）、阴谷、足三里、血海、阴陵泉、委中、承山（图 7-16）。

【刮拭示图】

【操作手法】

(1)患者取俯卧位。在施术部位消毒、涂抹刮痧介质（油或者膏）后，用刮痧板平刮或斜刮足太阳膀胱经及足厥阴肝经膝段，由上而下，取穴委中、承山，均至“痧痕”显现为止。

(2)患者取仰卧位。刮拭足厥阴肝经、足少阴肾经、足太阴脾经及足阳明胃经膝段，由上而下，取穴血海、阴陵泉、梁丘、内膝眼、外膝眼（犊鼻）、阴谷，均至“痧痕”显现为止。

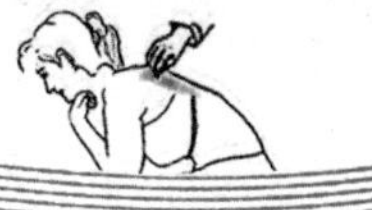

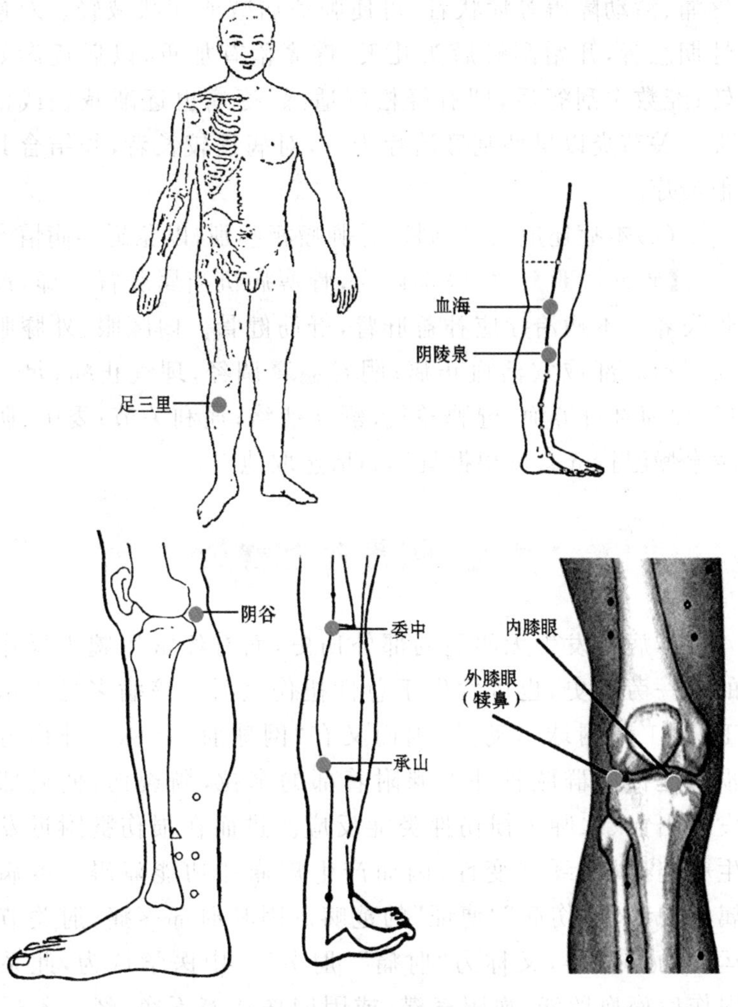

足三里
血海
阴陵泉
阴谷
委中
承山
内膝眼
外膝眼
（犊鼻）

图 7-16 膝骨性关节炎刮拭部位

【注意事项】

(1)刮痧治疗关节炎有较好效果，对急性期已过仍遗留

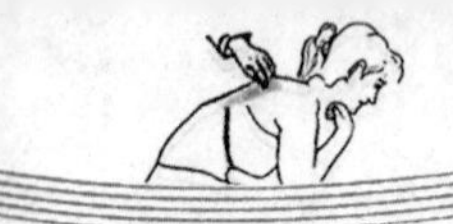

疼痛、活动障碍等症状者，可使肿消痛减或症状减轻。对慢性期患者，开始刮痧后头几天，疼痛稍有加重，以后逐渐好转；经数次刮痧后，即有轻松舒适感，疼痛也逐渐减轻或消失。关节炎以早期刮痧治疗为宜，对病程较长者，须结合其他治疗。

(2)本症还应与骨结核、骨肿瘤相鉴别，以免延误病情。

【附注说明】 中医学认为，骨痹病机当属肝肾亏虚，筋骨失养。本病治疗应补益肝肾，舒筋健骨。内膝眼、外膝眼(犊鼻)局部取穴活血止痛；阴谷益肾调经，理气止痛；足三里、血海补肝养血，健脾益气，舒筋活络，通利关节；委中、阴陵泉燥湿行气。可根据具体病情选取他穴。

十七、肱骨外上髁炎

本病的发生无明显局部外伤史，而有经常用腕力操作的单一劳动史，也可发生于急性扭伤之后。该病多见于木工、钳工和网球运动员，因而又有“网球肘”之称。外伤劳损引起伸肌群肱骨外上髁附着部的牵拉，撕裂伤，使局部发生出血、水肿等损伤性炎症反应。进而在损伤腱附近发生粘连，以致纤维变性，因而产生疼痛和功能障碍。本病属于中医学“伤筋”“痹证”的范畴。因其肘部疼痛，肘关节运动功能障碍，又称为“肘痛”“肘劳”。中医学认为，此系损伤后瘀血留滞，血阻气滞，或因旧伤祛瘀不净，经络不通所致。可用推拿疗法结合用中药活血化瘀、通络止痛，配合刮痧疗法。

【循经刮拭】 手阳明大肠经、手太阴肺经上肢段。

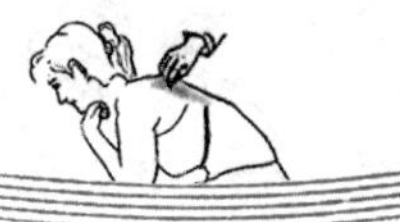

【刮拭取穴】 曲池、手三里、合谷、天井、尺泽(图 7-17)。

【刮拭示图】

【操作手法】 患者取坐位。在施术部位消毒、涂抹刮痧介质(油或者膏)后,用刮痧板平刮或者斜刮手太阴肺经及手阳明大肠经上肢段,由上而下,臂臑、曲池、手三里、合谷(大肠经)、天井(三焦经)、小海(小肠经)、尺泽(肺经),均至"痧痕"显现为止。

【注意事项】 刮痧治疗关节炎有较好效果。本病多属关节肌肉劳损,开始刮痧后头几天,疼痛稍有加重,以后逐渐好转;经数次刮痧后,即有轻松舒适感,疼痛也逐渐减轻或消失。对病程较长者,须结合其他治疗。

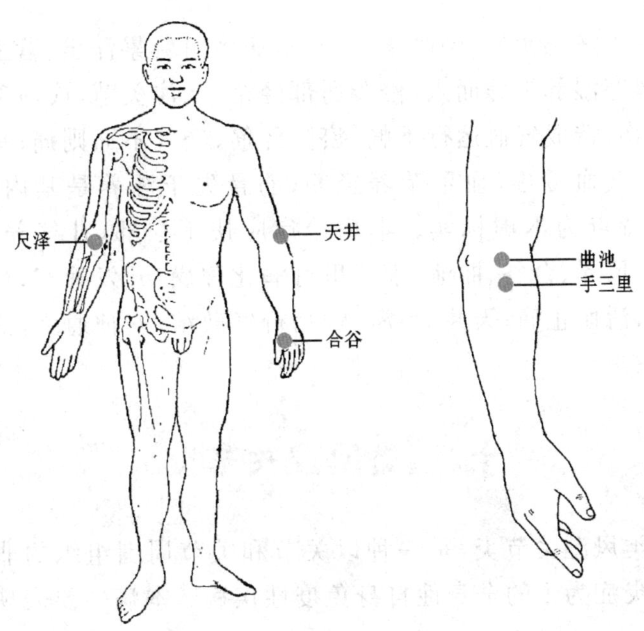

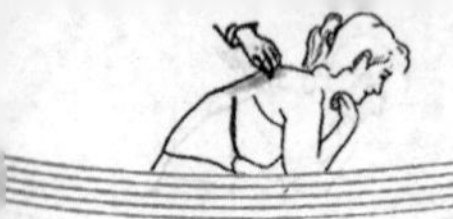

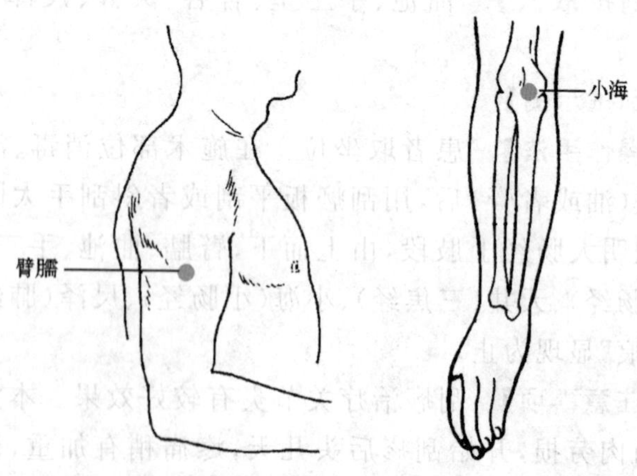

图 7-17 肱骨外上髁炎刮拭部位

【附注说明】 中医学认为，本病多由劳累汗出、营卫不和、风寒湿邪乘虚而入，侵袭肘部经络，流注关节，或肘部筋脉损伤，造成气血运行不畅，瘀阻经筋，经气不通则痛；平素体弱，气血亏虚，血不荣养经筋，筋骨失于濡养是其内因。病理特点为本虚标实。本病治疗应扶正祛邪，补气养血。选穴：尺泽、合谷、曲池、手三里可润化脾燥，开发脾气，行气利水，活血止痛；天井、小海、臂臑行气散结，安神通络，活血止痛。

十八、类风湿关节炎

类风湿关节炎，是一种以关节和关节周围组织的非感染性炎症为主的全身性自身免疫性疾病。本病主要表现为

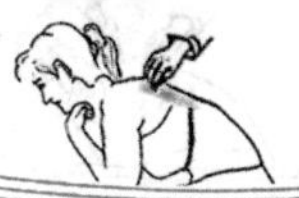

关节滑膜炎，其次为浆膜、心肺、皮肤、眼、血管等结缔组织广泛性炎症。本病的关节症状特点为：关节腔滑膜发生炎症、渗液、细胞增殖、血管翳形成，软骨及骨组织破坏，最后关节强直，关节功能丧失。本病多侵犯手足腕等小关节，常为对称性，呈慢性过程，对人体消耗大，临床较常见，由于治疗较为困难，致残率高。

中医学称本病为“痹证”。《素问·痹论篇》曰：风、寒、湿三气杂至，合而为痹也，其风气胜者为行痹，寒气胜者为痛痹，湿气胜者为著痹也。而《金匮要略》称本病为“历节病”，意即痛历遍身百节，乃痛痹之甚者。本病多为外邪侵袭经络，气血闭阻不能畅行，引起关节等处出现酸、痛、麻、重及屈伸不利等症状；也有因感受风寒湿邪，郁而化热，发为热痹者，故痹证中又有热痹之称。临床上用刮痧治疗效果显著。

【循经刮拭】 督脉及足太阳膀胱经腰背段、手阳明大肠经上肢段。

【刮拭取穴】 膈俞、肝俞、脾俞、肾俞、小肠俞、委中、梁丘、足三里、阳陵泉、阿是穴、肩髃、曲池、手三里、合谷、大陵（图7-18）。

【刮拭示图】

【操作手法】

（1）患者俯卧位或坐位。在施术部位消毒、涂抹刮痧介质（油或者膏）后，用刮痧板平刮或斜刮督脉及足太阳膀胱经腰背段，由上而下，取穴大椎、膈俞、肝俞、脾俞、肾俞、小肠俞、环跳、委中、梁丘、足三里、阴陵泉、阿是穴（发病关节附近），均至“痧痕”显现为止。

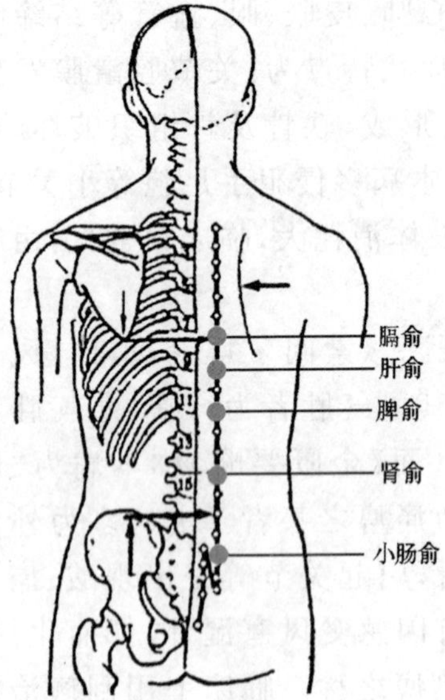

膈俞
肝俞
脾俞
肾俞
小肠俞

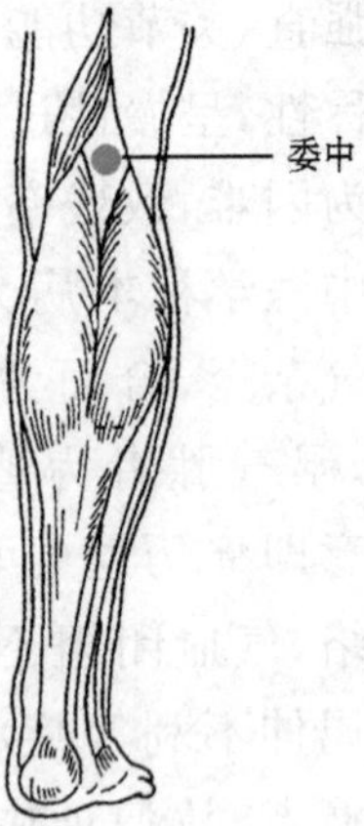

委中

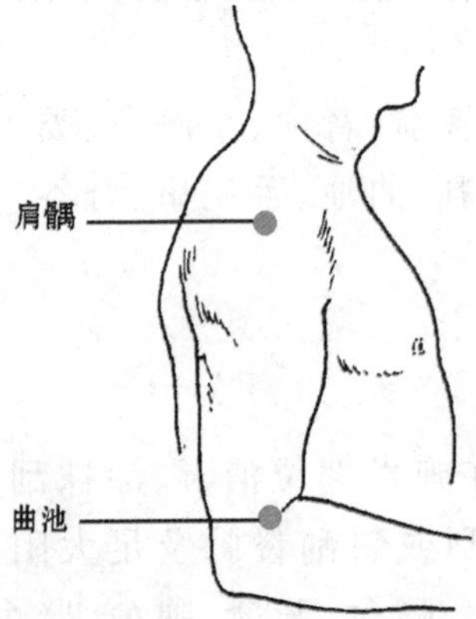

肩髃
曲池

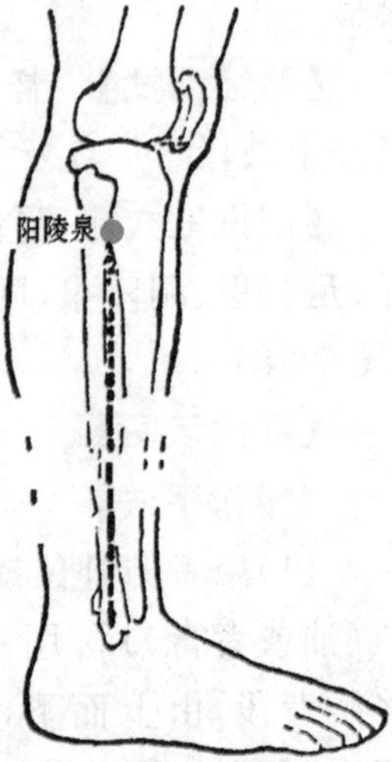

阳陵泉

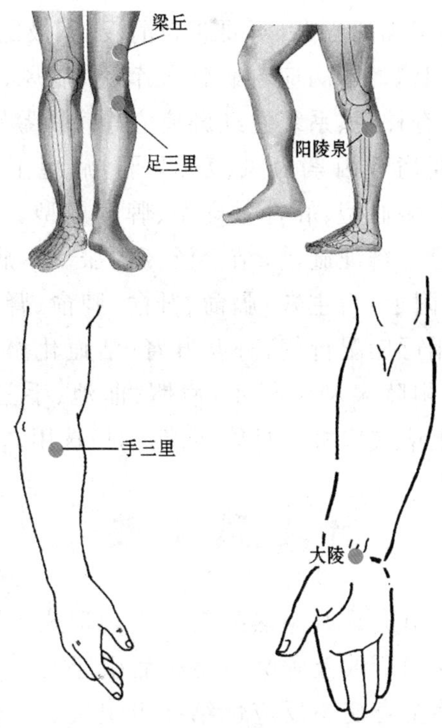

图 7-18 类风湿关节炎刮拭部位

（2）患者仰卧位或坐位。用刮痧板平刮或者斜刮手阳明大肠经上肢段，由上而下，取穴肩髃、曲池、手三里，合谷、大陵、阿是穴（发病关节附近），均致“痧痕”显现。

【注意事项】

（1）注意患肢保暖、避风寒。

（2）刮痧对于类风湿关节炎引起的疼痛不适症状具有良好的疗效，但针对本病应做系统治疗，同时应注意并发症的发生。

(3)保持正确的心态,不要悲观消极,积极配合医生。

【附注说明】 本病应与骨性关节炎、痛风、银屑病性关节炎、强直性脊柱炎、系统性红斑狼疮等病做鉴别。

本病主要病理因素为风、寒、湿邪,症型主要有风寒湿型、风湿热型、瘀血型、肝肾亏虚型、脾气虚型、气血双虚型。因此本病治疗应辨证施治,结合汤药内服。本病选穴:阿是穴(发病关节附近)为主穴;膈俞、肝俞、脾俞、肾俞、小肠俞、委中诸穴合用可燥湿行气,补益肝肾,活血化瘀;梁丘、足三里健脾益气;阴陵泉利湿行水;肩髃、曲池、手三里、大陵活血行气。以上诸穴应根据具体病情,酌情选用。

十九、风湿热

风湿性关节炎是风湿热的关节表现形式。风湿热是A型溶血性链球菌所致上呼吸道感染后引起的一种反复发作的急性或慢性全身变态反应性结缔组织疾病。临床上以心脏瓣膜病变和关节炎为主,可伴有发热、毒血症、皮疹、皮下小结节、舞蹈病等。

中医将其归于“风湿热痹”“湿热痹”“热痹”范畴。本病多因先天不足,或素体气血虚弱,风湿热之邪侵袭而发病。

【循经刮拭】 督脉及足太阳膀胱经腰背段、足太阴脾经及足厥阴肝经下肢段。

【刮拭取穴】 肝俞、肾俞、志室、三焦俞、合谷、关元、足三里(图7-19)。

【刮拭示图】

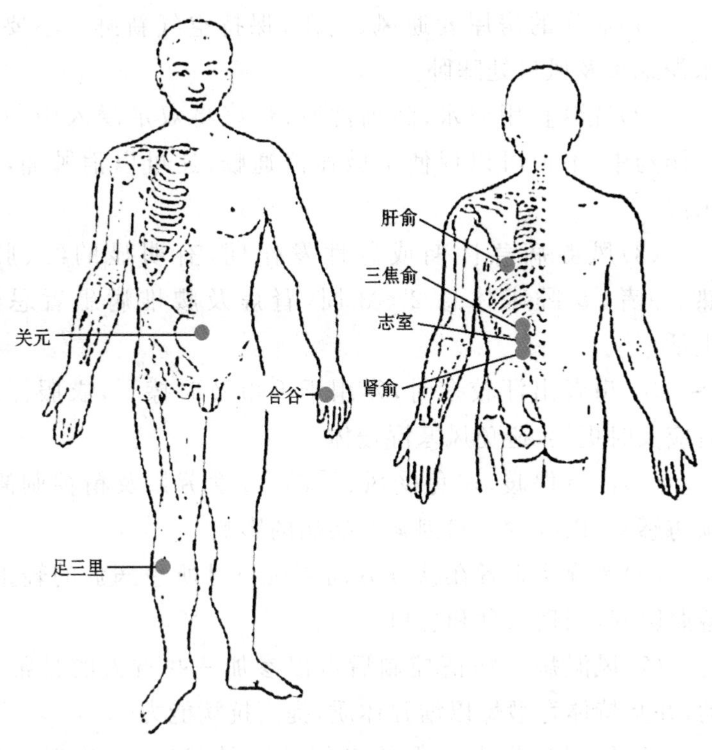

图 7-19　风湿热刮拭部位

【操作手法】

(1)患者俯卧位。在施术部位消毒、涂抹刮痧介质(油或者膏)后,用刮痧板平刮或斜刮督脉及足太阳膀胱经腰背段,由上而下,至"痧痕"显现为止。

(2) 患者仰卧位。用刮痧板平刮或者斜刮足太阴脾经及足厥阴肝经下肢段,由上而下,均至"痧痕"显现为止。

【注意事项】

(1)居住的房屋要通风、向阳,保持空气新鲜。不要在水泥地板及风口处睡卧。

(2)洗漱宜用温水,睡前洗脚,最好将双足浸入中药洗方汤药中,不但可以促使下肢血流通畅,还可以消肿痛,除风湿。

(3)风湿病急性期或急性发作期,有明显的红、肿、热、痛者,要卧床休息2～3周,肾虚及腰椎病患者忌性生活。

(4)患者出汗较多时,须用干毛巾及时擦干,衣服汗湿后应及时更换,避免风寒湿侵体。

(5)注意保暖,避免受风、受潮、过度劳累及精神刺激,预防感冒,以减少自然因素对疾病的影响。

(6)风湿病患者在饮食方面要按自己所患病症的轻重,遵照医嘱,调理饮食和忌口。

(7)风湿病在病情控制后可以参加一些省力的日常劳动,并坚持体育锻炼以增强体质,提高抗病能力。

(8)风湿病患者要保持良好的精神状态,正确对待疾病,切不可急躁焦虑。

【附注说明】 本病取穴肝俞、肾俞、志室、三焦俞可益气壮阳,益肾固精,清热利湿,强壮腰膝;合谷可调气行血止痛;关元、足三里可补自身血气不足。诸穴合用可清热利湿,补益肝肾,行气止痛。

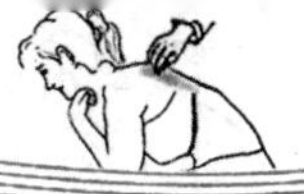

二十、神经性皮炎

神经性皮炎又称慢性单纯性苔藓。是以阵发性皮肤瘙痒和皮肤苔藓化为特征的慢性皮肤病。多见于青年和成年人。初发时,仅有瘙痒感,由于搔抓及摩擦,皮肤逐渐出现粟粒至绿豆大小的扁平丘疹,圆形或多角形,坚硬而有光泽,呈淡红色或正常皮色,散在分布。本病好发于颈部两侧、项部、肘窝、腋窝、骶尾部、腕部、踝部,亦见于腰背部、眼睑、四肢及外阴等部位。本病的自觉症状为阵发性剧痒,夜晚尤甚,搔抓后引起抓痕及血痂。

神经性皮炎在中医古代文献中被称为“牛皮癣”“摄领疮”“顽癣”,因其好发于颈项部,状如牛项之皮,厚而坚且顽固易发而得名。该病首见于隋代《诸病源候论·摄领疮候》,曰“摄领疮,如癣之类,生于颈上痒痛,衣领拂着即剧,云是衣领揩所作,故名摄领疮也”,指出了衣领摩擦是神经性皮炎发生的诱因。

【循经刮拭】 足太阳膀胱经及督脉颈项段。

【刮拭取穴】 风池、天柱、血海、足三里、太冲、行间(图7-20)。

【刮拭示图】

【操作手法】 患者俯卧位。在施术部位消毒、涂抹刮痧介质(油或者膏)后,用刮痧板平刮或斜刮督脉及足太阳膀胱经颈项段,由上而下,取穴风池、天柱、肺俞、委中、曲池、血海、足三里、太冲、行间(肝经),均至“痧痕”显现为止。

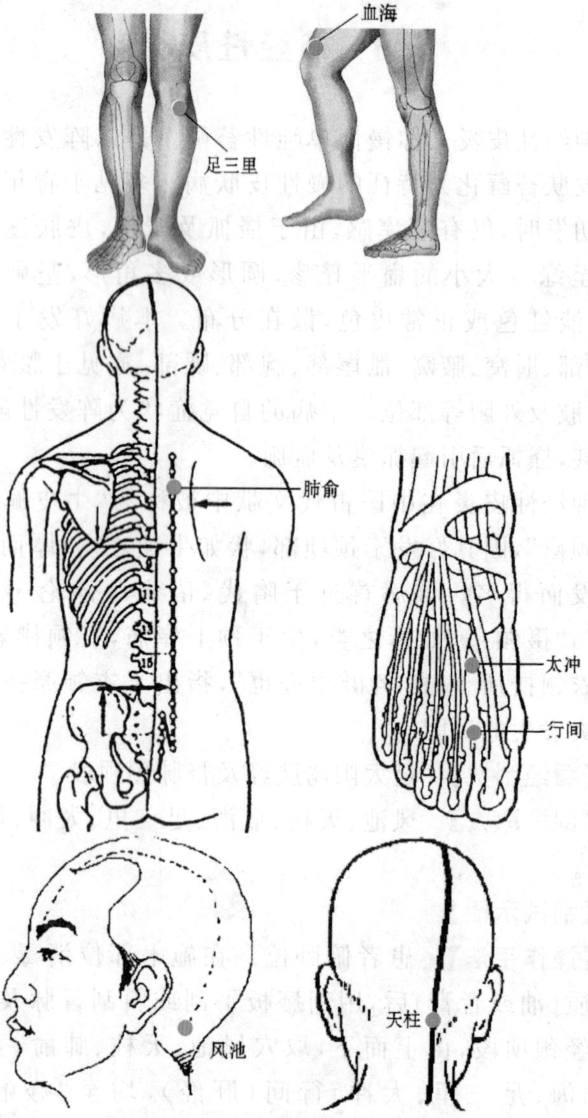

图 7-20　神经性皮炎刮拭部位

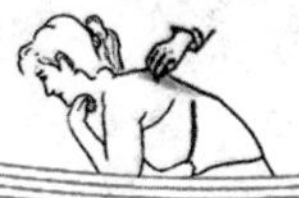

【注意事项】

(1) 多吃新鲜水果蔬菜、宜凉血解毒食物,忌饮刺激性饮料、忌食辛辣刺激食物及鱼腥发物、忌食各种补气补血之品。

(2) 控制搔抓、摩擦为防止本病发病的最重要的手段。

【附注说明】

(1)本病应与慢性湿疹、扁平苔藓、皮肤淀粉样变、银屑病等病相鉴别。

(2)本病的发生风、湿、热为主要病因。病机是风热、湿热、血热相互搏结,壅滞于肌肤而成。初起多因情志不遂,闷郁不舒而起,七情内伤,五志化火,伏于营血,血热生风,风盛则燥而发为本病;或肝旺克土,脾虚湿困,水湿停留于肌肤,复感湿热之邪而发病。其治则为清热凉血息风,燥湿健脾。选穴:风池、天柱升阳益气,理气开郁;健脾燥湿行气;血海、足三里补肝养血,活血化瘀;太冲、行间泻肝胆热。以上穴位,应根据病情,酌情选用。

二十一、慢性荨麻疹

本病属过敏性皮肤病,是因皮肤黏膜血管扩张,通透性增强而出现的一种局限性水肿反应。其特征为瘙痒性风团,随起随消,消退后不留痕迹。俗名“风疹块”。中医学文献中对荨麻疹记载较多,大多以症状命名,如“瘾疹”“风疹块”等,因其时隐时现,“身体风瘙而痒,搔之隐隐而起“,故名瘾疹;因疹形高出皮肤,成块连片,遇风易发,故名风疹块。又有“赤疹”“白疹”“风疹瘙疮”“赤白游风”“鬼饭疙瘩”

“风乘疙瘩”等病名。中医学认为本病是腠理不密，汗出受风，正邪相搏，皮肤发疹，日久化热，伤及阴液，气虚血亏，病邪缠绵，久病不愈。

【循经刮拭】 足厥阴肝经下肢段、足太阳膀胱经腰背段。

【刮拭取穴】 百会、风府、曲池、肝俞、血海、三阴交（图7-21）。

【刮拭示图】

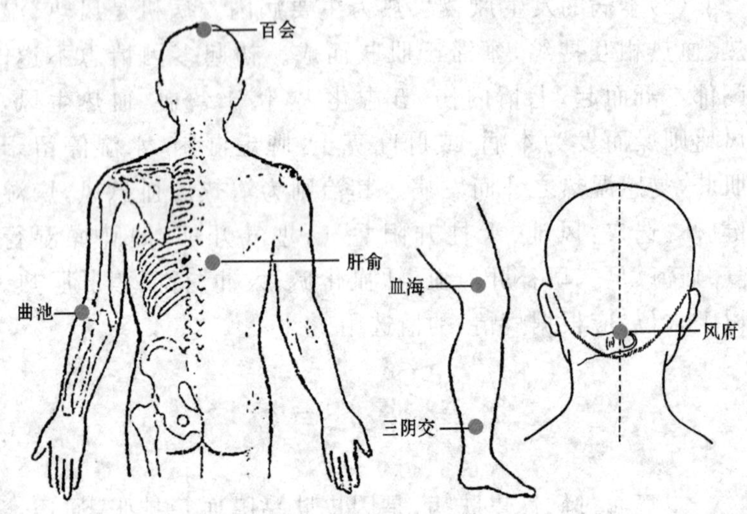

图7-21 慢性荨麻疹刮拭部位

【操作手法】

（1）患者俯卧位。在施术部位消毒、涂抹刮痧介质（油或者膏）后，用刮痧板平刮或斜刮足太阳膀胱经，由上而下，取穴百会、曲池、肝俞，均至“痧痕”显现为止。

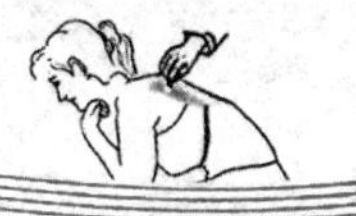

(2) 患者仰卧位。用刮痧板平刮或者斜刮足厥阴肝经，由上而下，取穴血海、三阴交，均至“痧痕”显现为止。

【注意事项】

(1)慢性荨麻疹患者要注意卫生、饮食、药物、花粉等过敏原的刺激。

(2)积极治疗原有疾病，应保持健康心态，提高身体抵抗力。

(3)慢性荨麻疹可采用中药预防。

【附注说明】 中医学认为，慢性荨麻疹的病因病机为禀赋不耐，情志内伤，脏腑失调，六淫致病，饮食不节。本病治则为息风凉血，滋养肝肾，补气健脾。选取诸穴：风府散风息风，通关开窍；百会升阳举陷，降逆平冲；曲池燥湿行气；肝俞、血海疏肝利胆，降火止痉；三阴交调和阴阳。可根据不同症型，酌情选用。

二十二、风　疹

风疹又称“风痧”“风瘾”，中医学认为是风热邪毒蕴于肺卫，肺气不宣，肌腠营卫之气不得调畅所致。西医学认为是由风疹病毒感染引起的一种较轻的发疹性传染病。发病初期症状轻，可有低热或中度发热，轻度咽炎或结膜炎，或有呕吐、腹泻，耳后、后颈部及枕部淋巴结肿大，有轻度压痛，皮疹出疹后，逐渐缩小。可在软腭及咽部见到红色出血性、针头大小的黏膜斑，舌尖红，苔薄白或薄黄，脉浮数。发热后 1～2 日出疹，首先见于面部，24 小时内波及全身，但较稀疏，手掌、足趾多无疹。皮疹为麻疹样斑丘疹。皮疹 3 日

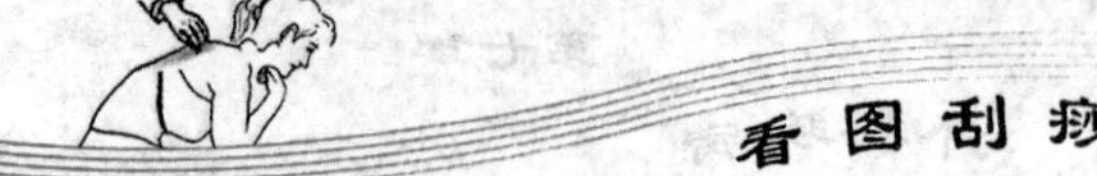

后退净，疹退后无色素沉着。

【循经刮拭】 奇穴、督脉、足少阳胆经、足太阴脾经、手阳明大肠经、手太阴肺经。

【刮拭取穴】 印堂、大椎、风池、血海、三阴交、曲池、合谷、列缺、鱼际（图 7-22）。

【刮拭示图】

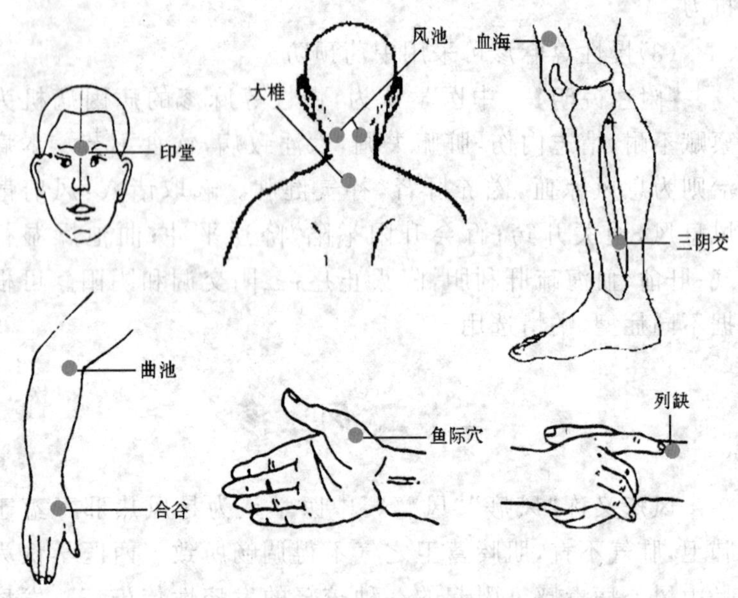

图 7-22 风疹刮拭部位

【操作手法】 患者取俯卧位。在施术部位消毒、涂抹刮痧介质（油或者膏）后，用刮痧板刮拭颈部的大椎、风池，由上而下；取仰卧位，点按头面部印堂，然后上肢部曲池、合谷，最后刮下肢血海、三阴交，均至“痧痕”显现为止。

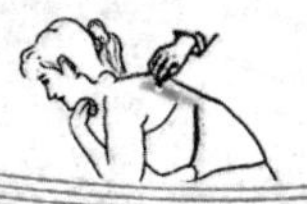

【注意事项】

(1)注意卧床休息,多喝开水;饮食以流质或半流质,即牛奶、稀粥、蛋羹等。

(2)可用棉花蘸生理盐水清洗五官,年龄大的患儿可用盐开水漱口;在清洗完鼻腔分泌物后,可涂以液状石腊或金霉素软膏,以保护鼻腔黏膜。

【附注说明】 大椎清热泻火,凉血解毒;列缺、鱼际清热宣肺;风池散寒解表;曲池、合谷属于手阳明经穴,与肺经相表里,可通经络,行气血,疏风清热;血海养血凉血;三阴交乃足三阴经之交会穴,可养血活血,润燥祛风止痒。

出疹前1～2日至出疹后2日,取咽部分泌物,能分离出病毒以确诊。本病预后良好,经充分休息与抗过敏治疗多可痊愈。有高热者可加用小剂量退热药。幼儿园、小学儿童及育龄妇女等易感者可接种风疹减毒疫苗。发现病人后应隔离至出疹后5天。妊娠早期的孕妇在风疹流行期间,应尽量避免接触风疹病人。

二十三、玫瑰糠疹

玫瑰糠疹是一种比较轻度的潜在性的急性红斑鳞屑性皮肤炎症。本病与中医学文献中记载的“风癣”相类似,多由风热之邪外袭肌肤,血虚生风生燥,皮肤失养而成。病因尚未完全明了,有人认为是病毒感染,也有人认为是神经功能障碍所致。患者大多数为青壮年,春秋两季发病较多,多发于躯干及四肢近心端,呈对称性分布。病变开始为淡红色斑,数日后直径扩大至3～4厘米,中心炎症消退,呈淡褐色，即原发斑或母斑。此后短期内发生大小不等的同样皮疹，圆形或椭圆形，直径1厘米左右，皮疹的长度和皮肤纹理一致，痒感程度轻重不等。病程有自限性，一般4～6周即可自愈，愈后皮肤不留痕迹，一般不再复发。

【循经刮拭】 足少阳胆经、督脉、足太阳膀胱经、手阳明大肠经、足太阴脾经。

【刮拭取穴】 风池、大椎、肺俞、曲池、合谷、血海（图7-23）。

【刮拭示图】

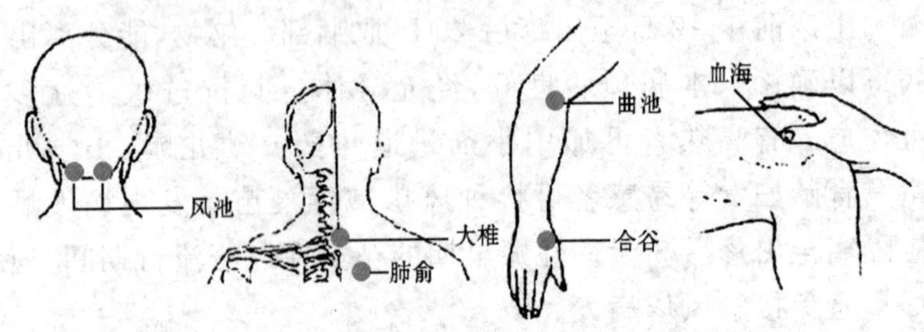

图7-23 玫瑰糠疹刮拭部位

【操作手法】 患者取仰卧位。在施术部位消毒、涂抹刮痧介质（油或者膏）后，用刮痧板刮拭前臂曲池、合谷、外关，然后刮拭下肢血海、阳陵泉、足三里、丰隆、三阴交，由上而下，均至“痧痕”显现为止。

【注意事项】

（1）减少出入公共场所增强抵抗力，急性期禁忌热水洗烫、肥皂的搓洗和强烈刺激外用药物。

（2）饮食宜清淡为主，忌食辛辣油腻或鱼腥，合理搭配

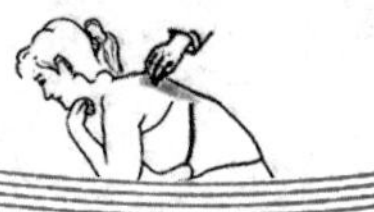

膳食，多喝开水、多休息。

【附注说明】 采用刮痧治疗本病有效，操作轻快准确，出血量不可过多或过少。大椎清热泻火，凉血解毒；肺俞、风池散寒解表，调和肺胃；曲池、合谷属于手阳明经穴，与肺经相表里，可通经络，行气血，疏风清热；血海养血凉血。预后良好，早期诊断、治疗原发病。急性发作期应避免各种刺激和潮湿。刮痧对改善本病自愈后的痒感也有好的疗效。

二十四、老年皮肤瘙痒症

老年皮肤瘙痒症是一种无原发皮损的瘙痒性皮肤病，多因湿热蕴于肌肤，复感风邪，不得疏泄，营卫失和所致；或因血虚生风、化燥，肌肤失养所致。前者以青壮年人所患为多，后者以老年人多见，多见于 60 岁以上的老年人，男性的发病率比女性高，晚间瘙痒比白天严重。主要表现为皮肤干燥变薄，表面有糠秕状的脱屑，长期的搔抓使皮肤出现许多抓痕、血痂、色素沉着、苔藓样变，重者可以发生皮肤感染。此病常因病因不明，难以治愈，且病情反复，是临床常见而又棘手的皮肤病，严重影响中老年人的生活质量和身心健康。现代医学研究表明，老年性皮肤瘙痒症多是由于激素水平生理性下降、皮肤老化萎缩、皮脂腺和汗腺分泌功能的减退使皮肤含水量减少、缺乏皮脂滋润、易受周围环境因素刺激诱发等所致。

【循经刮拭】 督脉、足太阴脾经、足厥阴肝经、手阳明大肠经、手太阴肺经。

【刮拭取穴】 大椎、血海、三阴交、蠡沟、太冲、曲池、合谷、列缺(图 7-24)。

【刮拭示图】

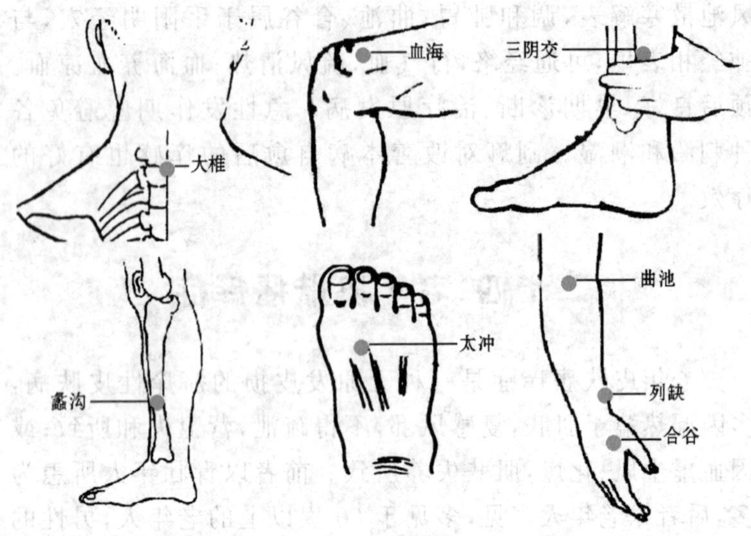

图 7-24 老年皮肤瘙痒症刮拭部位

【操作手法】

(1)患者取俯卧位。在施术部位消毒、涂抹刮痧介质(油或者膏)后,用刮痧板平刮背部大椎穴,由上而下,均至"痧痕"显现为止。

(2)患者取仰卧位。刮拭手前臂曲池、列缺、合谷,然后刮拭下肢血海、蠡沟、三阴交,最后刮拭足部太冲穴,由上而下,至"痧痕"出现为止。

(3)点刺法:用刮板尖端点刺大椎、血海、三阴交、蠡沟、太冲、曲池、合谷、列缺。

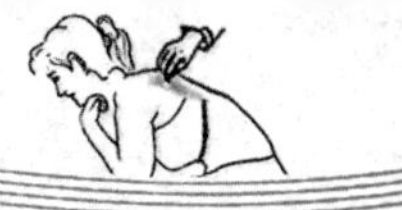

【注意事项】

(1)首先应去除病因,如因风寒或暑热而致者,应调适寒温,避免暑热及寒冷刺激;如对食物诱发者,当忌油腻酒酪、鱼虾海味等。

(2)瘙痒处应避免过度搔抓、摩擦、热水洗烫等方式止痒,不用碱性强的肥皂洗浴。内衣应柔软松宽,以棉织品为好。避免羽绒、尼龙及毛织品衣服贴身穿戴。

【附注说明】 刮痧板刮瘙痒部位,具有透邪外出的作用。大椎清泻热毒;列缺宣通肺气,祛邪外出;曲池、合谷属于手阳明经穴,与肺经相表里,可通经络,行气血,疏风止痒;血海养血凉血;蠡沟、太冲疏肝理气,调畅气机;三阴交是足三阴之交会穴,可养血活血,润燥祛风止痒。砭石作用于足太阳膀胱经及点按背俞穴,能激发、调节脏腑经络功能,以达到养血活血、通络止痒的目的。

第八章　妇科疾病

一、痛　经

痛经是指妇女正值经期或经期前后，出现周期性小腹疼痛，或痛引腰骶，甚至剧痛晕厥者，称“经行腹痛”。临床中腹痛多发生在经前1～2天，行经第一天达高峰，可呈阵发性痉挛性或腹痛伴下坠感，严重者可放射到腰骶、肛门、阴道、股内侧。甚至出现面色苍白，出冷汗、手足发凉等晕厥之象。痛经病位在子宫、冲任，以“不通则痛”或“不荣则痛”为主要病机。症候表现可分为气滞血瘀、寒凝血瘀、湿热瘀阻、气血虚弱、肾气亏虚5类。西医妇产科学将痛经分为原发性痛经和继发性痛经，原发性痛经以青少年女性多见，继发性痛经则常见于育龄期妇女。

【循经刮拭】　足太阴脾经、任脉、足太阳膀胱经。

【刮拭取穴】　三阴交、地机、中极、气海、归来、足三里、太冲、脾俞、肝俞、肾俞、悬钟(图8-1)。

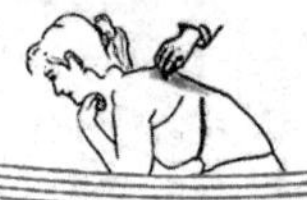

【刮拭试图】

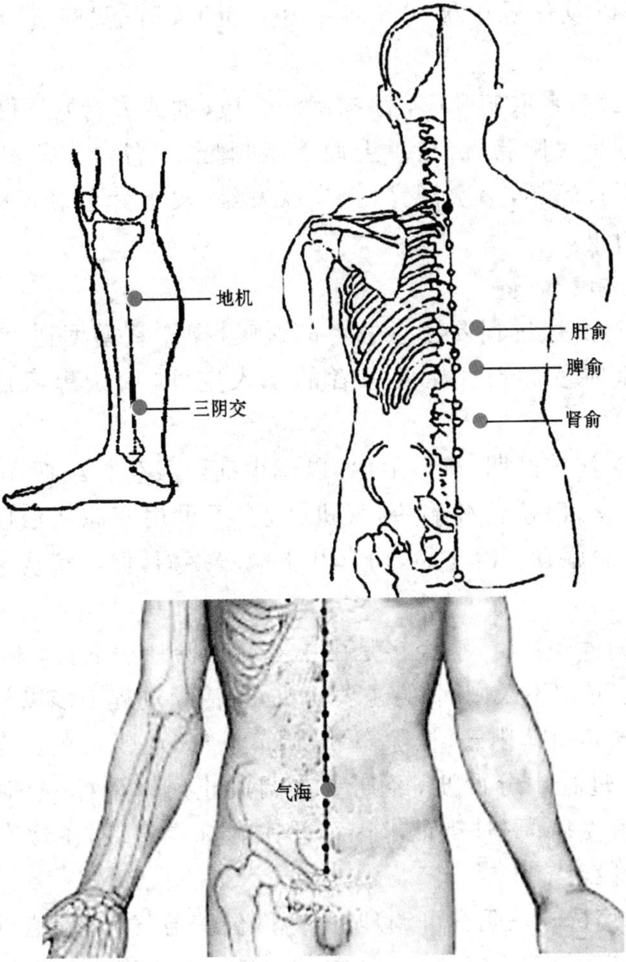

图 8-1　痛经刮拭部位

【操作手法】

(1)患者取坐位或仰卧位，在施术部位消毒，在需刮痧部位涂抹适量刮痧油，用刮沙板平刮足太阴脾经三阴交至地机，以及任脉中极到气海。由上而下，均至“痧痕”出现为止。

(2)患者取俯卧位，涂抹刮痧介质(油或者膏)，用刮沙板平刮足太阳膀胱经，由上而下，刮脾俞至肾俞这段经络。中间不宜停顿，一次刮完，至皮肤发红、皮下紫色痧斑痧痕形成为止。

【注意事项】

(1)治疗过程要注意患者的保暖，操作室温度适宜，防止受凉加重病情。注意患者的私人空间，给予患者隐私保护。

(2)注重经期、产后卫生，以减少痛经发生。经期保暖，避免受寒；保持精神愉快，气机畅达，不可用寒凉或滋腻的药物。忌服食生冷之品，均有利于减缓疼痛，促进疾病早期治愈。

【附注说明】 痛经多是由于寒凝气滞所引起的，以“不通则痛”或“不荣则痛”为主要病机，在治疗过程中多以补法为主，振奋机体阳气，祛除寒邪；调节肝气，通畅气机。痛经在治疗过程中分两步，经期重在调血止痛以治标，及时控制、缓解疼痛；平时辨证求因而治本。标本急缓，主次有序地分阶段治疗。

本病选穴三阴交可调理肝脾肾，健脾益气养血；地机为脾经郄穴，善于治痛治血，取之能行气活血止痛；中极、气海可通调冲任，调理下焦之气；归来、太冲、悬钟可调理气机，行气止痛；脾俞、肝俞、肾俞、足三里功擅补肝益肾，补气益血。诸穴合用，可使气血充足，胞宫得养，冲任自调。

二、围绝经期综合征

围绝经期综合征是指妇女在绝经前后，围绕月经紊乱或绝经出现明显不适证候如烘热汗出、烦躁易怒、潮热面红、眩晕耳鸣、心悸失眠、腰背酸楚、面浮肢肿、情志不宁等，中医称"绝经前后诸证"。本病发生的主要病机以肾虚为主，治疗以平衡阴阳为主，兼顾宁心疏肝，健脾调冲任。西医学"围绝经期综合征"原称"更年期综合征"，指妇女绝经前后出现性激素波动或减少所致的一系列以自主神经系统功能紊乱为主，伴有神经心理症状的一组症候群。

【循经刮拭】 足太阴脾经、任脉、足太阳膀胱经。

【刮拭取穴】 血海、地机、三阴交、关元、中极、气海、心俞、肝俞、脾俞、肾俞(图 8-2)。

【刮拭试图】

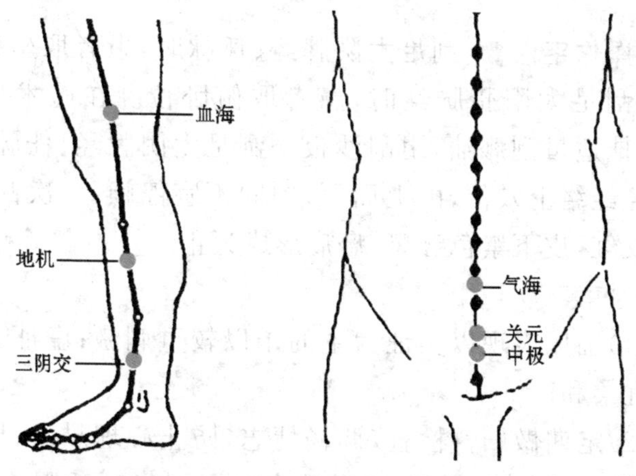

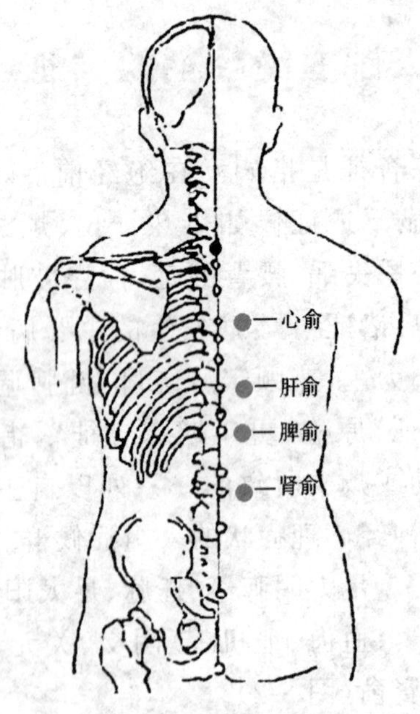

图 8-2　围绝经期综合征刮拭部位

【操作手法】　刮足太阴脾经、任脉时，患者取坐位或仰卧位；刮足太阳膀胱经时，患者取俯卧位。在施术部位消毒、涂抹适量刮痧油，用刮沙板平刮足太阴脾经、任脉、太阳膀胱经经络上穴位，由上而下，中间不宜停顿，一次刮完，至皮肤发红，皮下紫色痧斑、痧痕形成为止。

【注意事项】

(1)临床表现以实证为主的予以较重刺激；虚证为主的手法宜柔和。

(2)定期做妇科检查，调畅情志，防止心理早衰；增强体质，调节阴阳气血；注意劳逸结合，生活规律、睡眠充足，避

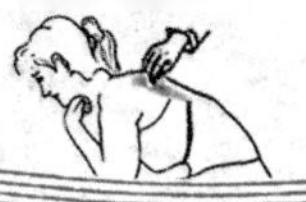

免过度疲劳和紧张。

(3)本病的主要病机是肾气衰退,天癸渐竭。如果长期失治或误治,易发生情志异常、心悸、心痛、贫血、骨质疏松等。

【附注说明】 围绝经期是女性一生中必然经历的一个重要阶段,但围绝经期出现的问题并不单纯是生理问题,而是生理、心理、社会各方面的综合问题,亦是世界性的健康问题,涉及婚姻及家庭各方面。现代医学研究已经证实,围绝经期的最早变化是卵巢功能衰退,然后才表现为下丘脑和垂体功能退化,内分泌和临床方面的变化均源于卵巢的衰老。临床观察发现点刮痧法可以明显改善围绝经期综合征患者潮热、失眠、眩晕、头痛、心悸等症状,其原因可能是刮痧疗法调节了更年期妇女神经、内分泌及自主神经的功能。

本病选穴血海、地机可行气活血止痛;气海为任脉穴,可补益精气,调理冲任,益气固本;关元、中极益肾助阳、通经止带;心俞、肝俞、脾俞、肾俞、关元俞补肝益肾,补气养血;三阴交可交通足三阴经,可调补肝肾。诸穴合用,气血自滋,冲任自调,神志安定。

三、乳腺增生

中医将乳腺增生病称为“乳癖”。一般认为,乳癖是由于各种原因导致肝郁气滞或冲任失调造成。认为肝郁气滞、情志内伤、气滞不舒、气血周流不畅是导致乳房疼痛和肿块的形成重要因素。西医学的乳腺增生是指乳腺上皮和纤维组织增生,乳腺组织导管和乳小叶在结构上的退行性

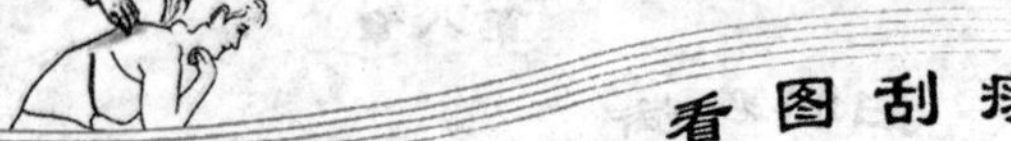

病变及进行性结缔组织的生长，其发病原因主要是由于内分泌激素失调。临床表现常为胀痛或刺痛，可累及一侧或两侧乳房，以一侧偏重多见，疼痛严重者不可触碰，疼痛以乳房肿块处为主；肿块可发于单侧或双侧乳房内，单个或多个，好发于乳房外上象限，亦可见于其他象限。

【循经刮拭】 足阳明胃经、足厥阴肝经。

【刮拭取穴】 气户、屋翳、膺窗、乳根、不容、梁丘、足三里、上巨虚、条口、下巨虚、丰隆、大敦、行间、太冲、中封、蠡沟、中都、膝关（图 8-3）。

【刮拭试图】

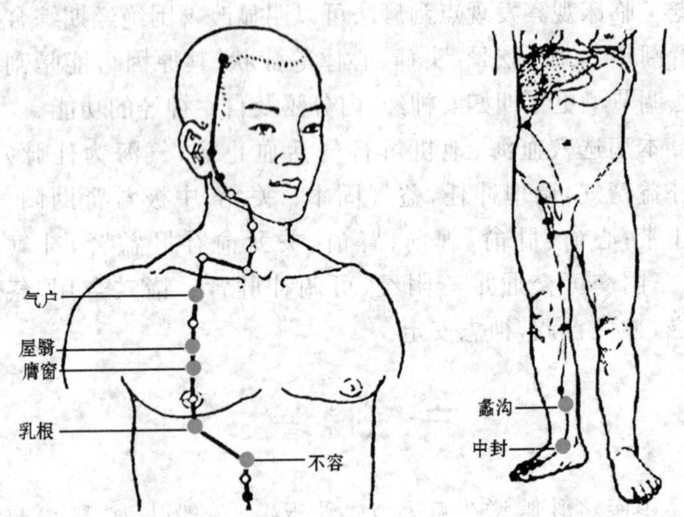

图 8-3 乳腺增生刮拭部位

【操作手法】

（1）患者取坐位或仰卧位，在施术部位消毒、涂抹适量

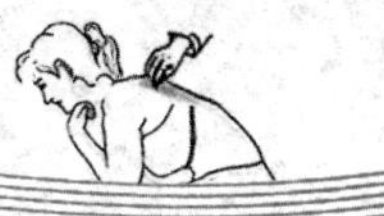

刮痧油，用刮沙板平刮足阳明胃经从气户至不容，再从梁丘到丰隆，由上而下，均至“痧痕”出现为止。

(2)患者取坐位或仰卧位，用刮沙板平刮足厥阴肝经，从膝关至大敦，由上而下，中间不宜停顿，一次刮完，至皮肤发红，皮下紫色痧斑、痧痕形成为止。

【注意事项】

(1)治疗过程要注意患者的保暖，操作室温度适宜，防止受凉加重病情。注意患者的私人空间，给予患者隐私保护。

(2)不良的心理因素会加重内分泌失调，促使增生症的加重。应注意少生气，保持情绪稳定，活泼开朗的心情有利于乳腺增生的早日康复。

【附注说明】 对乳腺增生病来说，局部切除手术不能达到治疗目的，我们认为调节内分泌是治疗的主要手段，扶正固本是治疗的主要方法。本病选穴气户、屋翳、膺窗、不容、梁丘、上巨虚 条口、下巨虚、丰隆均属足阳明胃经，理气宽胸，止咳平喘化痰，消痈止痒，行气止痛；乳根、足三里则有燥湿健脾，益气行血功用；大敦、行间、太冲、中封、蠡沟、中都、膝关均属足厥阴肝经，有疏肝解郁，清肝泻火之功。诸穴合用共奏疏肝解郁，消瘀化痰之功效。

四、慢性盆腔炎

慢性盆腔炎是指女性内生殖器及其周围结缔组织、盆腔腹膜的慢性炎症，是妇科常见病。部分为急性盆腔炎未能彻底治疗，或患者体质虚弱，病程迁延所致；常可无急性发病史，起病缓慢，病情反复顽固不愈。根据病变特点及部位不同，分别称输卵管积水与输卵管卵巢囊肿、输卵管炎、慢性盆腔结缔组织炎。本病多为邪热余毒残留，与冲任气血相搏结，凝聚不去，日久难愈，耗伤气血，虚实错杂。临床以湿热瘀结、气滞血瘀、寒湿凝滞、气虚血瘀证多见。

【循经刮拭】 任脉、足太阴脾经、足阳明胃经。

【刮拭取穴】 三阴交、阴交、气海、石门、关元、中极、地机、阴陵泉、足三里（图 8-4）。

【刮拭试图】

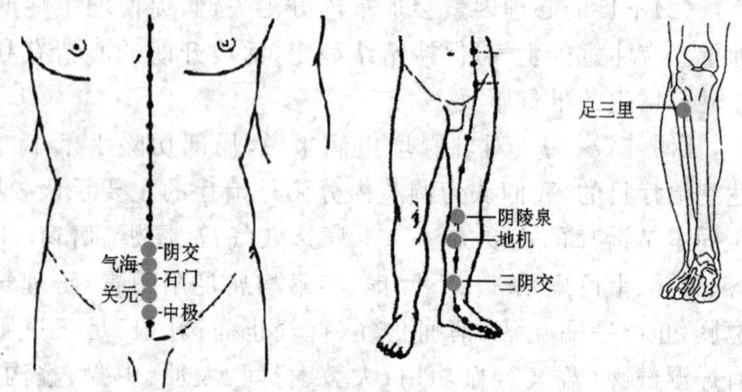

图 8-4 慢性盆腔炎刮拭部位

【操作手法】

(1)患者取坐位或仰卧位，在施术部位消毒、涂抹适量刮痧油，用刮沙板平刮任脉从阴交至中极。由上而下，至“痧痕”出现为止。

(2)患者取坐位，涂抹刮痧介质(油或者膏)，用刮沙板平刮足太阴脾经，从阴陵泉至三阴交；足阳明胃经的足三

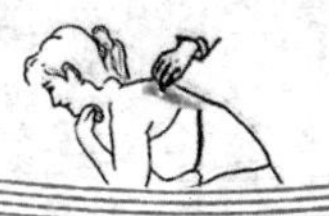

里，中间不宜停顿，一次刮完，至皮肤发红，皮下紫色痧斑、痧痕形成为止。

【注意事项】

(1)盆腔炎症不仅给患者带了很多身体上的难言之苦，同时还可能引起各种可怕的并发疾病，因此盆腔炎患者要特别加强对自己卫生意识的培养，在治疗的同时也要注意平时护理。

(2)注意经期卫生。女性经期切记一定要注意卫生，因为行经期间身体抵抗力下降，容易造成盆腔炎。另外，要避免经期同房，否则，易形成盆腔的充血，导致感染发生。

【附注说明】 本病选穴三阴交可调理肝脾肾，健脾益气养血；地机为脾经郄穴，善于治痛治血，取之能行气活血止痛；中极、气海可通调冲任，调理下焦之气；石门可募集三焦之气，调理气机，行气止痛；关元 中极、足三里功擅补肝益肾，补气益血。阴陵泉可清利湿热，健脾理气，益肾调经，通经活络。诸穴合用可调气行血，行气利水。

五、产后缺乳

产后乳汁少或完全无乳，称为“产后缺乳”，亦称“乳汁不行”，或“乳汁不足”。乳汁来源于脏腑、血气、冲任，《胎产心法》云：“产妇冲任血旺、脾胃气旺则乳足。”《薛氏医案》云：“血者，水谷之清气也，和调五脏，酒陈六腑，在男子则化为精；在妇人上为乳汁，下为血海”，说明产妇的乳汁是否充足与脾胃血气强健有密切关系。乳汁由气血化生，赖肝气疏泄与调节，故缺乳多因气血虚弱、肝郁气滞所致。缺乳首辨虚实。虚者，乳汁清稀，量少，乳房松软不胀，或乳腺细小，食少神倦，面色无华，舌淡少苔，脉细弱；实者，乳汁稠浓，量少，乳房胀满而痛，情志抑郁，胸胁胀满，食欲不振，苔薄，脉弦细。治疗缺乳以通乳为原则，虚者补而通之，实者疏而通之。

【循经刮拭】 任脉、足阳明胃经、手足厥阴经。

【刮拭取穴】 膻中、乳根、足三里、内关、太冲（图 8-5）。

【刮拭试图】

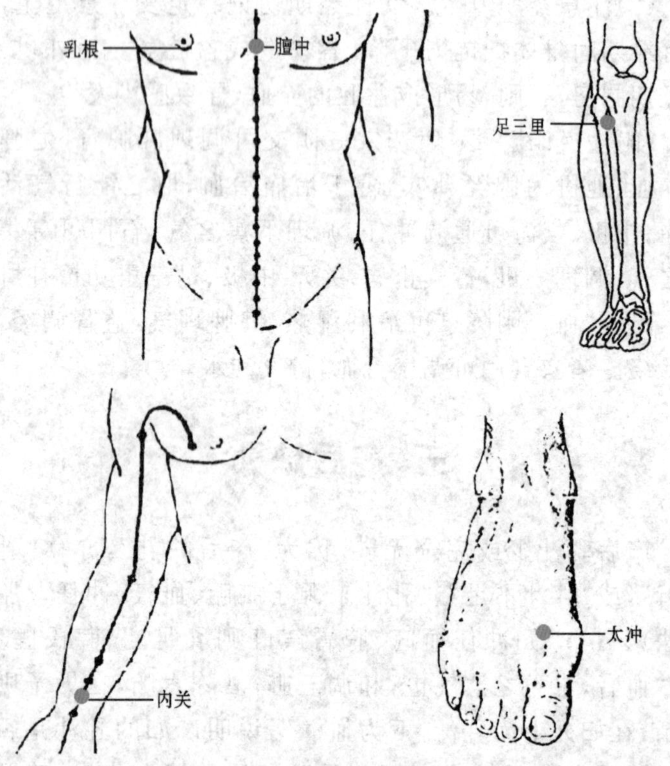

图 8-5　产后缺乳刮拭部位

【操作手法】

(1)患者取坐位或仰卧位,在施术部位消毒、涂抹适量刮痧油,用刮沙板平刮任脉膻中,胃经乳根,通乳经验要穴少泽。由上而下,均至“痧痕”出现为止。

(2)患者取俯卧位,涂抹刮痧介质(油或者膏),由上而下用刮沙板平刮足太阳膀胱经脾俞、足阳明经足三里。至皮肤发红,皮下紫色痧斑、痧痕形成为止。

【注意事项】

(1)治疗过程要注意患者的保暖,操作室温度适宜。注意患者的私人空间,给予患者隐私保护。

(2)哺乳前母亲需洗手,清洁乳头,定期哺乳,有规律的刺激乳房,使全部乳腺管内乳汁排空,是保证哺乳的必要条件。宜配合乳房局部热敷,通畅经络,促使乳汁顺利排出。

【附注说明】 膻中为气会,调气通络而催乳;乳根疏通阳明经气而催乳;少泽为通乳之经验要穴;脾俞、足三里可补气养血,调补气血亏虚;内关、太冲可疏肝理气,调畅气机。诸穴合用,共达催乳、通乳之功。

第九章　五官科疾病

一、过敏性鼻炎

过敏性鼻炎又称变态反应性鼻炎，相当于中医学的“鼻鼽”“伤风鼻塞”，由于肺气虚，卫气不固，腠理疏松，风寒乘虚而入，犯及鼻窍。邪正相搏多因肺虚气弱，临床以阵发性鼻痒，连续喷嚏鼻塞、鼻涕清稀量多，咽部不适、咳嗽为主要症状。过敏性鼻炎是特异性个体接触变应原后寒邪侵袭所致。症候类型可分为肺气虚弱型，肺脾两虚型，肺肾两虚型。西医学认为，过敏性鼻炎是特异性个体接触致敏原后由 IgE 介导的介质（主要是组胺）释放、并有多种免疫活性细胞和细胞因子等参与的鼻黏膜慢性炎症反应性疾病，以鼻痒、喷嚏、鼻分泌亢进、鼻黏膜肿胀等为主要特点。本病临床常分为常年性变应性鼻炎和季节性变应性鼻炎，后者又称为“花粉症”。虽然变应性鼻炎不是一种严重疾病，但可以影响患者的日常生活、学习及工作效率，并且造成经济上的沉重负担，可诱发支气管哮喘、鼻窦炎、鼻息肉、中耳炎等，或与变应性结膜炎同时发生。

【循经刮拭】　奇穴、手阳明大肠经、足太阳膀胱经、手

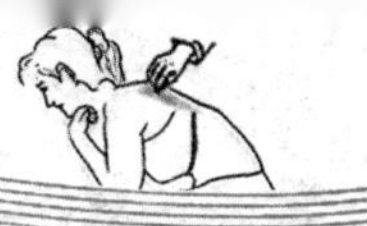

太阴肺经、足太阴脾经、任脉、足少阴肾经。

【刮拭取穴】　印堂、迎香、合谷、肺俞、肾俞、脾俞、太渊、阴陵泉、气海、复溜(图 9-1)

【刮拭示图】

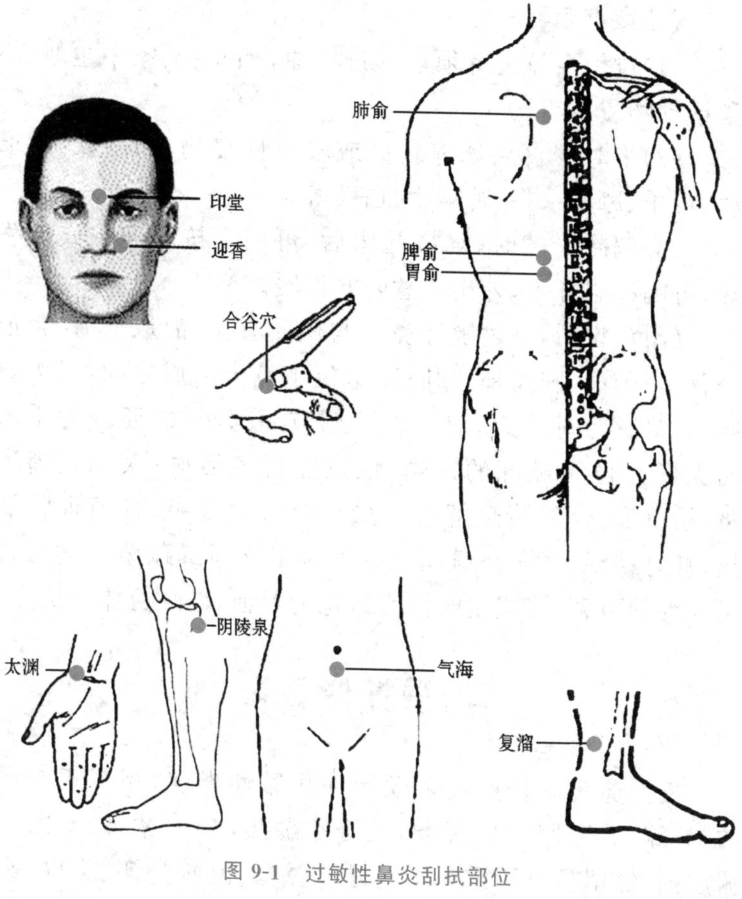

图 9-1　过敏性鼻炎刮拭部位

【操作手法】　患者取坐位，在施术部位消毒、涂抹刮痧介质(油或者膏)后,用刮痧板平刮头面部印堂、迎香。再换俯卧位,刮背部肺俞、脾俞、肾俞,然后换仰卧位,刮腹部气海及上肢合谷、太渊;最后刮下肢阴陵泉、复溜。用平补平泻法,均至"痧痕"显现为止。

【注意事项】

(1)过敏性鼻炎者须避开过敏原,如花粉、家中尘螨、毛毯或动物皮屑等。

(2)平时少食用冰凉食品或较寒性食物,如冷饮、冰激凌、可乐、冰凉水果、苦瓜、大白菜等。

(3)偏冷天气时,早晨起床后,可用手按摩迎香穴至发热,再喝杯温开水,外出注意防寒保暖。

【附注说明】 过敏性鼻炎与体质有关,故取气海、肾俞补肾阳;肺俞、脾俞补脾肺;印堂位于鼻上两眉之间,又为督脉穴,督脉经过鼻部,取印堂可调节局部经气;迎香为手阳明大肠经位于鼻部的穴位,取之能行气活血;太渊宣肺通鼻,祛风邪;合谷清热解表,通经活络;阴陵泉、复溜理脾清热,补肾祛湿;气海补虚固本。平时多吃新鲜蔬菜尤其是含粗纤维的蔬菜,养成定时体育锻炼的习惯,增强身体抵抗力。

二、慢性鼻窦炎

慢性鼻窦炎是鼻窦黏膜慢性化脓性炎症,相当于中医的"鼻渊"。多因外邪侵袭,或脏腑蕴热,蒸灼鼻窍,或因脏腑虚损,邪留鼻窦所致。本病是以鼻塞、流脓鼻涕、头昏、头痛、嗅觉减退为主要表现的疾病。慢性鼻窦炎绝大多数是鼻窦内的多种细菌感染,致病菌以流感杆菌及链球菌多见。

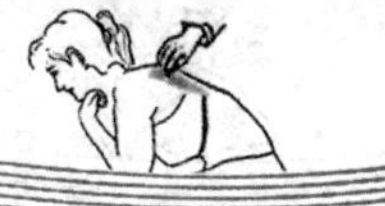

慢性鼻窦炎多继发于急性鼻窦炎，与变态反应体质、鼻窦引流受阻、人体抵抗力弱或病菌毒力强都有密切关系，多数病人无明显的全身症状，一般有不同程度的头昏、精神不振、易疲倦、记忆力下降等，最常见的症状是鼻塞、流脓、流鼻涕、嗅觉不灵等，临床可分肺气虚寒型和脾气虚弱型。本病病程较长，可数年至数十年，反复发作，经久难愈。现代西医学除穿刺冲洗、手术疗法外，尚无理想的治疗措施。

【循经刮拭】 督脉、手阳明大肠经、足少阳胆经、足太阳膀胱经。

【刮拭取穴】 上星、迎香、曲池、手三里、合谷、风池、风门(图 9-2)。

【刮拭示图】

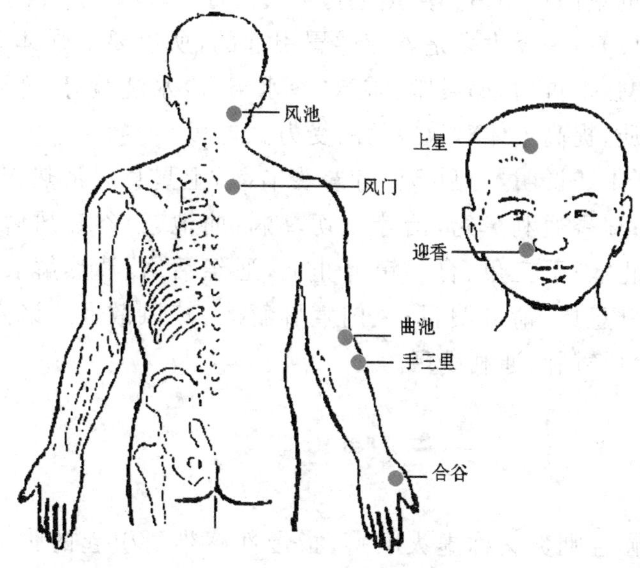

图 9-2 慢性鼻窦炎刮拭部位

【操作手法】

(1)在刮痧部位涂抹适量刮痧油后,先刮颈后部风池、风门穴,重刮,刮至病人不能耐受为止。然后刮头面部上星、迎香,因为面部出痧影响美观,因此手法要轻柔,以不出痧为度,且面部不需涂抹活血剂,通常用补法,忌用重力大面积刮拭,方向由内向外按肌肉走向刮拭,可每天1次。

(2)再刮前臂曲池、手三里穴,由上至下,至皮肤发红,皮下紫色痧斑、痧痕形成为止。最后重刮手部合谷穴,用刮板角部重刮30次,直至出痧。

【注意事项】

(1)在秋冬季或感冒流行期间外出应该戴口罩;避免公众集会,尽量少去公共场所;对发病者要做好隔离工作,对污染的室内可用白醋熏蒸进行空气消毒。

(2)鼻窦炎大多是着凉感冒引起的,所以要加强体育锻炼,增强抵抗力,如晨跑、游泳、冷水浴、冷水洗脸等,都可增强体质,提高人体对寒冷的耐受力。

【附注说明】 刮痧治疗鼻炎有效,上星息风清热,宁神通鼻;迎香通利鼻窍,治疗一切鼻病;曲池、合谷疏风解表,清热止痛;手三里、合谷镇痛止痛,通经活络,清热解表;风池平肝息风,清肝明目;风门宣肺解表,疏风散邪。诸穴合用,疏风宣肺,通利鼻窍。

三、慢性咽炎

慢性咽炎又称虚火喉痹,指慢性感染所引起的弥漫性咽部病变,常因急性咽炎反复发作、鼻炎、鼻窦炎的脓液刺

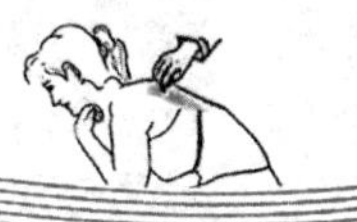

激鼻部，或鼻塞而张口呼吸，均可导致慢性咽炎的发生。慢性咽炎是黏膜慢性炎症，可有咳不出，咽不下，嗓子干、痒、痛，刷牙恶心，干呕，声带容易疲劳，声音嘶哑，睡觉打鼾，呼吸不畅，胸口发闷、发慌，咽部附着黏性痰液等表现。慢性咽炎患者，因咽分泌物增多，故常有清嗓动作，吐白色痰液。患者咽部有异物感，作痒微痛，干燥灼热等；常有黏稠分泌物附于咽后壁不易清除，夜间尤甚，意欲清除而后快。分泌物可引起刺激性咳嗽，甚或恶心、呕吐。检查见咽部黏膜弥漫性充血，色暗红，并附有少量黏稠分泌物，为慢性单纯性咽炎。现在多认为因急性咽炎反复发作或治疗不彻底，以及邻近器官病灶刺激如鼻窦炎、扁桃体炎、鼻咽炎、气管炎等引起。

【循经刮拭】 足太阳膀胱经、督脉、手少阳三焦经、足阳明胃经、手太阴肺经。

【刮拭取穴】 大椎、大杼、风门、大椎、翳风、人迎、尺泽、列缺、少商(图 9-3)。

【刮拭示图】

【操作手法】

(1)患者取俯卧位。在施术部位消毒、涂抹刮痧介质(油或者膏)后，用刮痧板平刮或斜刮颈背部及足太阳膀胱经，取穴大杼、风门、大椎、翳风、人迎，由上而下，均至“痧痕”显现为止。

(2)患者取仰卧位。刮拭手太阴肺经上肢段，取穴尺泽、列缺、少商，由上而下，至“痧痕”出现为止。

【注意事项】

(1)平时生活要有规律，劳逸结合，适量多饮水，预防上

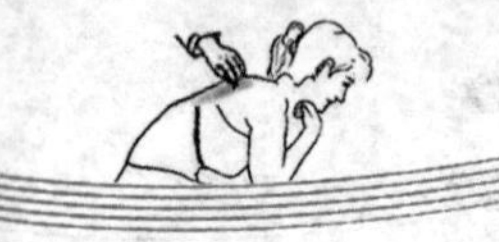

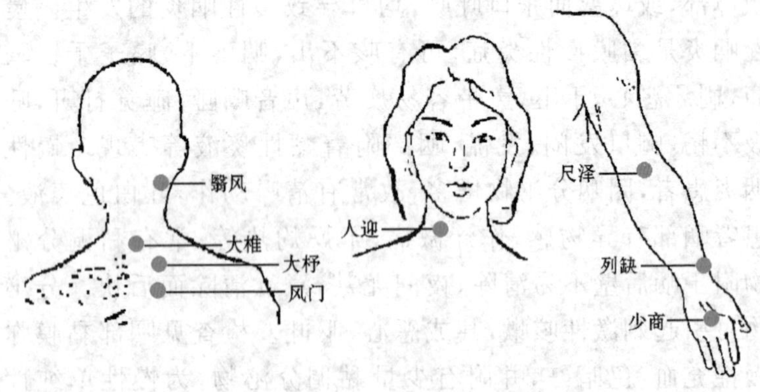

图 9-3 慢性咽炎刮拭部位

呼吸道感染，多进行室外活动、呼吸新鲜空气。防止慢性咽炎急性发作。

(2)注意饮食卫生，避免油炸类坚硬食物，少吃过热、过冷及辛辣刺激食物，保持大便通畅。

【附注说明】 刮痧治疗慢性咽炎有较好的疗效，尤其对于实热证者效果明显，大杼清热散风，宣肺定喘；风门宣通肺气，疏散风邪，调理气机；大椎清泻实热；翳风通窍，泻热；人迎调整阴阳，疏通气血；尺泽清宣肺气，泻火降逆；列缺祛风通络，宣肺止咳；少商清热解毒，消肿退热。

四、耳 鸣

耳鸣是一种在没有外界声响、电刺激条件下，人耳主观感觉到的声音，是听觉异常的症状。耳鸣是指患者自觉耳内鸣响，其声如蝉鸣，或如潮水声，或如鼓声，大小不等，但

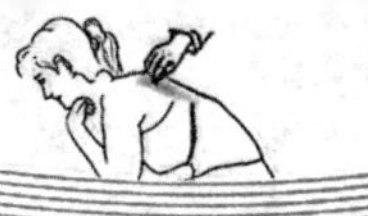

妨碍听觉。多因暴怒、惊恐、肝胆风火上逆，以致少阳之气闭阻不通所致；或因外感风邪侵袭，壅遏清窍；或因肾气虚弱，精气不能上达于耳而成。值得注意的是，耳鸣是发生于听觉系统的一种错觉，是一种症状而不是疾病。有些人常感到耳朵里有一些特殊的声音，如嗡嗡、嘶嘶或尖锐的哨声等，但周围却找不到相应的声源，这种情况即为耳鸣。

【循经刮拭】 手太阳小肠经、手少阳三焦经、足少阳胆经、手少阴心经、足少阴肾经。

【刮拭取穴】 听宫、耳门、翳风、角孙、窍阴、听会、少海、太溪（图 9-4）。

【刮拭示图】

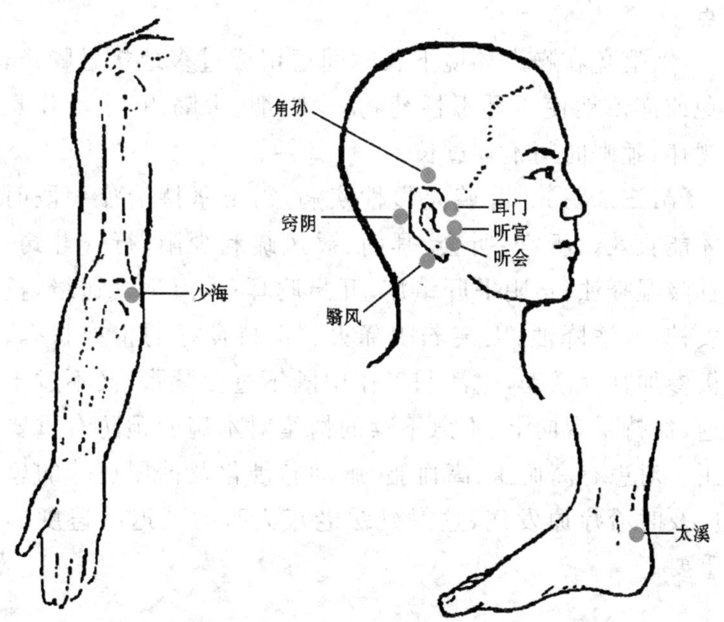

图 9-4 耳鸣刮拭部位

【操作手法】

(1)患者取仰卧位。在施术部位消毒、涂抹刮痧介质(油或者膏)后,操作者持握刮痧板与皮肤成45°角,从听会穴起沿耳廓后胆经循行线向后平刮至后发际角孙穴、窍阴穴、翳风穴,刮拭太溪、少海穴至起痧为度。

(2)力度以受术者感受舒适为准,在各穴处以平补平泻为主,对选择的刮痧部位反复刮拭,直至刮拭出痧痕为止。

【注意事项】

(1)患者首先应调整心态,不要过度紧张,应及时接受并配合医生的诊治。积极主动参与社会活动,发展业余爱好来分散对耳鸣的注意力,调整生活节奏,多培养一些兴趣点。

(2)避免在噪声环境下长时间逗留或过多地接触噪声,避免或谨慎地使用耳毒性药物,少吸烟、少喝酒,生活作息有规律,睡眠时间不宜过长。

【附注说明】 耳鸣是慢性疾病,需要坚持治疗一段时间才能收效。听宫、听会、耳门、翳风疏利少阳,行气开窍;角孙吸湿降浊;窍阴平肝镇痛,开窍聪耳;少海理气通络,益心安神,升清降浊;太溪养阴降火。保持良好的精神状态,积极参加社会活动,生活和工作中既不过度紧张,又不过于安逸,保持乐观向上、不急不躁的情绪对本病的预防有重要作用。对患有高血压、高血脂、脑动脉硬化及糖尿病等的患者应及时治疗原发病,这对延缓老年人听力减退的速度非常重要。

第十章 急 症

一、心 悸

心悸指患者自觉心中悸动，惊惕不安，甚至不能自主的一类症状，属中医学“惊悸”和“怔忡”的范畴。人体气血阴阳亏虚，或痰饮瘀血阻滞心脉，心失所养，心神不宁而跳动不安所致。病情较轻者为惊悸，呈间断发作，较重者为怔忡，呈持续性发作。临床一般多呈发作性，每因情志波动或劳累过度而发作，且常伴胸闷、气短、失眠、健忘、眩晕、耳鸣等症。发生时，患者自觉心跳快而强，并伴有心前区不适感。本病症可见于多种疾病过程中，多与失眠、健忘、眩晕、耳鸣等并存，凡各种原因引起心脏搏动频率、节律发生异常，均可导致心悸。

【循经刮拭】 督脉、手少阴心经、手厥阴心包经、足太阳膀胱经、足阳明胃经。

【刮拭取穴】 百会、神门、内关、心俞、脾俞、丰隆（图10-1）。

【刮拭示图】

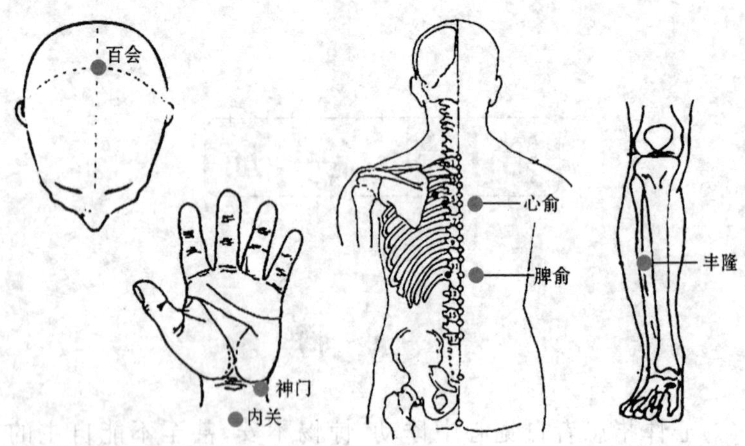

图 10-1　心悸刮拭部位

【操作手法】

(1)患者取俯卧位。在施术部位消毒、涂抹刮痧介质(油或者膏)后,用刮痧板平刮头顶部百会,脊柱两侧的膀胱经,重点是心俞、脾俞。

(2)患者取仰卧位。刮拭内关、神门和下肢丰隆穴,力度以患者耐受为准,并反复刮拭,直至刮拭出痧痕为止。

【注意事项】

(1)保持精神乐观,情绪稳定,坚持治疗,坚定信心。应避免惊恐刺激及忧思恼怒等。

(2)生活作息要有规律,宜进食营养丰富而易消化吸收的食物,宜低脂、低盐饮食,忌烟酒、浓茶。

【附注说明】　刮痧治疗心悸有较好疗效,可明显改善症状。百会具有镇静安神之效；神门为心经原穴，内关为心包络穴，点刺二穴具有宁心安神的作用；心俞为心经背俞穴，脾俞为脾经背俞穴，两穴合用，健脾养心；丰隆化痰健脾，运化水湿。

心悸轻症可从事适当体力活动，以不觉劳累、不加重症状为度，避免剧烈活动；重症应卧床休息，还应及早发现变证、坏病先兆症状，做好急救准备。积极治疗胸痹心痛、痰饮、肺胀、喘证及痹病等，对预防和治疗心悸发作具有重要意义。

二、高　热

高热是指感受六淫之邪或疫毒之气，导致营卫失和，脏腑阴阳失调，体温超过 39℃，并伴有恶寒、面赤、烦躁、脉数等为主要临床表现的一类外感病症。古代称为“壮热”“实热”等。严重者可出现神昏谵语，抽搐惊厥，甚至危及生命。西医学中的高热是一些疾病的前驱症状，引起高热的原因可分为急性感染性疾病和急性肺感染性疾病两大类。前者多见，如细菌、病毒引起的呼吸道、消化道、尿路及皮肤感染等；后者主要由变态反应性疾病如药物热，血清病、自主神经功能紊乱和代谢性疾病引起，当以高热为主要症状表现时，均属本病范畴。

【循经刮拭】 督脉、足太阳膀胱经、手少阳三焦经。

【刮拭取穴】 大椎、命门、大杼、肾俞、附分、志室、外关、肘窝、腘窝（图 10-2）。

【刮拭示图】

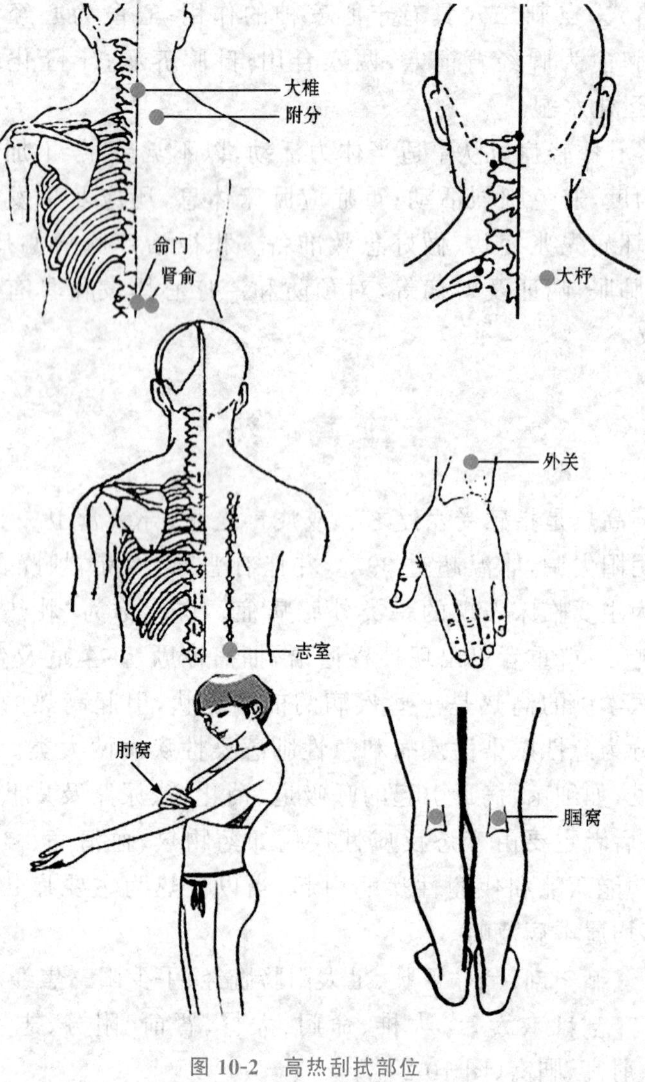

大椎
附分
命门
肾俞
大杼
外关
志室
肘窝
腘窝

图 10-2 高热刮拭部位

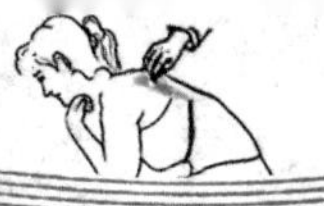

【操作手法】 患者取俯卧位。在施术部位消毒、涂抹刮痧介质(油或者膏)后,用刮痧板泻刮背部督脉及膀胱经第一、二侧线,要求出痧,并对背部刮拭之处进行拍法和叩法,角揉大椎,角推前臂三焦经,角揉外关,手法宜轻刮至皮肤微红即可。

【注意事项】

(1)高热患者若斑疹隐隐,吐血,便血,鼻出血,不易刮痧;刮痧后应服用300～400毫升温热糖盐水,使患者微有汗出。

(2)宜进食清淡流质或半流质、富于营养、易于消化的食物。

【附注说明】 刮痧治疗高热有较好的疗效,大椎清泻实热;命门强肾固本,温肾壮阳;大杼强筋骨,清邪热;肾俞行气通络,扶阳固脱;附分疏筋活络,疏风散邪;志室内散肾脏之热,外降体表之温;外关疏散风热;肘窝、腘窝是手足经脉必经之路,肘窝除心肺的火气和毒素,腘窝是祛湿毒、排热毒的关口。在高热期间,可间隔1～2日在痧退或未出痧的部位刮拭1次。刮痧除高热只是治标救急之法,热容易引起复起,在热势减缓之后,应到医院查明病因。

三、晕　厥

晕厥又称为昏厥,是以突然昏倒,不省人事或伴有四肢厥冷为特征的一种症状。主要是由于气机逆乱,升降失常,阴阳之气不相顺接所致。但气机逆乱又有虚实之分。实证包括肝气上逆,气血上壅,气逆痰壅,气逆食滞,暑邪郁闭;

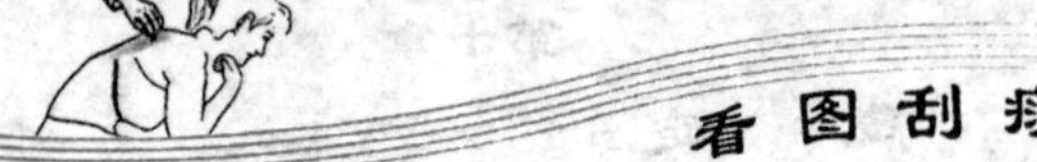

虚证包括气虚晕厥，血虚晕厥。本症系因短暂的全脑血流量突然减少，一时性大脑供血或供氧不足，以致网状结构功能受抑制而引起意识丧失，历时数秒至数分钟。发作时不能保持姿势张力，故不能站立而晕倒，但恢复较快，醒后无偏瘫、失语、口眼歪斜等后遗症。

【循经刮拭】 足阳明胃经、督脉、手阳明大肠经、足太阳膀胱经、奇穴。

【刮拭取穴】 丰隆、大椎、曲池、合谷、委中、十宣（图10-3）。

【刮拭示图】

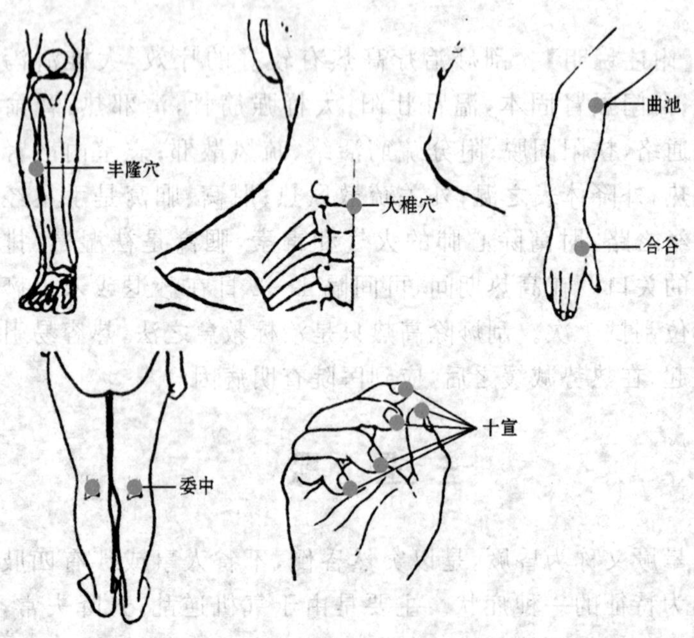

图 10-3 晕厥刮拭部位

【操作手法】　患者取俯卧位。在施术部位消毒、涂抹刮痧介质(油或者膏)后,用刮痧板角揉丰隆、大椎、曲池、合谷,委中、十宣,手法宜重。

【注意事项】

(1)消除诱因:许多患者的晕厥发作具有一定的诱因,如较长时间的站立、情绪波动、睡眠不足等,应予以避免。

(2)积极治疗原发病:如病态窦房结综合征患者反复发生晕厥者,应该置入永久性人工心脏起搏器等。

(3)改变高危环境:如避免高空作业、交通工具的驾驶等。

【附注说明】　丰隆开窍豁痰;大椎、曲池、合谷清泻实热;委中舒筋通络,散瘀活血,清热解毒;十宣清热开窍醒神。当病人发生晕厥时,将病人置于头低足高位,保证脑组织有尽可能多的血液供应量。立即确定气道是否通畅,并测定呼吸和脉搏等。放松紧领的衣服。如果病人的意识迅速恢复,应该再休息几分钟后起立。要避免给病人以任何不良刺激。感情易于激动者,遇事不要急躁,以防气血上逆而致晕厥。气血虚弱者,要注意劳逸结合,保证充足的睡眠,不要过于饥饿。

第十一章 其 他

一、减 肥

肥胖症是指人体脂肪积聚过多而造成体重超重的疾病。引起肥胖症的原因很多，概括为：一是外源性肥胖，由于过量饮食引起。二是内源性肥胖，多由体内代谢或内分泌紊乱造成。三是内外混合性肥胖。中医学认为，肥胖与患者过食肥甘有密切关系，而胃火亢盛，脾虚湿滞，肾虚是本病发病之内因。减肥属于以减少人体过度的脂肪、体重为目的的行为方式，是指运用药物、饮食、运动、食用快纤瘦、中医经络、心理疗法来达到减少身体脂肪堆积的一种现象，设法纠正肥胖者异常反应造成的不当行为，即用行为科学分析肥胖者摄食行为的特征和运动类型，以此为基础，合理修正导致肥胖的行动。

【循经刮拭】 督脉、手太阴肺经、任脉、足阳明胃经、足太阴脾经。

【刮拭取穴】 膻中、中脘、气海、关元、尺泽、鱼际、足三里、三阴交（图 11-1）。

【刮拭示图】

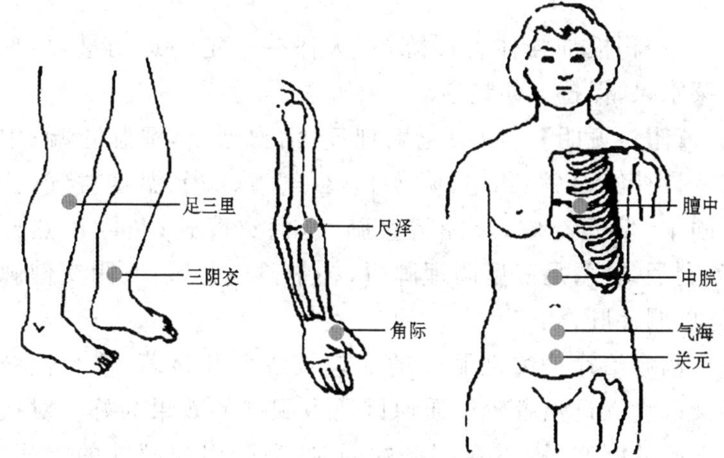

图 11-1 减肥刮拭部位

【操作手法】

(1)患者取俯卧位。在刮拭部位抹上刮痧介质后,用泻法线状刮拭腰部督脉(由上而下)、足太阳膀胱经(由下而上),至"痧痕"显现为止。

(2)患者改为仰卧位。在刮拭部位抹上刮痧介质后,用泻法线状刮拭腹部任脉(由上而下)、足阳明胃经(由下而上);继而用泻法点状刮拭膻中、中脘、气海、关元穴,至"痧痕"显现为止。

(3)仍取仰卧位或改为端坐位。在上肢和下肢刮拭部位分别抹上刮痧介质后,用泻法点状刮拭尺泽、鱼际、足三里、三阴交穴,至"痧痕"显现为止。

【注意事项】

(1)科学的减肥方法是进行减食或者节食,舍弃暴饮暴食的嗜好，少食高脂、高糖、高热能的食物，养成良好的饮食习惯。

(2)积极加强体育锻炼，每天保持一定的运动量，多食蔬菜水果，保持大便畅通。

【附注说明】 膻中宽胸理气，活血通络，清肺止喘；中脘调胃补气，化湿和中，降逆止呕；气海、关元温养益气，扶正固本，培元补虚；尺泽清宣肺气，泻火降逆；鱼际泻热开窍，利咽镇痉；足三里调理脾胃，补中益气化湿；三阴交健脾益血，调补肝肾。

刮痧治疗单纯性肥胖的疗效较继发性显著，单纯性肥胖又以食欲过强者较体质原因所致肥胖的效果为好。对疾病引起的肥胖，则需在刮痧的同时，消除引起肥胖的疾病。年龄较小时就过早发胖，到成年仍肥胖者效果较差。病程短，年龄相对较轻者疗效较好。肥胖程度大的一般见效较快，体重下降幅度较大。

二、美　容

容貌美丽是人们古今追求的目标，尤其女性，希望能够面容红润，无斑无痘。爱美之心人皆有之，让人烦恼的黄褐斑、黑眼圈、痤疮影响着一些人的生活和心情。中医学认为“头为诸阳之会，面为五脏之华”，我们的脸上有很多“美容穴”。正确按揉这些穴位，不仅能使皮肤细腻柔嫩，还可延缓或减少面部皱纹的产生，而且能清脑醒神，充沛精力，达到自然的健康美，从而能够面部气血流畅，达到美化容颜的保养效果。

【循经刮拭】　奇穴、督脉、任脉、足阳明胃经、足太阴脾经、手阳明大肠经、手少阳三焦经。

【刮拭取穴】　印堂、上星、大椎、中脘、气海、关元、颊车、四白、足三里、丰隆、三阴交、合谷、外关(图 11-2)。

【刮拭示图】

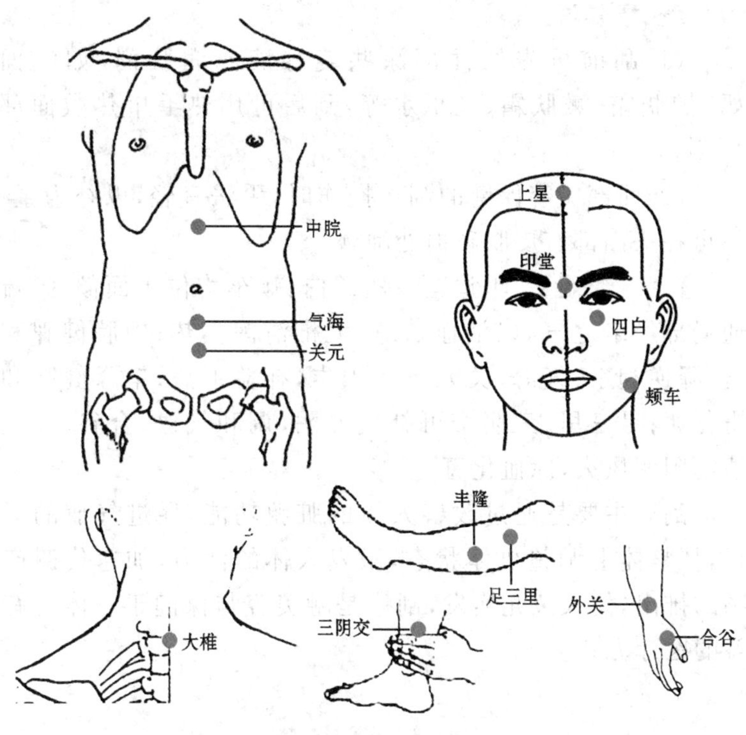

图 11-2　美容刮拭部位

【操作手法】

(1)患者取仰卧位，使用刮痧板的厚度边缘先在头面部刮拭，然后再点揉中脘。再从腹部气海向关元刮拭，上、下

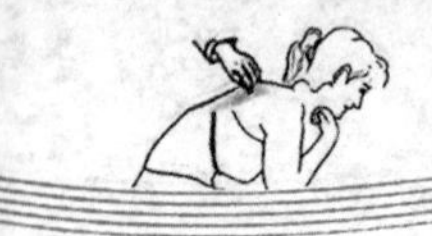

颈背部所选穴位上刮动，四白穴用力较轻，其余穴位用力稍重。

（2）对头面部诸穴进行刮压，用刮痧板的尾端，或者侧部揉按，手法要轻，直到穴位酸胀为止，依次揉按上星、印堂、颊车、地仓。

【注意事项】

（1）刮前可先给面部涂些美容液或润肤剂，如洗面奶、护肤霜、嫩肤霜、丝瓜水等，刮后可用热毛巾热敷面部片刻。

（2）面部美容保健的刮痧操作时，手法宜轻，以补为主。不可在头面部有皮肤破损处刮痧。

【附注说明】 印堂、上星、四白、颊车均位于面额区，疏通局部经络之气，以活血祛斑；大椎清泻实热；中脘健脾和胃、降逆利水；气海、关元培元固本，补益下焦；丰隆健脾和胃化痰；足三里、三阴交可补气养阴，调和气血；合谷、外关清泻阳明风火，凉血化斑。

刮痧主要是通过改善人体的脏腑功能，促进气血的运行，从整体上调整机体状态，激发人体的活力，加速代谢产物的排出，使人荣光焕发，刮痧是融美容与保健于一体的有益的医疗方式。

三、延缓衰老

衰老是随着时间的推移，自发的必然过程，表现为结构和功能衰退，适应性和抵抗力减退。从病理学上，衰老是应激和劳损，损伤和感染，免疫反应衰退，营养失调，代谢障碍及疏忽和滥用药物积累的结果。随着现代社会的发展，对于衰老，人们在不得不正视它的情况下，不断地进行着研究，医学对延年益寿的研究，有着悠久的历史、珍贵的文献记载和丰富的实践经验。人们越来越重视生活质量的提高，延缓衰老成为人们日常生活的需求之一。

【循经刮拭】 督脉、任脉、手阳明大肠经、足阳明胃经、足太阴脾经、足少阴肾经。

【刮拭取穴】 大椎、气海、关元、合谷、四白、足三里、三阴交、太溪（图 11-3）。

【刮拭示图】

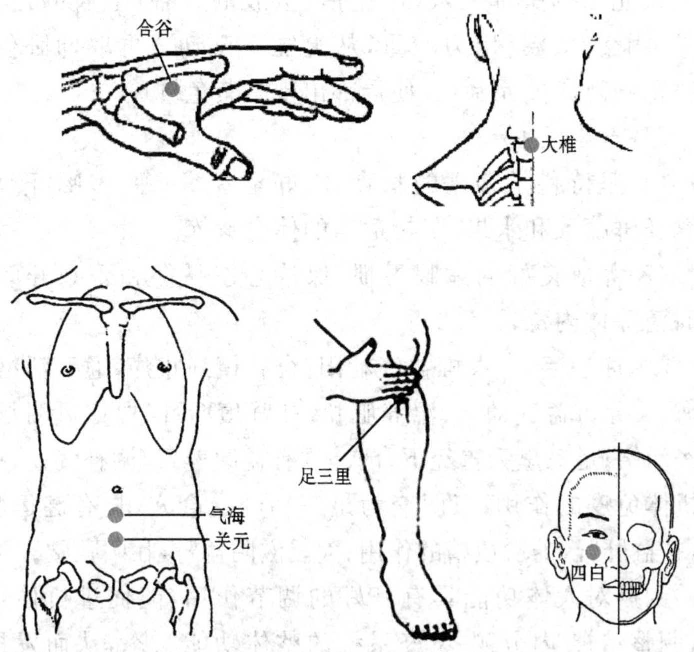

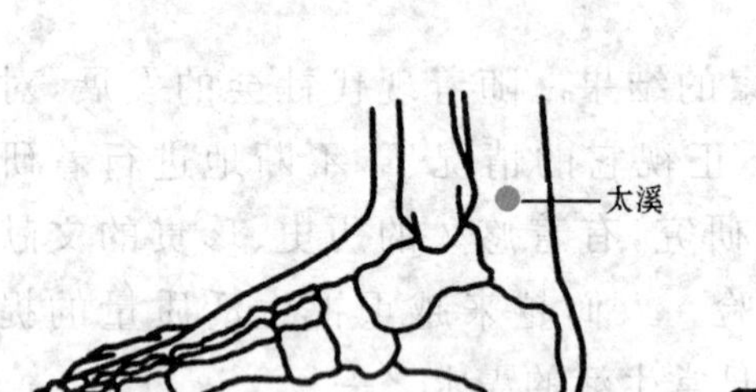

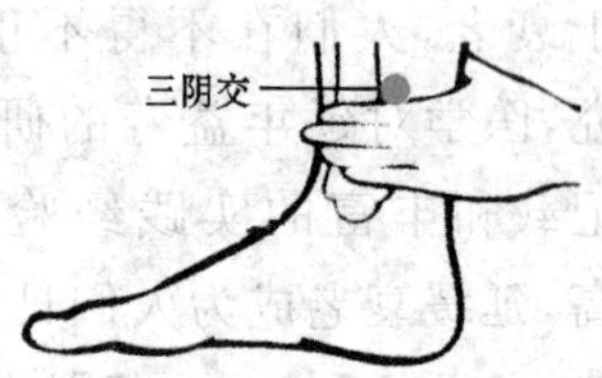

图 11-3 延缓衰老刮拭部位

【操作手法】 患者取坐位，先在刮痧部位涂上植物油或清水，用刮痧板与皮肤呈 45°角，使用刮痧板的厚缘在所选穴位先点刺头部的大椎、四白，上肢的合谷，下肢的足三里、三阴交、太溪，用力较重，从上往下刮动。再取仰卧位，从腹部气海向关元刮拭，使局部出现暗紫色痧斑。

【注意事项】

(1)坚持科学合理的膳食：吃好早餐、补钙、多喝开水。多食新鲜蔬菜和水果，坚持适当的体育锻炼。

(2)养成良好的睡眠习惯，保持心态平衡和乐观开朗，及时清除体内毒素。

【附注说明】 大椎益气壮阳；合谷镇静止痛，通经活络；气海、关元可益气助阳、温养脏腑，补肾填精；四白祛风明目，通经活络；足三里为胃经下合穴，具有益脾养胃，调补气血，提高机体免疫的作用；三阴交为足三阴经交会穴，具有健运脾胃，补益肝肾，养血填精的作用；太溪滋阴益肾，壮阳强腰。

刮痧对人体功能具有良好的调节作用，能促进机体代谢，调整精神-内分泌-免疫系统的整体功能状态，从而发挥促进人体活力、调节功能平衡、扶正祛邪等作用，使人体维持长久的健康状态。它虽不能让人类长生不老，却能使人健康长寿，也算是让神话变为现实。

四、亚健康状态

亚健康状态是人体处于健康和疾病之间的一种状态，世界卫生组织称其"第三状态"，这是指机体虽无明确的疾病，身体功能却呈不同程度减退的一种生理状态，是由机体各系统的生理功能和代谢过程功能低下所致，这个阶段脏腑器官活力逐渐降低，反应能力减退、适应能力下降，出现全身乏力，头昏，头痛，胸闷，心慌，气短，容易疲倦，注意力难以集中，甚至腰背、颈肩酸痛，食欲减退，失眠多梦，耳鸣，体虚易感冒，多汗等类似临床疾病的症状，但到医院多次检查却无明显器质性改变。随着现代生活方式的改变，人们的工作压力不断加大，承受的心理负担也加重，亚健康状态也越来越常见。

【循经刮拭】 督脉、任脉、足太阳膀胱经、足阳明胃经、足少阴肾经。

【刮拭取穴】 百会、大椎、命门、气海、关元、心俞、肾俞、足三里、丰隆、复溜、太溪(图 11-4)。

【刮拭示图】

【操作手法】 患者取俯卧位，先在刮痧部位涂上植物油或清水，用刮痧板与皮肤呈 45°角，使用刮痧板的薄缘在所选穴位先从头背部的百会、大椎、命门、心俞、肾俞从上往下刮动。再取仰卧位，从腹部气海向关元刮拭，点按足三里、丰隆、复溜、太溪，用力稍重，使局部出现暗紫色痧斑。

【注意事项】

(1)首先得学会释放压力,让自己从紧张、疲劳中解脱出来。平时注意培养属于自己的兴趣,可以让你的阅历变得丰富多彩,对于消除工作疲劳和压力,远离亚健康状态也有很大的益处。

(2)当压力、重担在身时,不妨通过吃蔬菜、水果来发泄情绪。除了保持适当的运动以缓解身体亚健康状态外,还应保持充足的睡眠,坚持规律的生活,这样才能更好地改善亚健康状态。

【附注说明】 百会升阳举陷,益气固脱;大椎益气壮阳;命门补肾壮阳,提升阳气;气海、关元温阳益气,培元固本,补益下焦;心俞宽胸理气,通络安神;肾俞益肾助阳,强腰利水;足三里健脾和胃,扶正培元;丰隆健脾利湿化痰;复

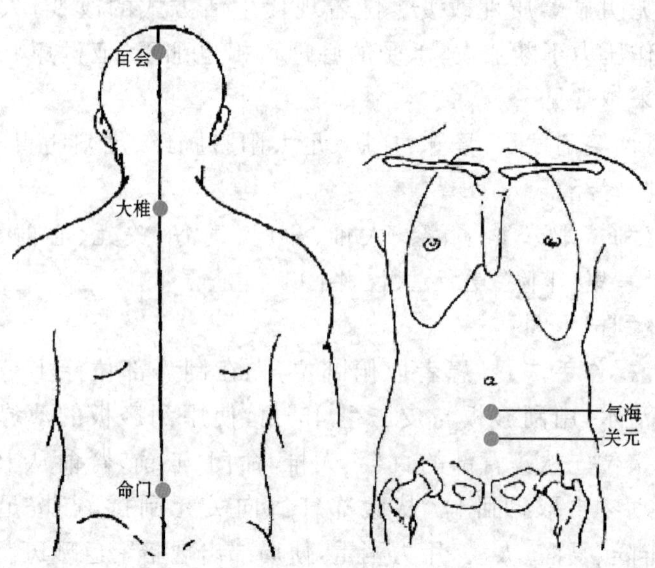

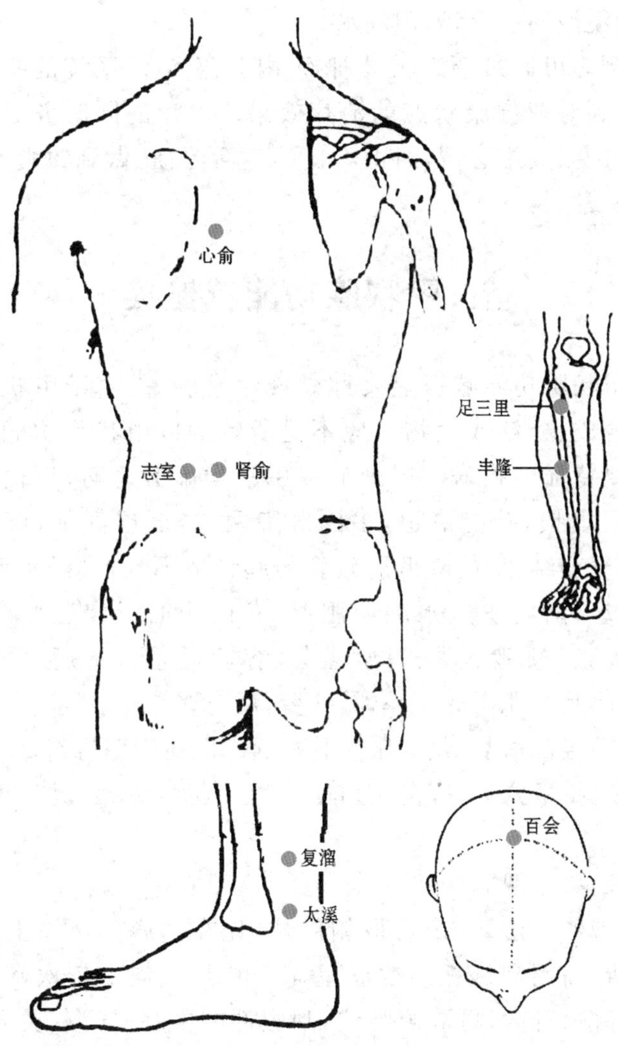

图 11-4 亚健康状态刮拭部位

溜、太溪滋阴益肾,温阳利水。

刮痧可通过调整人体神经-内分泌-免疫系统的整体功能,达到对亚健康状态的治疗效果。治疗的同时务必调整生活节奏,放松心情,纠正不良的生活习惯,做到饮食有节,起居有常。

五、甲状腺功能减退症

甲状腺功能减退症又称黏液性水肿,是由于甲状腺激素的合成、分泌或生物效应不足所致的以甲状腺功能减退为主要特征的疾病。甲减症属中医学虚劳范畴,病机是脏腑元阳虚损,功能衰退,多因肝脾两虚,肝虚气郁,脾虚失运,痰气交结,功能降低所致。初起食欲不振,月经不调,嗜卧,健忘,渐则皮肤水肿而肥厚,尤以颜面肌肉肥厚为甚。眼睑肿胀、颊部下垂、口唇隆起、容貌丑恶为本病之特征。项肌、手足背肌干燥肥厚,易疲劳,反应迟钝。

【循经刮拭】 足太阳膀胱经、任脉、足阳明胃经。

【刮拭取穴】 脾俞、肾俞、中脘、气海、关元、足三里(图11-5)。

【刮拭示图】

【操作手法】 患者取俯卧位,先在刮痧部位涂上植物油或清水,用刮痧板与皮肤呈45°角,从上向下依次刮先刮背部脾俞、肾俞,再取俯卧位,刮腹部的中脘、气海、关元,然后刮下肢足三里。用补法,刮至微现“痧痕”为度。

【注意事项】

(1)补充适量碘,多食海带、紫菜。补充足够的蛋白质,

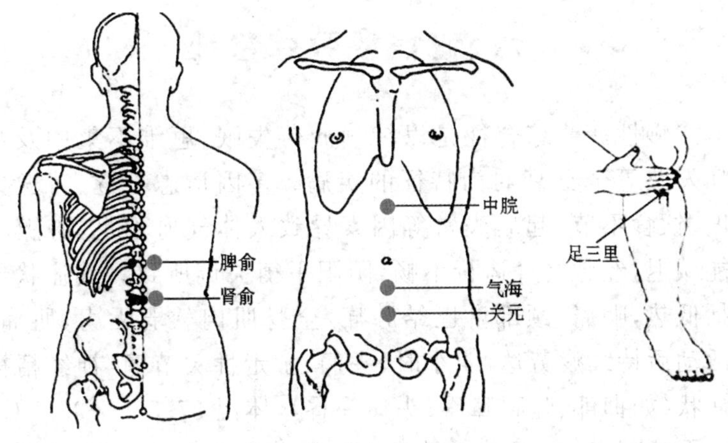

图 11-5 甲状腺功能减退刮拭部位

进食高热能、容易消化的食物，并限制脂肪、胆固醇的摄入。

(2)平时注意防寒保暖，适当活动锻炼，增强抵抗力和产热能，但要注意防止运动过于剧烈。

【附注说明】 刮痧疗法是通过穴位与体表的刮拭及药物介质对病变部位的调节与治疗作用，使其低落的代谢状态有所缓解。脾俞健脾和胃，利湿升清；肾俞益肾助阳，强腰利水；足三里、中脘健脾和胃，升降气机；气海、关元温阳益气，培元固本，补益下焦。一般通过刮痧，畏寒肢冷、神疲乏力、水肿、腹胀、纳少等症状可以得到缓解。刮痧疗法用于治疗甲状腺功能减退症疗效可靠，且简便、安全、价廉，值得在临床推广应用。

六、慢性疲劳综合征

慢性疲劳综合征是以持续疲劳失眠、思维不集中及身痛发热等全身衰弱为特征的疾病。多因情志不遂、劳逸失度、饮食不节、起居失常等因素导致人体气血不足，脏腑功能减退，经脉之气运行不畅，阴阳平衡失调所致。其症状包括低热，咽痛，颈部淋巴结肿痛，全身肌肉软弱无力，肌痛，活动后持续疲劳达 24 小时，头痛，游走性关节痛，神经精神症状（如抑郁、睡眠障碍、头痛头昏），体温 37.5℃～38.5℃，局限性咽炎，颈部淋巴结肿大。现代医学认为是人长期处于高度紧张劳累状态，使大脑神经系统功能失调，免疫功能异常而导致机体各系统、多脏器功能紊乱。

【循经刮拭】 督脉、足太阳膀胱经、任脉、足阳明胃经。

【刮拭取穴】 百会、大椎、命门、膏肓、神阙、气海、关元、足三里（图 11-6）。

【刮拭示图】

【操作手法】

（1）患者取俯卧位。在施术部位抹上刮痧介质后，用泻法线状刮拭颈部与背部督脉（由上而下）、足太阳膀胱经（由下而上）；并用泻法点状刮拭大椎、命门、膏肓穴，至“痧痕”显现为止。

（2）患者取仰卧位。在施术部位抹上刮痧介质后，用泻法线状刮拭腹部任脉（由上而下）；并用泻法点状刮拭神阙、气海、关元穴，至“痧痕”显现为止。

（3）患者取端坐位，在施术部位抹上刮疹介质后，用泻

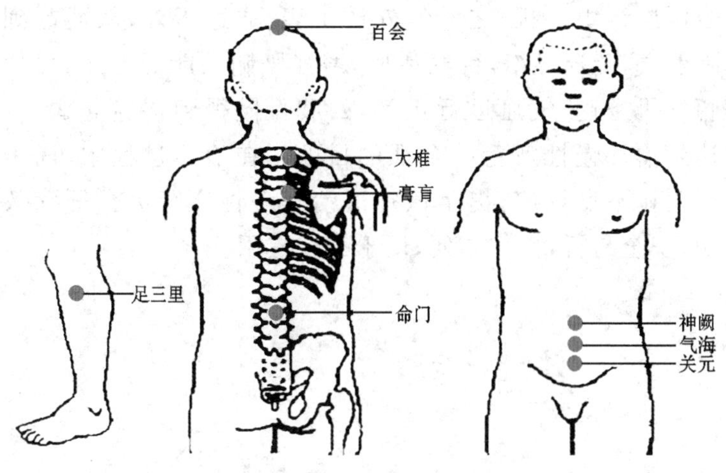

图 11-6 慢性疲劳综合征刮拭部位

法点状刮拭头部百会、下肢部足三里，至“痧痕”显现为止。

【注意事项】

(1)在刮痧治疗的同时，还应配合饮食疗法，补充维生素和矿物质。

(2)患者要调节情志，避免工作、生活的巨大压力，并养成良好的生活习惯，适当参加体育活动，按时休息。

【附注说明】 刮痧疗法能有效改善慢性疲劳综合征患者的躯体疲劳和脑力疲劳，缓解抑郁和焦虑状态。百会、大椎均属督脉，可清理头目，健脑益神；命门有益肾壮阳，防衰老的作用；膏肓扶阳固卫，济阴和营，调和全身气血的作用；神阙温阳救逆，利水固脱；气海、关元可益气助阳、温养脏腑，补肾填精；足三里益脾养胃，调补气血。

刮痧疗法通过器械作用，刺激穴位、皮肤经络，将皮下

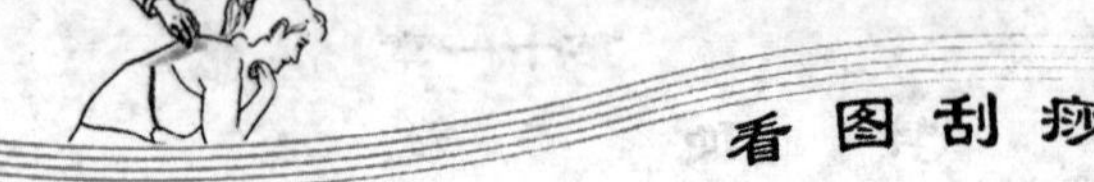

乃至深层组织、内脏之邪气外透于表、通达于外，从而起到祛除邪气，疏通经络，行气活血，增强脏腑功能的作用；可使脏腑气机条达，气血运行正常，四肢百骸得到营养濡润，从而达到治疗慢性疲劳综合征的目的。在治疗过程中，尚未发现明显不良反应，提示该疗法治疗慢性疲劳综合征疗效确切，安全易行，操作方便，便于推广应用。